KOHLHAMMER STUDIENBÜCHER
Krankenpflege

Sterbebeistand, Sterbebegleitung Sterbegeleit

*Studienbuch für Krankenpflege,
Altenpflege und andere*

von

Professor Dr. Franco Rest

Fachhochschule Dortmund

2. überarbeitete Auflage

Verlag W. Kohlhammer
Stuttgart Berlin Köln

Die Deutsche Bibliothek – CIP-Einheitsaufnahme

Rest, Franco:
Sterbebeistand, Sterbebegleitung, Sterbegeleit:
Studienbuch für Krankenpflege, Altenpflege und andere /
von Franco Rest. – 2. überarb. Aufl. –
Stuttgart ; Berlin ; Köln : Kohlhammer, 1992
  (Kohlhammer-Studienbücher : Krankenpflege)
  ISBN 3-17-011880-3

2. überarbeitete Auflage 1992
Alle Rechte vorbehalten
© 1989 W. Kohlhammer GmbH
Stuttgart Berlin Köln
Verlagsort: Stuttgart
Gesamtherstellung: W. Kohlhammer
Druckerei GmbH + Co. Stuttgart
Printed in Germany

Zum Geleit:

»Seit langem stehen wir an der tür
gebückt und starren gebannt durch das schlüsselloch
bis wir merken, daß die türe gar kein schlüsselloch hat
und statt dessen weit offen steht.«

(Francesco Sosta, 1942)

Vorwort

Die Lehre vom *Sterbebeistand*, also eine Sterbebeistandskunde, muß Verhaltensmerkmale vermitteln für die Mitwirkung fremder Helfer (vor allem der Pflegekräfte) beim Sterben eines Menschen, mit deren Hilfe ein einmalig und einzigartig gestaltetes Leben gradlinig fortgesetzt werden kann hinein in den richtigen, den wahrhaftigen Tod ohne Lüge und Heuchelei, ohne Fremdbestimmung und den Zwang von Institutionen und Strukturen, die der Lebensverwirklichung des Sterbenden im Wege stehen. Insofern soll das vorliegende Buch mithelfen bei der Befähigung des medizinischen, pflegerischen und sozialen Personals zur verantworteten und unabhängigen Leistung am Sterbenden, soll »Techniken« psychosozialer Zusammenarbeit mit dem Sterbenden und Orientierungshilfen an dessen Bedürfnissen, Sorgen, Nöten, Lebensbildern und Hoffnungen entwickeln. Die Pflegewissenschaft ist stolz und glücklich, dies tun zu dürfen und zu können.

Es ist jedoch nicht Aufgabe eines solchen Buches, den Sterbebeistand zu professionalisieren, oder in besonderen Ausbildungs- und Weiterbildungsprogrammen eine Spezialkompetenz für Sterbebeistand zu vermitteln. Wir brauchen keine neuen Gesprächstechniken, sondern mehr sprachliche Kultur; wir brauchen kein neues »Modell« zur Verarbeitung der eigenen Gefühle, sondern mehr Empathie und Durchgeistigung; wir brauchen keine allerorten institutionalisierte Supervision, sondern mehr wechselseitige Hilfsbereitschaft der Helfer; wir können auf Thanatotherapien und andere Psychotechniken überhaupt verzichten, wenn wir nicht zuvor ein Bild vom Menschen in uns haben entstehen lassen.

Inhaltsverzeichnis

C. Auseinandersetzung mit unserer eigenen Sterblichkeit

D.   Unser Vorverständnis vom Sterben
der Sterbenden

E.   Handeln und Sprechen – Verweilen und Schweigen

Anhang

Stichwortverzeichnis

A. Vorbemerkungen

1. Sterben ist wirklich anders – Eine Motivierungshilfe

Wer zu einem Buch wie diesem greift, benötigt eigentlich keine „Nachhilfe" für die Lesebereitschaft; denn einen bedeutsamen Schritt hat er hinter sich: er geht dem Thema „Sterben" nicht mehr gänzlich aus dem Wege. Aber der Griff zum Buch stellt noch keine Sicherheit dafür dar, daß die eigene Sterblichkeit nicht mehr verdrängt würde, oder daß das Interesse sich einzig auf die sterbenden „Patienten" und weniger auf das eigene Sterben richtet. Am Beginn dieses Buches stehen Verfasser und Leser vor dem gleichen *Abenteuer*, dem Sterben und Tod – eigenem und fremdem Sterben, eigenem und fremdem Tod. Abenteuer ziehen uns an oft mit „magischer Kraft", aber bereiten uns auch gleichzeitig Angst wie beim Besteigen eines Berges; wir erwarten den Blick vom Gipfel, können aber auch abstürzen auf dem Weg dorthin. Deshalb beginnen wir mit einigen Überraschungen, Verwunderungen, Erschrecknissen und Freudigkeiten – eben mit dem „Abenteuer Sterben".

1.1 Von Seelenkräften – Psychogenität des Sterbens

„Ein Transportarbeiter wird aus Versehen in einen Kühlwagen eingeschlossen, der sich auf die Reise von Chicago nach New York begab. Als man den Wagen in New York öffnete, fand man den Mann tot vor. In seinen Aufzeichnungen schilderte er genau, wie die Kälte an ihm hochkroch; er lebte in der festen Überzeugung, den Erfrierungstod zu sterben. Und er starb ihn auch. Aber – das Kühl-aggregat war nicht eingestellt."

(R. NISSEN, in: Bild der Wissenschaft 1969, 337)

Nach einem solchen Text sollte sich der Leser zunächst zu einer Besinnung aufgerufen fühlen: Was hätte ich erwartet, daß es mit diesem Arbeiter geschehen wäre? Was wäre mit mir in einer vergleichbaren Situation geschehen? Kann ich das nachvollziehen, was geschildert wird? – Spätestens hier geraten unsere bisherigen *Todesvorstellungen* ins Wanken. Denn offenbar starb der Mann nicht jenen körperlichen Tod (Erfrierung), den ihm die Umstände vorgefertigt hatten; nicht wirklich körperliche Gegebenheiten haben sein Sterben bestimmt, sondern seine seelischen Kräfte, seine Persönlichkeit, einschließlich seiner sozialen Rolle: Ein Kühlwagen-Transportarbeiter weiß, wie man in einem solchen Wagen stirbt; sein Wissen, seine Gewißheit und seine damit verbundenen Gefühle diktieren ihm die Weise seines Sterbens. Man nennt dieses Sterben einen *psychogenen Tod"* im Gegensatz zum „somatogenen", bei dem der Körper (griech. „soma") die Entstehung bestimmte.

Dieser Mann starb also nicht den von ihm erwarteten, sondern seinen *eigenen Tod*. Es müßte unser Bestreben sein, daß alle Menschen (Patienten) ihren eigenen Tod sterben könnten; also müssen wir uns dagegen verwahren, daß dieser Tod von Außen irgendwie bestimmt wird (von Institutionen, Politik, Umständen, an denen wir keinen Anteil haben).

1.2 Von Intuition und Phantasie

Es sollte einmal ein Junge, ein schwacher Schüler, mit seiner Klasse einen Aufsatz schreiben zu dem Thema: „Ein Nachruf auf mich selbst". Dieser Schüler schrieb die beste Arbeit: er hatte ein leeres Heft abgegeben, auf dessen letzter Seite ein Grabstein gemalt war mit der Aufschrift: „Hier ruht ein guter Schüler". – Wenige Tage später war der Junge an einer unerkannt gebliebenen Krankheit verstorben.

Es mag befremdlich klingen, daß ein Lehrer derartige Themen stellt. Aber abgesehen davon, daß dies eine durchaus übliche Form der *„Sterbeerziehung"* in den USA ist und auch bei uns in der psychosozialen Fortbildung große Bedeutung erlangt hat, sollte sich der Leser durch den Text aufgefordert fühlen, selbst das gestellte Thema zu bearbeiten. Schreiben Sie einen Aufsatz zum Thema: „Ein Nachruf auf mich selbst". Beginnen Sie mit folgendem Satz: „Heute bin ich, . . ., gestorben. Ich wurde geboren am . . ."
Der oben geschilderte Vorgang hat aber noch viele weitere Aspekte. Betrachten wir zunächst noch weiter den Lehrer: Er bewertet die Arbeit seines schwachen Schülers als die „beste", obwohl er nicht weiß (oder ahnte er es?), was dieser Schüler in sich trug, eine schwere Krankheit. Dieser Lehrer überwindet *intuitiv*, d. h. mit spontaner Einfühlung die einstudierten Beurteilungskriterien für Aufsätze; er versteht auf einer anderen Ebene als dem üblichen Lehrerverständnis, daß der Schüler den Widerspruch zwischen seinem Selbstbild und dem schulischen Fremdbild nur mit Trauer und Schmerz erträgt. Wie ein Selbstmörder, der nicht sterben, sondern eben anders leben will, hat der Junge seiner Krankheit intuitiv und mit *Phantasie* Ausdruck verliehen. – Solche Intuition und Phantasie sollten wir uns wünschen, wenn wir uns den zur Begleitung anvertrauten Sterbenden zuwenden: ein verborgenes „Wissen" und einen zärtlichen Ausdruck dafür.

1.3 Von persönlicher Todesprägung

Persönliche Todesgestaltung, das wäre ein Ausdruck für die rechte Zielbestimmung eines Handelns am sterbenden Menschen: der Persönlichkeit des Menschen Raum zu bereiten, in welchem eine ihm eigentümliche Gestaltung seines Sterbens und Todes gelingen kann.

Vor einigen Jahren schrieb ein junger (32 Jahre alter) Krebskranker unter dem Pseudonym FRITZ ZORN die Geschichte seines Lebens auf, eines Lebens, das sich unter dem Sternbild „Mars" (Titel des Buches; München 1977), des Kriegsgottes, zu einer außergewöhnlichen Gestaltung des Todes und des mit ihm verbundenen Lebens entwickelte:
„Ich bin jung und reich und gebildet; und ich bin unglücklich, neurotisch und allein . . . Ich bin bürgerlich erzogen worden und mein ganzes Leben lang brav gewesen . . . Natürlich habe ich auch Krebs, wie aus dem vorher Gesagten eigentlich selbstverständlich hervorgeht. Mit dem Krebs hat es nun aber eine doppelte Bewandnis: einerseits ist er eine körperliche Krankheit, an der ich mit einiger Wahrscheinlichkeit in nächster Zeit sterben werde . . .; andererseits ist er eine seelische Krankheit, von der ich nur sagen kann, es sei ein Glück, daß sie endlich ausgebrochen sei. Ich meine damit, daß es bei allem, was ich von zuhause auf meinen unerfreulichen Lebensweg mitbekommen habe, das bei weitem Gescheiteste gewesen ist, was ich je in meinem Leben getan habe, daß ich Krebs bekommen habe . . . Das soll nun noch heißen, daß ich meine Lage als besonders glückhaft bezeichnen wollte. Ich meine damit nur, daß zwischen einem sehr unerfreulichen

Zustand und einem bloß unerfreulichen Zustand der letztere dem ersteren doch vorzuziehen ist ... Obwohl ich noch nicht wußte, daß ich Krebs hatte, stellte ich intuitiv bereits die richtige Diagnose, denn ich betrachtete den Tumor als ‹Verschluckte Tränen›. Das bedeutete etwa soviel, wie wenn alle Tränen, die ich in meinem Leben nicht geweint hatte und nicht hatte weinen wollen, sich in meinem Hals angesammelt und diesen Tumor gebildet hätten, weil ihre wahre Bestimmung, nämlich geweint zu werden, sich nicht hatte erfüllen können ... Ich finde, jedermann, der sein ganzes Leben lang lieb und brav gewesen ist, verdient nichts anderes, als daß er Krebs bekommt ... Vermutlich ist niemand sehr glücklich, der Krebs hat, und ich bin es auch nicht; aber ich bin ein bißchen weniger unglücklich als zur Zeit, wo ich offiziell noch keinen Krebs hatte – außer dem seelischen Krebs, den ich aus meiner Familientradition übernommen habe ... Ich ahnte, daß die Ärzte allein mir nicht mehr zu helfen vermochten ... Allmählich trat aber etwas Merkwürdiges ein, etwas vielleicht Erhofftes, vielleicht sogar Erwartetes, aber doch vor allem Merkwürdiges: Die Depressionen waren eines schönen Tages nicht mehr da ... Ich will damit nicht behaupten, daß ich viel glücklicher geworden wäre; aber der neue Zustand war doch, das spürte ich, in mancher Hinsicht dem vorherigen vorzuziehen ... In gewisser Hinsicht reagierte ich auf eine Weise, die man wohl etwa mit ‹vernünftiger› bezeichnen könnte, womit ich sagen will: wenn ich mir zum Beispiel einen komischen Film ansah, mußte ich jetzt eher lachen, weil er komisch war, und nicht, wie früher, darüber weinen, obwohl er komisch war. Obwohl ich immer noch einsam war, fühlte ich mich jetzt viel eher einsam, wenn ich wirklich allein und ohne Gesellschaft war, und viel weniger häufig, wie früher, obwohl ich mich mitten in einer Gesellschaft befand ... Früher war immer alles ‹einfach so› und allgemein bedrückend gewesen: ich war deprimiert gewesen, obwohl es regnete und obwohl die Sonne schien. Jetzt begann ich die Fähigkeit zu erlangen, mich darüber zu freuen, daß die Sonne schien, und mich zu ärgern, weil es regnete ... Ich stelle mir vor, daß mein Schicksal, nachdem es eingesehen hat, daß ich mit dem Leben durchaus nicht zurande kommen konnte, sich gesagt hat: Na, wenns mit dem Leben so gar nicht gehen will, versuchen wirs mal mit dem Sterben. Und siehe da, es ging besser damit.«

In diesen Textauszügen kommt ein Mensch zur Sprache, der seine *tödliche Krankheit*, seinen *Krebs* zwar nicht überwindet, ihn aber zwingt, einen wesentlichen Platz in seinem Leben einzunehmen, ohne daß damit das Leben seinen individuellen, einzigartigen Charakter einbüßt, sondern in unvergleichlicher Weise abgeschlossen werden kann, ja sogar so etwas wie eine protestierende und „subversive Erfüllung" findet. Er schildert eine außergewöhnliche (neurotische) Kindheit und Jugend, welche in Vorwürfen, Depressionen und Wut münden; sein „erfolgreiches Leben" (in bürgerlicher Hinsicht) hat nie die Chance gehabt, ein persönliches zu werden, d. h. ein Leben, das nur den Gesetzen der eigenen Bestimmung und des individuellen Sinns gefolgt wäre. Erst die Krebserkrankung macht dieses ohnmächtige, weil brave und von außen bestimmte Leben, zu einem mächtigen, das also auch wirklich gestorben (nicht verendet und krepiert) werden kann.

Für den Helfer (Krankenpflege, Medizin u. a.) wirft dieser Lebensbericht die Frage auf, ob es vielleicht eine Kompetenz, berufliche Qualifikation gibt, die es dem sterbenden Menschen ermöglicht, sein Sterben und seinen Tod derart „lebenssatt" zu gestalten. Der Dichter RAINER MARIA RILKE hat diesem Auftrag auf seine Weise Ausdruck verliehen, indem er dem „fremden, kleinen Tod", wie man ihn in den Hospitälern begreift, einen großen, reifen Tod gegenüberstellt, den unsere Kinderaugen vielleicht gesehen haben, den wir jedoch erst noch mühsam aus einer neuen Wissenschaft entwickeln müssen: den *eigenen, persönlichen Tod.*

Da leben Menschen, weißerblühte, blasse,
und sterben staunend an der schweren Welt.
Und keiner sieht die klaffende Grimasse,
zu der das Lächeln einer zarten Rasse
in namenlosen Nächten sich entstellt. ...
Sie sind gegeben unter hundert Quäler,
und, angeschrien von jeder Stunde Schlag,
kreisen sie einsam um die Hospitäler

15

und warten angstvoll auf den Einlaßtag.
Dort ist der Tod. Nicht jener, dessen Größe
sie in der Kindheit wundersam gestreift, –
der kleine Tod, wie man ihn dort begreift;
ihr eigener hängt grün und ohne Süße
wie eine Frucht in ihnen, die nicht reift.
Oh Herr, gib jedem seinen eigenen Tod.
Das Sterben, das aus jenem Leben geht,
darin er Liebe hatte, Sinn und Not. ...
Den gib uns, der die Wissenschaft gewinnt,
das Leben aufzubinden in Spaliere,
um welche zeitiger der Mai beginnt.
Denn dieses macht das Sterben fremd und schwer,
daß es nicht unser Tod ist, einer der

uns endlich nimmt, nur weil wir keinen reifen;
drum geht ein Sturm, uns alle abzustreifen.

(RILKE: Das Stundenbuch. 1903)

An diesen Dichterworten sind unsere folgenden Überlegungen und Anleitungen letztlich zu messen; sie sind, so wäre zu hoffen, für Verfasser und Leser gleichermaßen Motivierungshilfe. Deshalb wäre es vielleicht sinnvoll, dieses kleine Kapitel von Zeit zu Zeit nachzulesen, wenn möglich sogar einander vorzulesen.

2. Begriffe und Zusammenhänge – Sterbebeistand / Sterbebegleitung

Seitdem in der Öffentlichkeit und in der Weiterbildung stetig die Auseinandersetzungen zum Umgang mit dem Sterben zugenommen haben, sind Begriffe geprägt worden, deren Neben- und Gegeneinander weniger zur Klarheit als zur Verwirrung beigetragen haben. So wurde der Begriff »Sterbehilfe« synonym mit der »Euthanasie« z. B. des 3. Reiches, der mehr seelsorgerischen »Sterbebegleitung« und der »Beihilfe zur Selbsttötung« verwendet; so werden Problemfelder miteinander vermischt, die begrifflich wie praktisch-organisatorisch getrennt werden müßten. Als »Sterbekliniken« werden – um ein anderes Beispiel zu nennen – ebenso Kliniken mit einer hohen Sterberate (z. B. einige Spezialkliniken für Krebspatienten im Endstadium), Pflegeheime mit besonderer Ausrichtung (vgl. »Hospize«) als auch sogn. Freitodkliniken (Einrichtungen, die auf eine Rehabilitation und Reanimation von Selbstmördern ausdrücklich verzichten) bezeichnet. Auch Fremdwörter haben kaum zur Klarheit beigetragen. Deshalb sollen die folgenden Ausführungen versuchen, in solchem Wirrwar ein wenig Ordnung zu schaffen.

2.1 Beistand und Hilfe

Da der **Tod** eigentlich jene Grenze bezeichnet, wo menschliches Denken nicht mehr hingelangt (»Das Denken kann sich nicht gestorben denken«, FRANZ ROSENZWEIG), gibt es auch keinen „Todesbeistand", sondern nur »Sterbebeistand« und »Sterbehilfe«. Der Ausdruck »Beihilfe zum Tod«, d. h. zur Selbsttötung widerspricht dieser Feststellung ebenfalls nicht. Die vielen vom griechischen Wort »Thanatos«: »Tod« abgeleiteten Fremdwörter sind aus dem gleichen Grunde oft widersinnig, wie wir noch sehen werden. Deshalb beschränken wir uns hier zunächst auf die Betrachtung der Begriffe deutscher Sprache.
Unser Umgang mit sterbenden Menschen endet ja gerade dort, wo der Tod endgültig begonnen hat. **Sterben** ist jener Ab-

schnitt des Lebens, der dem Tod vorausgeht; Sterben ist Teil des Lebens; der Tod ist das nicht mehr. Nur sofern der Tod als angemessenes Ergebnis eines Lebens, eines besonderen Lebensabschnitts gelten kann, wirkt dieser »eigene Tod« auf das Sterben und auf jegliche Hilfe am Sterbenden und beim Sterben zurück.

In der Sterbensphase des Lebens unterscheiden wir zwischen:
– Hilfen *»zum Sterben«.* Die Hilfe bezieht sich unmittelbar auf das Sterben selbst. Wir sprechen dann von »**Sterbehilfe«.**
– Hilfen *»im Sterben«.* Hier bezieht sich die Hilfe auf den Lebensabschnitt und Zeitraum, in dem das Sterben sich vollzieht. Wir nennen sie »**Sterbenshilfe«.**
– Hilfen *beim Sterben* bzw. *für den Sterbenden.* Hier steht der Mensch im Mittelpunkt, nicht ein Ereignis oder nur eine Wegstrecke; dem Menschen gilt das Bemühen. Diese Hilfe bezeichnen wir als »**Sterbebeistand«** und »**Sterbebegleitung«.**

In diesem Sinne befassen sich auch juristisch-ethische Schriften mehr mit »Sterbehilfe«, medizinische mit »Sterbenshilfe« und pflegerische, soziale, erzieherische, seelsorgerische, psychologische, psychotherapeutische mit »Sterbebeistand«. An der Verwendung dieser Begriffe kann man manchmal auch die Zielrichtung von Fachleuten oder Organisationen ablesen.
Noch schwieriger aber ist wohl die Abgrenzung der Begriffe »Beistand«, »Begleitung« und »Hilfe« (incl. »Beihilfe«) voneinander. *»Sterbehilfe«* gilt als der umfassendste, aber zugleich als der ungenaueste Ausdruck; das liegt an der Ausdehnung des Begriffes »**Hilfe«** = Unterstützung, Mitwirkung, Förderung, an Mittel (»Hilfsmittel«) und besondere Kräfte (»Hilfskräfte«) gebunden, die Distanz zwischen Hilfeempfänger und Hilfegeber nicht aufhebend, sondern sogar als Merkmal und Kennzeichen festschreibend. Deshalb legen die Befürworter von Sterbehilfe auch so großen Wert auf ihre eigene Rolle und Macht, so als müsse der Empfänger dankbar sein für die Hilfe; sie bleibt dem Menschen fremd, weil sie von Außen kommt. Das Wort »Hilfe« ist sprachverwandt mit »hehlen« = verhüllen, verbergen (Diebesgut), begünstigen (Verbrechen). Wie »Hehlen besser ist als Stehlen«, so fühlt sich die Hilfe auch immer dem eigentlichen Tun (hier dem Sterben und dem Beistehen) gegenüber wertvoller und überlegen.

»**Beistand«** und »**Begleitung«** unterscheiden sich zunächst einmal dadurch, daß der Beistand eher etwas Statisches, die Begleitung eher etwas Bewegtes darstellt. Sterbende Menschen begegnen uns zumeist in liegender Haltung, welche besondere pflegerische Maßnahmen erfordert (Dekubitus-Prophylaxe, Lagerung, Freihaltung der Atemwege u. a.); zugleich hat das Liegen psychosoziale Dimensionen (Blickrichtung, Alleinliegen, begrenzter Lebensraum u. a.). Der Liegende ist aber auch ein ehemals Stehender, Gehender, Sitzender, Laufender. Mit dem Verlust des »aufrechten Gangs« beginnt für manchen das Sterben. Nun tritt der Beistand gewissermaßen hinter das Kopfende des Bettes als Anwalt des Stehens seines liegenden Patienten; er steht *bei ihm* und *für ihn ein.*
Anders ist es bei der Begleitung (abgeleitet von »leiten« = anführen, mitnehmen, lenken). Das Augenmerk liegt also eher auf dem Begleiter als auf dem Begleiteten; schöner wäre es, wenn wir von einer *»Sterbegeleitung«,* besser noch vom »**Sterbegeleit«** sprechen könnten, denn darin ist die Bewegung, das Aktive, das Handeln verborgen, und die Hierarchie ist aufgehoben wie z. B. in der Musik, wo ein großes Sinfonieorchester ein einzelnes kleines Instrument durch die Harmonien geleitet. – In der Übertragung dieses Bil-

des sind wir mit all unserer Ausbildung und unseren Kenntnissen, Methoden, Techniken »nur« das Sinfonieorchester, das den sterbenden Solisten mit seinem kleinen, aber bestimmenden Instrument durch die Melodie seines Sterbens begleitet; auf seinen »Kammerton« ist alles gestimmt.

Die sprachlichen Unterscheidungen haben nun ganz praktische Folgen, indem Hilfe, Beistand und Begleitung einerseits eine Gemeinschaftsaufgabe darstellen, also zusammengehören (nicht gegeneinander stehen dürfen), jedoch vielleicht von unterschiedlichen Menschen wahrgenommen werden, ja sogar unterschiedliche Einrichtungen und Konzepte, mindestens aber unterschiedliche Akzente bedingen: Die oben genannten Spezialkliniken (z. B. der Onkologie = Geschwulstforschung) leisten medizinisch-therapeutische *Hilfe*, ein Hospiz eher *Begleitung* und eine Selbsthilfegruppe oder Beratungsstelle vor allem *Beistand*; ähnliches gilt für die beteiligten Menschen: Zur Sterbehilfe benötigen wir Fachkenntnisse, für Sterbebeistand unser innerstes Menschentum, für Sterbebegleitung eine ethische Gesinnung – also gehören sie zusammen, damit nicht z. B. Fachkenntnisse ohne Gesinnung einhergehen. Die Medizin und die Rechtswissenschaft tragen zur Sterbehilfe, Pflegewissenschaft, Erziehungswissenschaft und Psychologie zum Sterbebeistand, Theologie, Philosophie und Kommunikationswissenschaft zur Sterbebegleitung bei. In dem Maße wie wir uns vorbereiten, beraten lassen, Kenntnisse aneignen, besinnen, üben, werden wir also zu Helfern, Beiständen oder/und Begleitern.

2.2 »Thanatos« – Der Tod

Nicht immer bringt die Heranziehung der alten Sprachen bei der Schaffung neuer Worte für neuartige Gegenstände oder Zusammenhänge auch einen Erkenntniszuwachs; allenfalls helfen solche Begriffe für die internationale und interdisziplinäre Verständigung. Das gilt auch bei den aus den <griechischen> Silben »-thanat –« (tödlich, todbringend) gebildeten Fachausdrücken:

– **Thanatologie**. Diese (wörtlich verstanden) »Lehre vom Tod und vom Gestorbenen« war bis 1970 sprachlich durchaus sinnvoll die »wissenschaftlich begründete Leichenschau« (z. B. in der Gerichtsmedizin); seitdem wird sie in begrifflicher Ausdehnung auf die Lebensspanne vor dem Tod, also auf das Sterben als die Wissenschaft vom Sterben und Tod verstanden, und als eine spezielle Forschungs- und Lehrdisziplin.

– **Thanatopsychologie**. Sie ist eine Teildisziplin zur psychologischen Förderung der individuellen und gesellschaftlichen Auseinandersetzung mit Sterben und Tod. Sie bringt jedoch die Gefahr mit sich, eine Teilfragestellung zu isolieren und damit das Gesamtbild zu verlieren.

– **Thanatagogik**. Sie ist die wissenschaftlich begründete Sterbeerziehung als Teilgebiet jeder agogischen Intervention (vgl. Pädagogik, Ger- /Gerontagogik, Andr-agogik u. a.), auch Methodik und Didaktik der Aus- und Weiterbildung für den Sterbebeistand.

– **Thanatotherapie**. Von ihrem Selbstverständnis her ist sie eine Bezeichnung für alle Formen der psychosozialen Intervention bei Menschen, die von Sterben und Tod betroffen sind. Durch ihre enge Bindung an Psychotherapie und klinische Psychologie ist sie jedoch tatsächlich wohl eher eine Spezialintervention aufgrund besonders vermittelter Kompetenzen (z. B. durch Integrative Therapie, Familientherapie, analytische oder imaginative Verfahren u. a.).

Ziele und Zweck des mit diesen Begriffen verbundenen Handelns werden durch Wortbildungen signalisiert, bei denen der Thanatos, der Tod mit einem Beiwort verbunden wird:

– **Euthanasie.** Darunter versteht man die schmerzlose aber direkte Herbeiführung des Todes meist durch einen Arzt bei unheilbarer Krankheit und/oder aufgrund freiwilliger Einwilligung des Patienten (Tötung auf Verlangen) zur Sicherung eines schönen und angenehmen (eu-, <Griech.>: »schön«) Todes; der Begriff ist seit der »Tötung lebensunwerten Lebens« im Herrschaftsbereich des Nationalsozialismus nicht mehr vorbehaltlos zu diskutieren; er wird deshalb vielfach mit »(aktiver) Sterbehilfe« gleichgesetzt.

– **Agathanasie.** Dieser Begriff, der sich nie wirklich hat durchsetzen können, legt weniger Wert auf das Wann und Wie des Lebensendes, sondern eher auf den guten, angemessenen (»agathos« <Griech.>: »gut, wertvoll«) Verlauf des Sterbeprozesses; Ziel ist also weniger das tatsächliche Ende als vielmehr die Gestalt der Wegführung dorthin. Wir könnten dies mit unserem Verständnis von »Sterbenshilfe« vergleichen.

– **Orthothanasie.** Gemeint ist damit jenes richtige (»orthos« <Griech.>: richtig, gerade) Sterben, das sich aus einer persönlichen Sterbeprägung und aus (dem individuellen Leben gemäßem) Todesbewußtsein ergibt, eine Hilfe also, die den Menschen befähigt, der Wirklichkeit des Todes gemäß sein Leben zu beenden. Ihr entspräche weitgehend unser Verständnis von »Sterbebeistand«/»Sterbebegleitung«.

Die deutschsprachigen Begriffe unterscheiden sich von den Fremdwörtern besonders dadurch, daß sie den Verlauf, das Sterben und weniger das Ergebnis, den Tod benennen. Die Schwierigkeiten liegen wohl in der Unsicherheit des *Todeszeitpunktes* einerseits und in der Ausdehnung des Sterbeverständnisses begründet. Der Übergang vom Sterben zum Tod ist offenbar noch keineswegs abschließend definiert: Weder der Stillstand aller sogn. Vitalfunktionen, noch der irreversible Gehirntod (feststellbar durch die EEG-Null-Linie) geben zweifelsfrei diesen Punkt an. Nicht einmal die beginnende Verwesung verleiht uns Sicherheit, daß eine dem Menschen noch zugewandte Beistandshandlung diesen nicht mehr erreicht; auch ein Apalliker (irreversible Aufhebung des Bewußtseins) zeigt noch Reaktionen. Haben wir es vielleicht immer »nur« mit Sterben, und niemals mit seinem Ende, dem Tod zu tun?

Wie das Ende, so ist auch der Beginn des Sterbens ungewiß, d. h. der Zeitpunkt, von dem an Sterbebeistand notwendig würde. Unser *Sterbeverständnis* ist festgelegt auf einen psycho-sozialen Vorgang, der das Leben zu einem persönlichen Abschluß bringen soll. Damit wird unser Augenmerk aber über jene kurze Zeitspanne hinaus ausgeweitet, die wir das terminale und letale Stadium des Beendens in physischer und evtl. auch psychischer Hinsicht nennen. Sterben ist auch im Verlust eines identischen Lebens gegeben, das sich aus sozialen Rollen und Funktionen zusammensetzt; es umfaßt z. B. Tötungshandlungen durch politische und strukturelle Bedingungen (Krieg, Hunger, Isolation u. a.). Sterben begleitet also den gesamten Lebenslauf des Menschen vom Beginn eines geistigen, seelischen, sozialen und personalen Abbaus oder Verlustes bis zum »Sein als Leiche« – von der Präexistenz eines Gedankens, der den Geist Gottes verläßt, bis zur Postexistenz in den Erinnerungen, dem »inneren Leben«, wie noch zu zeigen sein wird.

2.3 Sterbeziele

Jeder Lebensakt oder Lebensprozeß hat sein Ziel. Für das Sterben lautet dieses Ziel »Tod«. Da das Verständnis des Ziels auf den Ablauf des Weges zurückwirkt, werden vielfältige Versuche unternommen, das Unverstehbare (den Tod) näher zu definieren. Im Folgenden sollen einige dieser Kennzeichnungen näher betrachtet werden, damit verständlich wird, wie vielschichtig und vieldeutig Ziel und Weg, Sterben und Tod aneinander gekettet sind. Zumeist findet man diese Formulierungen im Zusammenhang einer Diskussion von Menschenrechten: z. B. »Recht auf einen humanen Tod« oder »Recht auf einen persönlichen Tod«. Diese Zielbestimmungen sind ebenso ungenau, wie sie unser Verständnis in einer prägnanten Bezeichnung zusammenzufassen suchen.

Der »**freie Tod**« – Wenn hier von Freiheit die Rede ist, so ist die Bestimmung dieser Freiheit als die einzige und letztliche Sache des sich entscheidenden Individuums anzusehen. Ein solches Freiheitsrecht wird vor allem von jenen genannt, die sich entschlossen haben, für das »Recht auf Selbsttötung« einzutreten oder sogar für ein Recht auf Beihilfeleistung zur Selbsttötung als einer Aufgabe des behandelnden Personals. Die Formulierung läßt allerdings offen, wovon bzw. wozu diese Freiheit erworben und gesichert werden soll; Freiheit hat ein Gegenüber in der Unfreiheit (Wodurch kann ein Tod unfrei werden?) und ein Ziel, einen Zweck (zu neuem Leben? – zur Lebenssicherung der sozialen Gruppe und der Gemeinschaft?). Gefragt werden kann auch, ob die Freiheit Voraussetzung für den Tod sein soll, oder ob der Tod den Menschen frei macht.

Der »**natürliche Tod**« – Ein Sterben entsprechend den Bestimmungen der menschlichen Natur, also entsprechend der Menschlichkeit, Vernünftigkeit und Sittlichkeit (THOMAS VON AQUIN) wäre sicher erstrebenswert, und wir besäßen in den genannten drei Kategorien sogar einen Maßstab für die Erreichung des Ziels. Leider aber wurde der »natürliche Tod« vielfach mit dem Alterstod gleichgesetzt, also mit einem normalen, selbstverständlichen Geschehen; »unnatürlich« wäre also mit »vorzeitig« gleichzusetzen. Da aber auf dieser Erde die überwiegende Mehrzahl der Menschen stirbt, ohne eine Lebenssättigung erfahren zu haben (durch Krieg, Unfall, Hunger, Krankheit u. a.), wäre das Vorzeitig-Unnatürliche zugleich das Normal-Natürliche. Andererseits bliebe jedoch das Ziel solcher Lebenssättigung unangetastet; und es wäre unser Auftrag im Verfolgen der Menschlichkeit, Vernünftigkeit und Sittlichkeit die Menschen leiblich, seelisch und geistig satt werden zu lassen.

Der »**ungestörte Tod**« – Dieser ergibt sich aus der Pflicht, jedem Menschen die Möglichkeit zu sichern, in seinem Sterben ohne Einflüsse von Außen er selbst zu sein. Wenn schon jede ärztliche Behandlung im Prinzip ein Eingriff in die Integrität des Patienten ist und damit auch nach der Rechtsprechung unter den Begriff der Körperverletzung fällt, um wieviel mehr jeder Eingriff in den Lebensprozeß des Sterbens. Es wäre also im Beistand jeweils zu prüfen, welche Handlungsweise als störend, und welche als förderlich verstanden werden kann; die Entscheidung über die Richtigkeit der Handlung fällt allerdings wohl erst nach dem Tode.

Der »**unverzögerte Tod**« – Einen Sterbevorgang »sinnlos« und aussichtslos zu verlängern, läßt sich ethisch und juristisch nicht vertreten. Sinnvoll ist die Verlängerung eines Sterbeprozesses nur, wenn der Patient noch individuell oder sozial bestimmte, für ihn unabdingbare Aufgaben erfüllen will; vielleicht kann durch eine Verzögerung des Todes auch noch bestimmten anderen menschlichen Werten gedient werden (z. B. familiärer Liebe oder dem Wohl des Staates), aber das muß behutsam abgewogen werden. Als evtl. noch akzeptabel wird z. B. eine Sterbensverlängerung bezeichnet, die der notwendigen Vorbereitung der Entnahme von Organen zum Zweck der Transplantation dient (vgl. PAUL SPORKEN, Menschlich sterben. Düsseldorf 1972, 80 f.). – Sterbensverlängerung und Lebensverlängerung sind demnach zwei verschiedene Kategorien, deren Auswirkung für die ethische Wertung unseres Handelns nur vom jeweiligen Patienten her abschließend diskutiert werden kann; aber der entzieht sich durch die Erreichung des Zieles, durch den Tod.

Der »**eigene und persönliche Tod**« – Für diese Definition habe ich mich als Kennzeichnung des Sterbe- und Sterbebeistands-Zieles entschieden, weil darin die positiven Elemente der anderen Formulierungen zusammenfallen. Es ist die »geradlinige Verlängerung eines einzigartigen, einzigartig gestalteten Lebens hinein in einen ebenso einzigartigen Tod« (vgl. FRANCO REST, Praktische Orthothanasie. Opladen 1977/78). Ob ein solcher Tod »gelingt«, entzieht sich unserer Feststellung; aber er bleibt anzustreben. Deshalb möchte ich den praktischen Sterbebeistand aus diesem Zielverständnis herleiten. Denn wenn es so stimmt, dann muß

sich die Zieldefinition im Leben des Helfers selbst auffinden als Antizipation, als gedankliche und lebenspraktische Vorwegnahme der eigenen Zukunft.

Aus unseren Überlegungen folgt aber auch, daß das Spektrum des Sterbebeistandes sehr weit gesteckt ist:
1. *Pflichten der medizinisch-pflegerischen Helfer zur guten Versorgung und Pflege, zur Erleichterung und/oder zur erträglichen Gestaltung des Sterbens;*
2. *Aufgaben der Bekämpfung körperlicher Leiden und Schmerzen;*
3. *Aufgaben zur angemessenen Überwindung emotionaler Schmerzen z. B. wegen der vielen Verluste und des Abschieds;*
4. *Hilfe durch Psychopharmaka, die das Bewußtsein beeinflussen, anregen oder auch trüben;*
5. *evtl. Verzichtsleistungen auf weitere Versuche zur Verlängerung eines unabänderlichen Leidens;*
6. *evtl. Mitwirkung bei der rechtzeitigen Beendigung des Lebens;*
7. *Gespräche mit dem Kranken und seiner Umwelt über Krankheitsverlauf und Gefühlswelt;*
8. *Herstellung einer Beziehung zum Kranken auf der Grundlage von Ehrlichkeit, Offenheit und Freundschaft.*

So umfassend stellt sich bis hierher unsere Aufgabe dar; und diese Stichworte gilt es im Folgenden zu füllen und zu ergänzen.

3. Der geschichtliche Ort unseres Sterbebeistandes

3.1 Verlust der menschlichen Persönlichkeit

In der altgriechischen Mythologie geleitet der Fährmann CHARON, ein weiser, alter Mann, voll Pflichtbewußtsein und großer Einfühlung, die verstorbenen Seelen über den Fluß Acharon (auch Styx genannt) in die Unterwelt. Den Verstorbenen legte man damals als Fährgeld eine Münze in

den Mund, womit man dem CHARON die mühevolle Arbeit belohnen wollte. – In der Übertragung dieses Bildes auf die Versorgung Sterbender erkennen wir ein Vorbild für Begleitung und Geleit: ein kleiner Kahn von kundiger Hand über einen ruhigen Fluß gelenkt, der Fährmann kennt die Stromschnellen und Untiefen, kennt das andere Ufer, die Anlegestelle, aber er kennt den Fahrgast nicht, weiß nur wenig von dem, was dieser hinter sich läßt, und was auf ihn wartet.

Dieses Bild der Mythologie hat seine eigene Geschichte, und diese Geschichte ist ein Spiegelbild der Geschichte des Sterbebeistandes: Im neugriechischen Volksglauben wurde Charon umbenannt zu Charos, einem Reiter auf schwarzem Roß, der erbarmungslos Alt und Jung schlägt und als Beute am Sattelholz aufreiht; dieses grauenvolle Schreckensbild hielt sich durch die Jahrhunderte in den Totentänzen und Landsknechtsliedern. – In etruskischen Gemälden finden wir Charon als Charun wieder, ein Todesdämon mit Schlangenhaaren, Vogelschnabel und Hammer. MICHELANGELO übernahm dieses Bild in seinem »Jüngsten Gericht« der Sixtinischen Kapelle. – DANTE ALIGHIERI hat dagegen im 3. Gesang seiner »Göttlichen Komödie« dem Charon Name, Amt und Aussehen zurückgegeben; aber nun besitzt er eine Ordnungsfunktion für das richtige Hinübergleiten: Er prügelt mit seinem Ruder die verdammten Seelen der Gottesleugner in sein Boot.

Das Verständnis des Sterbebeistandes hat ebenfalls den Weg vom behutsamen Geleiten über viele Zwischenstufen des Grauens und der Brutalität bis zu den klinisch-pastoralen Ordnungshütern genommen; heute gilt es wieder zurückzufinden, weg von der Unterschiedslosigkeit der Behandlung durch Charos, weg von qualvollen Methoden (Auslieferung des Menschen an die Schmerzen und Apparaturen), weg von der Fremdbestimmung. Aber dieser Weg ist sehr beschwerlich, weil die *Geschichte der Entpersönlichung* des sterbenden Menschen schon zu lange anhält.

Die Geschichte der Heilkunst ist sehr lang; sie geht bis in die Anfänge des Menschengeschlechtes zurück. Die Geschichte des Sterbebeistandes dagegen scheint doch erheblich kürzer zu sein. Sicher wurde immer getrauert um die Toten und sicher bemühte man sich, schwere Krankheiten zu bekämpfen. Aber erst als eine neue Religion, deren Gott durch Sterben und Tod selbst hindurchgegangen war, an »Macht« gewann, entstand zunächst im Verborgenen, dann immer offensichtlicher ein Bemühen um die Versorgung der Unheilbaren. Dieser gesellschaftliche Impuls, den Schwächsten und Krankesten als den kostbarsten Besitz einer Gemeinschaft zu betrachten, wurde jedoch bis heute überlagert von der »Anmaßung der Gesunden und Heilbaren« einerseits und von dem im römischen Reich entwickelten Prinzip, daß sorgende Zuwendung nur Menschen bekommen, die eine positive Funktion für den Bestand und Zuwachs der Gemeinschaft ausfüllen (Soldaten, Kaufleute, Gladiatoren, Priester u. a.), andererseits.

Ein kurzer Blick in die makabre *Geschichte der Hinrichtungen* als einer konsequenten Form der »Sterbenachhilfe« mag uns verdeutlichen, wo wir heute stehen im Umgang mit dem Einzelmenschen, der sein Leben beschließt. Von Alters her werden Arrest, Gerichtsverhandlung und Gefängnishaft als zur Heilung und Besserung des Straftäters dienlich verstanden. Die Todesstrafe dagegen diente zur Rache oder Vernichtung bzw. zu einer endgültigen Reinigung des Verurteilten durch Verbrennung oder Zerschmetterung seines Körpers – und zur Gesundung des Volkes. Deshalb erfolgten die Hinrichtungen ursprünglich öffentlich; die Menschen sollten erkennen, daß die größte Macht des Staates über seine Bürger darin besteht, sie ggf. töten zu dürfen (Krieg, Hinrichtung u. a.).

Damit aber blieb der Verurteilte auch *in seinem Sterben Teil der Gemeinschaft*: Der Reisende sah von einer Stadt immer zuerst und zuletzt die Hinrichtungsstätte draußen vor der Stadtmauer; der Körper des Hingerichteten wurde zur Schau gestellt, sein Blut sogar zum Handelsobjekt (z. B. als Heilmittel gegen Epilepsie). So

22

wurde denn der Tote trotz seiner Verbrechen zum Wohltäter der Gemeinschaft, die Hinrichtung kam einer Opferhandlung zur Versöhnung aller Sünden gleich; durch sie erhielt der Tod, den man täglich erlebte (Epidemien, Pest u. a.) einen Sinn – Sterben als öffentliche Zeremonie, Hinrichtung als rituelle Tötung. Das bei einer „gelungenen Hinrichtung" gesammelte Geld unter den Zuschauern diente als Hinterbliebenenrente usw. Zudem stand Todesstrafe auch auf Delikte des täglichen Lebens wie Diebstahl, Falschmünzerei oder Bankrott.

Um 1800 begann dann jene Entwicklung, die wir mit dem Begriff »*Verlust der Persönlichkeit und der sozialen Integration*« bezeichnen können. Den Behörden war aufgefallen, daß sich die Zuschauer mit dem Verurteilten immer wieder identifizierten und dieser durch seine herausgehobene Stellung einen zum Sterben »ungeeigneten Seelenzustand« erlangte. Nun wurde die Hinrichtung den öffentlichen Blicken entzogen, nur noch einem erlauchten Kreis zugänglich; es wurden Eintrittskarten ausgegeben und Reporter gaben einen gefilterten Bericht. Das Sterben des Verurteilten wurde zu etwas Obszönem, Anormalem, Geheimnisvollem.

Nun verband sich mit dem Sterben für die Menschen eine ganz neue Angst und eine wachsende *Verdrängung*. Der »gezähmte Tod« des mittelalterlichen Schauprozesses wurde »ins Gegenteil verkehrt« (vgl. PHILIPPE ARIÈS, Geschichte des Todes. München 1980). Und diese Entwicklung wurde vom technischen Optimismus unterstützt bis zur Illusion, der Tod sei technisch abschaffbar. Zuerst verschwanden die Hinrichtungen hinter Gefängnismauern und dann die Sterbenden in den Krankenhäusern. Der sterbende Mensch wurde seiner Identität beraubt, ein völlig »anonymer, mechanisierter Massentod, ohne ihn umrahmende Rituale, unpersönlich und sinnlos« (RICHARD J. EVANS, Öffentlichkeit und Autorität. In: Räuber, Volk und Obrigkeit. Frankfurt 1984) bis zu den Vernichtungsmethoden des NS-Staates und seiner Euthanasie. Auch sie waren erst möglich geworden, nachdem Tod und Sterben ihrer Rituale und der Mensch seiner Persönlichkeit beraubt worden waren.

Vor diesem Hintergrund scheint es geradezu zwingend, daß unsere heutige Beschäftigung mit Sterbebeistand und Sterbebegleitung in den Jahren 1940–1945 wurzeln. E. KÜBLER-ROSS, welcher seit den 70er Jahren bedeutende Impulse zu verdanken sind, hatte das »Glück«, nach dem Krieg in Europa Hilfs- und Wiederaufbauarbeit leisten zu dürfen; dieses »Glück« führte sie in das *Konzentrationslager Maidanek*. »Tausende von Menschen waren hier getötet worden«, schreibt sie (In: Sterben bis wir Abschied nehmen. Stuttgart 1980, 18). »Ich sah die Gaskammern und die Wagenladungen von Kinderschuhen; es waren die Schuhe von ermordeten Kindern. Ich sah aber auch Kritzeleien und Bilder, die Kinder an die Innenwände der Baracken gemalt hatten. Oft enthielten sie eine Botschaft an ihre Mama oder an ihren Papa.« Und sie schließt ihre Erinnerung: »Immer wieder beschäftigte sich mein jugendlicher Geist mit der Frage: Was kann eigentlich der Einzelne bei der Erziehung der nachfolgenden Generation dazu beitragen, daß ... eine Jugend heranwächst, die sich von wahrer Liebe statt von destruktiven Kräften leiten läßt?«

3.2 Andere Impulse der Geschichte

»Würdig sterben heißt gern sterben ... Fest wird das Herz nur in unermüdlich übender Vorbereitung, wenn man nicht nur Worte macht, sondern sich innerlich weiterbildet, sich auf den Tod vorbereitet. ... Wir sind niemandem ausgeliefert, weil der Tod in unserer Macht steht ... Es ist etwas Bedeutsames, sich an den Tod zu gewöhnen ... Immer gilt es zu lernen, wovon wir nicht in Erfahrung bringen können, ob wir es auch wirklich verstehen. Bereite dich auf den Tod vor, das will sagen, bereite dich auf die Freiheit vor. Wer sterben gelernt hat, hört auf, Knecht zu sein.« Der solches schrieb, war der römische Philosoph Lucius Annaeus Seneca in den Jahren 62–65 n. Chr., der einzige Denker des Altertums, der seine Stimme gegen Sklaverei, Tierhetzen und blutige Gladiatorenspiele erhob. Mit dieser Todesbereitschaft und auch Todessehnsucht wurde er zum Wegbereiter der »ars moriendi« (Sterbekunst) des mittelalterlichen Christentums.

Im Zentrum heutiger Besinnung auf die Impulse der Geschichte für den Sterbebeistand stehen die *Pilgerhospize* der »Armen Brüder des St. Johannes« (Johanniter), der »Bruderschaften für einen guten Tod« u. a., gewissermaßen als Kehrseite der mörderischen Kreuzzüge. Für die Brüder, Ritter und Diener waren die Kranken die eigentlichen »Herren«, weil sie dem offenen Himmel näher waren und als Abbild des geschundenen Jesus Christus galten. Wer heute noch die Südpromenade von Venedig, die »Riva delle Zattere« entlangschlendert, wo auch die Venezianer im Winter spazieren gingen, kommt am Hospiz »degli Incurabili« (der Unheilbaren) vorbei, das 1522 gegründet wurde.

Johann Amos Comenius (1592–1670) sprach in seinem Hauptwerk »Pampaedia« von einer »*Schule des Todes*«, in der ergänzend zur Schule des Greisenalters das »selige Sterben« erlernt werden soll. Neben dem Übergang vom Mutterleib zur Erde in der Geburt sieht er im Sterben den Übergang in die unbegrenzte Fülle von Leben, Bewegung, Empfindung und Erkenntnis. Ähnlich folgerte Xaver Schmid aus Schwarzenberg (1819–1883) aus der starken Verwandtschaft von Geburt und Sterben, Wiege

und Grab als den entscheidenden Übergangsereignissen zu neuem Dasein auf eine letzte Umwandlung im Sterbenlernen. »Es muß der Mensch nicht nur leben, sondern auch sterben lernen; er muß durch die Weisheit des Erziehers nicht bloß in diese Welt eingeführt und durchgeführt, sondern auch aus ihr hinausgeführt werden ... Bei keiner Transfiguration <Umwandlung> ist der Beistand ... nothwendiger, als bei der letzten, die wir kennen, die mit der ersten so viel Verwandtes hat, indem der Schauplatz so auffallend verändert wird. Fängt also die Erziehung schon vor der Geburt des Menschen an, so darf sie auch nicht vor seinem Sterben aufhören, sondern muß über dasselbe hinauswirken.«

Janusz Korczak (1872–1942), Arzt, Schriftsteller und Erzieher, der mit 200 jüdischen Kindern ins Vernichtungslager Treblinka ging, soll als letzter Impulsgeber aus der Geschichte genannt werden. Denn er benannte schon während des 1. Weltkrieges neben dem Freiheitsrecht der Kinder, so zu sein, wie sie sind, und ihrem Recht auf den heutigen Tag »das *Recht des Kindes auf Tod«;* und er nennt dieses Recht bewußt an erster Stelle. Kinder könnten das Leben eher bejahen, wenn ihnen erlaubt bliebe, es auch wieder zu verlassen, als wenn sie gezwungen würden, es gegen ihren Willen zu akzeptieren. »Es ist schwer, geboren zu werden und leben zu lernen«, schreibt Korczak wenige Wochen vor seiner Ermordung am 21. 7. 1942; »mir bleibt die viel leichtere Aufgabe: zu sterben. Nach dem Tode kann es wieder schwer sein, aber daran denke ich nicht. Das letzte Jahr, oder der letzte Monat, oder die letzte Stunde.«

3.3 Unser Standort heute

Trotz dieser vielfältigen Impulse, auf die wir uns heute neu besinnen, begleitet die *ungeliebte Sterblichkeit* die Geschichte des menschlichen Denkens und seines mitmenschlichen Handelns bis heute. In der Gegenposition darf es nun nicht um *freudige Todesbereitschaft* gehen, damit wir den Menschen erleichtern, künftige Atom- und Umwelt-Tode leichter zu sterben, oder uns durch eine »Sterbenormung« im Sinne der »Schönen neuen Welt« von A. HUXLEY auf Verbot von Schmerzen, Angst, Trauer, Leid im Sterben vorbereiten. Aber wir sollten unseren Auftrag erkennen, die Sterbefabriken zu überwinden, wie sie R. M. RILKE bereits zu Beginn dieses Jahrhunderts beschrieb:

»Jetzt wird in 559 Betten gestorben. Natürlich fabrikmäßig. Bei so enormer Produktion ist der einzelne Tod nicht so gut ausgeführt, aber darauf kommt es auch nicht an. Die Masse macht es. Wer gibt heute noch etwas für einen gut ausgearbeiteten Tod? Niemand. Sogar die Reichen, die es sich doch leisten könnten, ausführlich zu sterben, fangen an nachlässig und gleichgültig zu werden; der Wunsch, einen eigenen Tod zu haben, wird immer seltener.«

(Die Aufzeichnungen des Malte Laurids Brigge. 1910)

Rund 2000 Menschen sterben in der Bundesrepublik täglich. Trotzdem (vielleicht auch deshalb) hat unsere Zivilisation bis ca. 1970 eine Meisterschaft der *Todesleugnung* und *Todesverdrängung* entwickelt, weil sie sich fast ausschließlich an Produktivität, Leistung und Fortschritt orientieren wollte. Man sprach sogar von einer »todleugnenden Epoche der Weltgeschichte«. Diese Verdrängung könnte von jedem Menschen nachvollzogen werden bei der Betrachtung der Verlagerung des Sterbens aus dem öffentlichen Leben in die Kliniken, Pflegeheime, Spezialeinrichtungen und schließlich Friedhöfe; als Gegenbild der Verdrängung und zugleich als ihre Bestätigung entstand eine Art Todespornographie in den Sensationsmeldungen der Massenmedien (Gewaltverbrechen, Kriege) und in den Spielfilmen:

Pornographie ist die Bestätigung einer Verdrängung und eines Tabus durch deren lustvolle, spekulative Aufbereitung und Abwertung zum Konsumobjekt – beim Sterben und Tod wie früher beim Sex.

Als dann die Angst vor Krebs, Intensivstation, Umweltvernichtung größer wurde als vor Faschismus und Krieg, als die Medizin und Chemo-Apparate-Therapie erreichten, daß menschliches Leben auch ohne Beteiligung der Menschen geschaffen und Einzelorgane toter Menschen dauerhafter als diese werden konnten, da begann sich das Bild vom Leben und Sterben des Menschen zu wandeln. Wir begannen, die *Grenzen* zu entdecken: Grenzen des Wachstums, des Fortschritts, des Erlaubten, der Verfügbarkeit über Leben, der Ausbeutung von Natur und Mensch. In dieser Zeit entstanden Thanatologie und Sterbebeistandsforschung – gewissermaßen parallel zur Hippie-Bewegung, den Landkommunen, der ökologischen Bewegung und dem Vietnam-Krieg.

Zunächst stellte man fest: Sterben wird verdrängt, Sterbende sterben einen technisierten, fremden Tod; Wahrheit am Sterbebett wird verschwiegen, Angehörige stören die Sterilität; Kranke und Sterbende sind eigentlich Unpersonen, Pannen der Therapie und Hygiene. Seit diesen ersten »Erkenntnissen« hat sich vieles weiterentwickelt: Aus der Todesleugnung hat sich teilweise bereits eine *Todesbejahung*, vielleicht sogar eine nekrophile (griech.: Verliebtheit in Leichenhaftes) *Todessehnsucht* ergeben, die dabei allerdings keine Lebensverneinung beinhaltet, sondern geradezu Lebensliebe, weil dieses Leben sterblich ist. Die Entpersönlichung und Sprachlosigkeit angesichts von Sterben und Tod kommen langsam an ihr Ende. Der Satz SENECAS: »Leben, ich liebe dich um der Wohltat des Todes willen!« erhält heute einen ganz neuen Klang.

Wenn der Tod und das Sterben nicht mehr tabuisiert werden, weil ihre Verdrängung mit dem *Ende der Industriegesellschaft* ebenfalls untergeht, so können wir heute feststellen:

1. Sterben ist nicht mehr Privatsache oder Angelegenheit der Spezialisten; immer mehr Menschen sind bereit zum solidarischen Aushalten eines fremden Sterbens.

2. Strukturelle Gegebenheiten der Gesellschaft zwingen zur Ent-Institutionalisierung des Sterbens, d. h. zur Rückführung aus der Krankenversorgung in die Familie, aus der Professionalität in die Sozialität.

3. Zum Kontakt mit dem Sterben kommt der moderne Mensch nicht mehr nur über die Profitgier anderer (»Kostenexplosion«) oder die Sensation (Krieg u. a.), sondern durch unmittelbares Erleben, durch den zwischenmenschlichen Umgang.

4. Unsere Gesellschaft hat die Symbolik des Sterbens und Todes wiederentdeckt und versteht auch ihre Sprache; allerdings lernen wir noch oft mühsam.

5. Ein Todesbewußtsein drängt sich dem heutigen Menschen auf, weil ihm die Möglichkeit der Todeserfahrung überall begegnet.

6. Alte und junge Menschen haben allmählich einen gleich intensiven Zugang zur Integration des Todes ins Leben.

7. Der Tod und das Sterben werden nicht mehr als obszön empfunden; das Sterben wird der Geheimhaltung und dem »In-Aller-Stille« schrittweise entzogen.

8. Immer weniger Kommunikationshemmungen versperren uns den Weg, zusammen mit anderen den Tod menschlicher und das Sterben sterblicher zu gestalten.

B. Teil 1: Quellen unseres Handelns

1. Vom Beitrag der Wissenschaften

Als um das Jahr 1970 die ersten Wissenschaftler (auch in Deutschland) sich daran machten, ein begründetes Verständnis vom Sterbebeistand und von der Sterbebegleitung zu entwickeln, standen sie großen Problemen gegenüber. Diesem neuen Forschungsgegenstand entspricht bis heute keine neue Forschungsmethodik; vielmehr sind wir angewiesen auf bewährte und überkommene Verfahren, allerdings mit dem Ziel, langfristig so etwas wie »**Pflegewissenschaft**« und **Pflegeforschung** zu entwickeln. Dazu aber muß dem Herrschaftsanspruch der etablierten Wissenschaften entgegengetreten werden, müssen die Pflegenden zur wissenschaftlichen Besinnung selbst befähigt und muß ihren Statusängsten entgegengetreten werden. Die bislang dominanten Experten müssen auf ihre Todesängste und Todesverdrängungen aufmerksam gemacht werden (»Ärzte haben nur einen wirklichen Gegner, den Tod!«); nur so gewinnen sie Zugang zu der Tatsache, daß sie Erkenntnis-Objekt und -Subjekt zugleich sind. Schließlich wäre die Rigidität der Praxis zu überwinden, die da meint, immer schon optimal gehandelt zu haben (bzw. nur vielleicht von Außen behindert worden zu sein).

1.1 Von den Denkmustern

In den Wissenschaften zeichnet sich von Zeit zu Zeit ein Wechsel der vorherrschenden Sichtweisen oder Fragestellungen ab, weshalb dann von einem »*Paradigmawechsel*« die Rede ist. Derartige Paradigmenwechsel haben oft unmittelbare Auswirkungen auf die verschiedensten Gebiete und Teildisziplinen. Wenngleich sich hinter dem Gerede vom Paradigmawechsel auch oftmals nur ein Hang zu modischen Strömungen verbirgt, so muß doch festgehalten werden, daß sich die Denkmuster einer Fragestellung selbstverständlich weiterentwickeln. Für die pflegewissenschaftlichen Fragestellungen haben in den letzten Jahren vor allem die veränderte Blickrichtung vom »beschädigten Organ« auf den ganzen Menschen und die Abkehr von einer ausschließlichen Bindung der Pflege an die Medizin (Pflege als ärztliche Zuarbeit und Assistenz) Wirkung gezeigt. Ihnen lag und liegt vor allem ein dreifacher Wandel des Denkmusters zugrunde.
Zunächst einmal hat sich der althergebrachte und oftmals auch bewährte **Ursache-Wirkungs-Mechanismus** bei der Betrachtung von Krankheit und Leben als unzureichend herausgestellt. So ist auch der Tod eines Menschen nicht einfach die Wirkung von etwas, sondern hat seinen Sinn und Wert in sich selbst. Nicht nur,

daß die Wirkung aus etwas zur Ursache eines Neuen wird, sondern auch die Gesetzmäßigkeit hat sich aufgehoben; vielleicht hat sich sogar die Rangfolge umgekehrt. So besteht beispielsweise zwischen Krankheit, Altern oder Unfall einerseits und Sterben andererseits kein solcher Ursache-Wirkungs-Zusammenhang; vielmehr stellen sie je für sich einen sinnvollen Lebenszusammenhang dar, in welchem der Mensch seinen unveräußerlichen Wesenskern zur Durchsetzung bringt. Tod ist also auch nicht notwendigerweise Folge von Leben, sondern vielleicht sogar Bedingung (wie noch zu zeigen sein wird).

Insofern kann es für die Pflegeaus- und -fortbildung keine ausschließliche Orientierung an der Verhinderung bestimmter Wirkungen von erlernbaren Verursachern geben; vielmehr muß sich die Pflege (mehr noch als die Medizin) auf ein Ganzheitsverstehen besinnen, wie es ihrer Tradition entspricht. Deshalb kann es auch keine pflegerischen Mißerfolge geben in der Form, daß trotz aller Gegenmaßnahmen eine Wirkung eingetreten ist, also trotz aller Heilungsversuche, krankengymnastischer Übungen, Rehabilitations- und Reaktivierungsmaßnahmen z. B. doch der Tod eintrat. Es besteht die pflegerische Aufgabe auch nicht darin, das Sterben zu verhindern, sondern ein unvergleichliches Leben zu sichern, in dessen Biographie auch Sterben und Tod enthalten sind.

Mit diesem Denkmuster ist unsere eingeschliffene *lineare* **Geschichtsvorstellung** verbunden, bei der Vergangenes unwiederbringlich und Kommendes noch sicher ausstehend ist. Auf einer Lebens*linie* läßt der Mensch ständig hinter sich, ist froh, Unangenehmes los zu sein, jedoch unglücklich, Angenehmes verlassen zu haben; deshalb sehnt er sich hilflos nach verlorener Jugend, bangt hilflos auf künftiges Altern zu, kann den Augenblick nicht auskosten, weil er damit immer etwas auf-

gibt und Ungewisses ihn bedroht. Wie weit eine eher *zyklische* Änderung des Denkmusters (wir kehren immer wieder an uns bekannte Punkte zurück und waren vielleicht schon einmal dort, wohin wir gleich gelangen) oder eine eher *punktuelle* Ernstnahme des Augenblicks und seiner Forderungen (wir leben jetzt, was kümmern uns das Gestern und Morgen) im pflegerischen Beruf helfen können, vermag eigentlich erst die Zukunft zu erweisen, wenn Menschen in dieser oder jener Weise stärker zu denken beginnen. Inkontinenz (Unvermögen zum willkürlichen Zurückhalten von Harn und Stuhlgang) läßt sich beispielsweise durchaus auf eine Schließmuskelschwäche oder auf Erkältungen zurückführen, also auf Ursachen (= linear); aber im Blick auf die Kindheit läßt sich erkennen, daß Inkontinenz sehr viel Bekanntes enthält, das in seiner psycho-sozialen Struktur mit erlebter Vergangenheit zusammenhängt (= zyklisch, kreisförmig). Und sollte sich in der Inkontinenz so etwas wie das Abschiednehmen des Leiblichen von der personalen Existenz des Menschen andeuten, so wäre dieser Vorgang (= punktuell, augenblickhaft) wieder in anderer Weise ernst zu nehmen. – Im Zusammenhang mit der Krebserkrankung sind, um ein anderes Beispiel zu nennen, ähnliche Phänomene spürbar: wir suchen nach den Ursachen, von denen Krebs eine Folge sein könnte; wir sehen im Krebs einen Impuls von Unendlichkeit, wie sie uns an vielen Naturvorgängen aufleuchtet (vgl. Kap. C. 2); und wir sehen, daß sich ein Mensch den Krebs zueigenmacht als eine der bedeutendsten Leistungen seines Lebens (vgl. Kap. A. 1.3).

Neben diesen zwei Paradigmen, dem Überschreiten des Ursache-Wirkungs-Mechanismus und der Ergänzung unseres linearen Denkmusters durch zyklische und punktuelle Vorstellungen, sei auf die **hermeneutisch-pragmatische** Wende in der Pflegewissenschaft hingewiesen. Wir verstehen darunter ein verändertes Bemühen, den Menschen, sein Leben, Sterben und seinen Tod von der Sinnfrage her besser zu verstehen (von Griech. »hermeneuein«: erklären, auslegen). Die Wirklichkeit eines Menschen besonders unter dem Einfluß von Krankheit, Lebensbedrohung, Verlusten oder unbegrenzter Ungewißheit bedarf einer Auslegung, einer verstehenden Übersetzung, damit das Handeln (hier: die Pflege) begründet und sinnvoll wird.

Als erstes gilt, daß je mehr ich mich in einen Menschen einfühle, desto eher die kritische Distanz verliere, die ich jedoch für ein »objektives« Verstehen benötigen würde; je mehr ich mich jedoch andererseits in diese Distanz zu ihm begebe, desto mehr verliere ich den Zugang zu seiner intimen, persönlichen Menschheit. Aus der Distanz sehe ich den Menschen z. B. als Patienten in einer letalen (lat.: tödlich) Phase, als Symptomträger usw.; durch Einfühlung verstehe ich mehr von seiner Biographie, dem von ihm gelebten Familienmodell, also seine individuelle Person. Dieser »Teufelskreis des Verstehens« wird noch verstärkt dadurch, daß mir das Einzelwesen nur vor dem Hintergrund einer Allgemeinheit sichtbar wird, das Allgemeine aber nur durch die Zusammenbetrachtung vieler Einzelner. Das Einmalige des Sterbens von Frau X. wird mir erst verständlich im Vergleich mit vielen Patienten derselben Erkrankung; aber die Tragweite einer Krebserkrankung kann nicht durch ein Lehrbuch, sondern nur durch den Umgang mit erkrankten Menschen wirklich erfaßt werden.

Wir werden im Folgenden diese »Teufelskreise« nicht sprengen können, sondern vielmehr mit ihnen umgehen lernen müssen. Das wird durch einen dritten Zusammenhang unterstrichen, an dem wir besonders angesichts von Sterben und Tod nicht vorbeikommen: Fremdverstehen setzt Selbstverstehen und Selbstverstehen setzt Fremdverstehen voraus. Wir werden

niemals einen sachlichen und sinnvollen Begriff vom Sterben eines Menschen bekommen, ohne eine umfangreiche Auseinandersetzung mit der Sterblichkeit unseres eigenen Lebens; wer dem eigenen Sterben stetig ausweicht, wird nur unter großen Schwierigkeiten einem Sterbenden gerecht werden. Aber unser eigenes Sterben wird vor allem im Spiegel des Sterbens anderer Menschen sichtbar. Gelänge es mir, eine Spritze, die ich gebe, doppelseitig zu verspüren: noch mit meiner Hand und schon auch mit dem Fleisch und den Nerven meines Patienten, die Spritze bliebe nicht länger eine nur »pflegerische Handlung«, sondern würde ein auch hintergründiger Akt von »Liebe« (vgl. Kap. D. 6.).

Diese wissenschaftstheoretischen Überlegungen haben unmittelbare Konsequenzen für die Pflege und den Beistand bei Sterbenden. Sie haben einerseits der Entstehung einer Wissenschaft von der Pflege (*»Pflegewissenschaft«*) wesentlich geholfen, aber andererseits auch den psychosozialen Umgang mit Menschen wesentlich beeinflußt. Die nahezu ausschließliche Orientierung an medizinisch-naturwissenschaftlichen Modellen konnte die Pflegewissenschaft nachhaltig verlassen und den Schritten eines methodischen Sinnverstehens folgen: Ermittlung der Tatsachen; Stellung der Sinnfrage; Erhellung des Sinns durch »versuchsweise« Anwendung; Einbringen des verstehenden Subjektes (»Was würde das für mich bedeuten? Wie würde ich das erleben?«); Sinnvergewisserung durch praktische Umsetzung des Erkannten auf die zugrunde liegenden Tatsachen; Ausführung. – In den folgenden Kapiteln werden wir diese methodischen Hinweise beachten.

1.2 Körperbezogene Beiträge

Die soeben erfolgte Zurechtweisung des naturwissenschaftlich-medizinischen Ansatzes enthebt uns selbstverständlich nicht der Pflicht, die wichtigsten der körperbezogenen Aussagen einzuholen. Es gehört zwar zu einer »modernen« Sichtweise, die »Physiologie«, die Lehre von der natürlichen (Griech. »physis«: Natur) Ausstattung der verschiedenen Wesen, und die »Somatologie«, die Lehre vom Leib (Griech. »soma«: Körper, Leib) möglichst schnell abzuhandeln oder sie gar zu übergehen selbst innerhalb der Pflegewissenschaft. Deshalb fehlen allerdings oft auch die wichtigsten Grundkenntnisse.

Sehr oft werden der *Alterungsprozeß* und das *Sterben* als zusammengehörig betrachtet. Wenn jedoch Altern verstanden wird als eine unumkehrbare Veränderung einer lebenden Substanz, die von der Zeit bewirkt wird, so altert das Wesen von Beginn an; manche Menschen altern nur kurz und sterben früh. Zudem können wir unser ganzes Leben sterben; wenn aber alle Alterung abgeschlossen ist, dann müssen wir es. Zu welchem Zeitpunkt das Leben zur Neige geht, ist von verschiedenen Faktoren abhängig: Langlebigkeit gilt als erblich; Frauen leben durchschnittlich 5 Jahre länger; Verheiratete länger als Singles; Hormone nehmen von Innen, Strahlung von Außen Einfluß; die Selbsterneuerung der Zellen nimmt ab; die Zellen neigen zur Verselbständigung (Krebs), sie entgleiten der Kontrolle, u. a. Biologisch gesprochen ist Leben zu verstehen als die Fortdauer gesicherter Reaktionen und Verhaltensmuster, Tod als ihr unwiederbringlicher Verlust. Aber damit ist noch keine abschließende *Todesdefinition* gegeben, denn dieser Punkt wird nur selten als Ganzes erreicht: körperliches Leben ohne Gehirnfunktion; Zellteilung und Gewebewachstum über den körperlichen Zusammenbruch hinaus; Organtod lange vor dem Tod des Menschen. Deshalb definieren die Wissenschaften Tod sehr unterschiedlich. Allein in der Medizin spricht man vom Zelltod, körperlichen Tod, klinischen Tod und Gehirntod. Die Unterbrechung des Blutkreislaufes und der Sauerstoffzufuhr zum Gehirn führen zum »*klinischen Tod*«, nach dessen ca. vier-minütiger Dauer es in der Regel keine sinnvolle Wiederbelebung mehr gibt.

Das Sterben aber hat lange vor diesem Punkt bereits begonnen; lebenswichtige Organe können von Tumoren befallen sein, welche einen lokalen Zusammenbruch verursachen; akute Infektionen oder Vergiftungen führen zu bleibenden Schädigungen; Erkrankungen der Atemwege, giftige Gase u. a. können die Lunge zerstören; Nierenversagen oder -erkrankung beeinträchtigt das Blut (Hochdruck, Urämie u. a.); die Verstopfung einer bedeutenden Arterie unterbricht die Blutzufuhr zu wichtigen Organen; wenn es sich dabei um das Gehirn handelt, geht dem Tod Bewußtlosigkeit voraus. Dabei gibt es einen langsamen oder schnellen Verlauf, letztere z. B. bei Thrombosen oder Schlaganfall.

Die *Diagnose des Todes* erfolgt zumeist über den Herzschlag und die Atmung. Im klinischen Bereich kann das nicht ausreichen, da z. B. in tiefem Koma oder bei bestimmten Vergiftungen Stethoskop und Spiegel keine Klarheit bringen können. Deshalb werden Hilfskriterien herangezogen (Muskelerschlaffung, Augenstarre, Hautfarbe u. a.). Dabei helfen dann auch technische Geräte (EKG, EEG). Zu den Todeskriterien zählen ferner fehlende Reaktionen im Nervensystem (Schmerzstimulierung, Pupillenreaktion, fehlende Augenbewegung). Fehler in der Todesdiagnose sind jedoch nach wie vor nicht ausgeschlossen z. B. durch den Drogenmißbrauch und die wahllose Kombination dieser Mittel bei zahlreichen Suizidfällen. Ein negatives Hilfskriterium wäre die Ausschließung des Erfolges durch Wiederbelebungsmaßnahmen aller Art; man wäre damit zwar sicherer, würde jedoch auch Handlungen verlangen, nur um ihre Erfolglosigkeit festzustellen, was sicher wieder einen Verlust an Humanität und Pietät mit sich brächte. Hier wäre die ethische Grenzlinie zu beachten: »Du sollst nicht töten, aber auch nicht übereifrig um Lebenserhaltung bemüht sein!« Auf weitere Fragestellungen, die ausschließlich mit der Physiologie des Todes zu tun haben, möchte ich hier nicht ausführlicher zu sprechen kommen: Versorgung der Leiche, Autopsie, Organtransplantationen, Aufbahrung etc. Es wäre allerdings fatal, wenn diese Stichworte als körperzentriert haften blieben; denn sicher enthalten sie auch erhebliche psychosoziale Dimensionen. Z. B. gehört zur *Organtransplantation* eine intensive Vorbereitung des Empfängers und ggf. des Spenders vor allem auch über den Zusammenhang mit Sterben und Tod; solche Vorbereitung müßte durch besonders geschultes Personal erfolgen und darf auf keinen Fall den Ärzten und Schwestern überlassen werden, welche die Transplantation vornehmen. Selbst die *Aufbahrung* muß psychosozial durchdacht werden: Gestaltung des Raumes (Farbe, Mobiliar, evtl. ein Buch u.a.); Angebot von Gesprächspartnern mit Fähigkeiten zur offenen Kommunikation; religiöse und rituelle Begleitung u. a.

1.3 Von der seelischen Dimension

Während sich die wissenschaftliche Arbeit bei der Betrachtung der körperlichen Realitäten an weitgehend definierte Tatsachen halten kann, entziehen sich geistige und seelische Realitäten oftmals dem empirischen Zugriff. Schon deren Definition bereitet erhebliche Schwierigkeiten, es sei denn man beschränke sich auf den Negativhinweis des »Nicht-Körperlichen«. Trotzdem scheint es nicht falsch zu sein, die seelische Dimension des Sterbens der

körperlichen mindestens gleichzusetzen, wie am Beispiel der Angst gezeigt werden soll. – Zugleich aber ist ist die seelische Betrachtungsweise des Sterbens der körperlichen wenigstens in einer Hinsicht erheblich überlegen. Aus der körperbezogenen Sicht ergibt sich nämlich keine klare Aussage über das, was geschehen *muß*, damit der Mensch sein eigenes Sterben und seinen persönlichen Tod finden kann, sondern allenfalls was im Sterben und mit dem Sterbenden beschreibbar geschieht. Erst die das Körperliche überschreitende Sicht kann die Brücke zwischen Seins- (Tatsachen-) und Sollens-Aussagen schlagen, das, was ist, mit dem, was sein soll, zusammenschließen.

In jedem »gelebten Augenblick«, also auch in den Sekunden und Minuten eines Sterbens sind dem Betrachter (Wissenschaftler) Fragen nach der Vollgestalt, dem Ganzen dieses Geschehens aufgegeben; das gesamtmenschliche Geschehen bleibt unabgegolten, wenn wir den »Torso« des Körperlichen nicht zu überschreiten imstande sind. Die diagnostische Aussage beispielsweise holt nur »erstickte Vergangenheit« aus dem beobachteten Körper und dem Augenblick der Untersuchung hervor. Damit aber ist noch kein Fortschritt des Lebens und Sterbens erreicht. Der sterbende Körper öffnet sich jedoch als Teil einer lebendigen Menschlichkeit, einer erfüllteren seelisch-geistigen Wirklichkeit gegenüber, weil er zugleich Träger der seelischen Dimension ist. Deshalb ist es für den Sterbebeistand nötig, sich in den Geist des Augenblicks und der Wirklichkeit dieses Sterbens einzuschwingen, damit das notwendige Werden eines persönlichen Todes auch zur *ganz-menschlichen Realität* werden kann; der »Schatz« des persönlichen Sterbens wird also durch eine umfassende Sicht auf die verborgenen Hoffnungen eines vollendeten Todes gehoben.

Die Wissenschaften bieten vielfältige Untersuchungen zu den seelischen Dimen-

sionen des Sterbens an, auf die hier nicht
näher eingegangen werden soll:
– »subjektive Sterbeerlebnisse« (JULIUS
  BAHLE, *Keine Angst vor dem Sterben.
  Hemmenhofen 1963;* ECKART WIESEN-
  HÜTTER, *Blick nach drüben – Selbster-
  fahrungen im Sterben. Hamburg 1974
  u.a.);*
– Gespräche mit Sterbenden über ihre
  Erfahrungen im Sterben (ELISABETH
  KÜBLER-ROSS, *Interviews mit Sterben-
  den. Stuttgart 1969;* A.P.L. PREST, *Die
  Sprache der Sterbenden. Göttingen
  1970;* HANS-CHRISTOPH PIPER, *Gespräche mit Sterbenden. Göttingen
  1977 u.a.);*
– Einstellung zu Sterben und Tod (R.
  POTTHOFF, *Der Tod im medizinischen
  Denken. Stuttgart 1980;* P. ARIES, *Studien zur Geschichte des Todes im
  Abendland. München 1981;* J. WITT-
  KOWSKI, *Tod und Sterben. Ergebnisse
  der Thanatopsychologie. Heidelberg
  1978 u.a.);*
– Erlebnisse von Todesnähe bei Operationen, Selbsttötungsversuchen oder
  klinischem Tod (R. MOODY, *Leben
  nach dem Tod. Reinbek 1977 u.a.);*
– Konzepte von Todestrieb und Todessehnsucht (JEAN LAPLANCHE, *Leben
  und Tod in der Psychoanalyse. Freiburg
  1974;* K.R. EISSLER, *Der sterbende Patient. Zur Psychologie des Todes Stuttgart 1978 u.a.).*

Auf einige der Erkenntnisse und Zusammenhänge werde ich in den folgenden Kapiteln näher eingehen; allerdings werden
die Aspekte nicht aus dem lebensprakti-
schen Zusammenhang gelöst.
Das Sterben und der Tod sind in all diesen
Überlegungen *Gegenstand (Objekt)* der
Betrachtung. Unsere Überlegungen legen
nahe, daß es einen Weg geben muß, Sterben weitgehend zu managen, zu beherrschen und zu durchschauen. Dann wird er
zum Inhalt unseres Lernens – ob wir nun
Kranken helfen wollen oder selbst mit

dem Sterben ringen. – Die seelische Dimension weitet sich jedoch noch erheblich aus, wenn wir bereit sind, Sterben
und Tod auch als Erzieher zu verstehen,
d.h. gewissermaßen als *Subjekte* , die aktiv in das menschliche Leben eingreifen
und es mitgestalten. Sterben und Tod sind
»handelnde Personen« in unserem Leben;
sie belohnen und bestrafen, gewähren,
begnadigen, formen und gestalten, behü-
ten und bereiten, geben und nehmen.
Daraus ergäbe sich, das sei vorweg genommen, daß wir Sterbende nicht nur behandeln, versorgen und pflegen sollen,
sondern uns auch von ihnen behandeln,
versorgen, ja sogar pflegen lassen sollten;
seelische Dimensionen sind Dimensionen
der Gegenseitigkeit.
Tod ist selbst biologisch betrachtet *kein
Gesetz der Natur,* also auch nicht des
Körpers. Z.B. müssen Einzeller keineswegs sterben, es sei denn durch einen Unglücksfall, etwa beim Austrocknen des
Wassertropfens, in dem sie leben; sie
könnten biologisch offenbar unbegrenzt
weiterleben. Also ist Sterben ein das Biologische übersteigender Impuls des Lebens. Wir könnten sogar sagen: Sterben
ist ein Ausdruck für die Bereitschaft der
Natur, den Körpern Individualität,
Ernst, Liebe, also »Seele« zu verleihen. –
Auch darauf werden wir noch zu sprechen kommen (Kap. E 2).
Ohne der Darstellung jener mit den Ster-
be- und Todesbildern der Menschen zusammenhängenden Angst- und Furcht-
erscheinungen vorgreifen zu wollen (Kap.
C. 3), soll beispielhaft von der seelischen
Dimension *»Angst«* gesprochen werden.
Sie reicht ja von der gegenstandslosen Existenzangst über den Schrecken, das Grau-
en und Entsetzen, sowie die gegenstands-
bezogene Furcht (*vgl. die Begrifflichkeit
bei* S. KIERKEGAARD, *»Der Begriff Angst«*
und »Furcht und Zittern«) bis zur qualvollen Sorge. Je beengender die Lebens-
möglichkeiten werden (Angst von <lat.>
»angustia«: »Enge, Bedrängnis«), desto

größer wird die Angst; und das Sterben erscheint vielen von uns als einer der »engsten« Pfade des Lebens – allerdings mit der Möglichkeit einer erneuten Öffnung hinter der Enge.

Die Psychologie unterscheidet zwischen der *Furcht* als »Vermeidungsmotiv« und der *Angst* als einer »ungerichteten Aktivität bzw. Aktivierung bei Wahrnehmung einer Gefahr«. In Verbindung mit geistigen (theologisch-philosophischen) Kategorien ergibt sich für die *Todesangst* ein mindestens dreifaches Bild:

– Angst vor dem Ausgelöschtwerden – nicht nur in der physischen (körperlichen) Existenz, sondern auch im Vergessen durch die anderen Menschen oder durch das Versinken in die Bedeutungslosigkeit und Unfreiheit; es ist das »Schicksal« oder der institutionelle Zwang, der uns in die Isolierung des Sterbens treibt (Kap. B.5) oder in die totale Abhängigkeit von Pflegern, Ärzten u. a.

– Angst vor der Nichtigkeit – vor allem unserer geistigen Existenz durch drohenden Ich-Verlust oder durch die Ungeborgenheit totaler Privatisierung im Sterben; aber auch die mit dem Tod erfolgende Umwandlung, daß bislang Gesichertes unsicher und bislang Bedeutungsvolles nun vergänglich erscheint, bereitet uns Angst.

– Angst vor der moralischen Wertlosigkeit – nicht nur in der Form zu meinen, mit unserem Sterben etwas sozial Unverantwortliches zu tun, sondern auch in den vielfältigen Formen des Schuldbewußtseins und des religiös überlieferten Gerichtes der Endzeit, bei dem wir vielleicht nicht werden bestehen können; unser Leben als »Abfallprodukt« der Geschichte.

Dieser Exkurs mag ausreichen, um die Bedeutung der seelischen Dimension der wissenschaftlichen Arbeit zu verdeutlichen, aber auch, wie viele Fragen noch einer eingehenden Klärung bedürfen für einen angemessenen pflegerischen Sterbebeistand.

1.4 Geistige Bestimmungsgrößen

Wenn wir im vorangegangenen Kapitel über das ursprüngliche Leben des Einzellers und von der darin verborgenen Unsterblichkeit des Protisten (ersten Lebewesens) gesprochen haben, so stellt sich dem Wissenschaftler die Frage, wo dieser *Unsterblichkeitsimpuls* geblieben ist. Offenbar hat die Natur in dem Maße, wie sie höheres Leben hervorbrachte zugleich auch Formen der Sterblichkeit ausgeprägt. Sterblichkeit ist Angeld der Personalität besonders des höchsten Lebewesens, des Menschen; denn er konnte nur Person werden durch die Erringung (oder das Zugeständnis) der Sterblichkeit. Ob dabei der Unsterblichkeitsimpuls verloren ging?

Für manchen Denker ist er in der unendlich wuchernden Zelle des Karzinoms oder in der unbegrenzten Zunahme der Immunschwäche AIDS verborgen. Damit sind geistige Ebenen betreten und neue Einblicke eröffnet. – Kunst, Musik, Dichtung, Mythologie, Natur u. a. hüten und bewahren diese geistige Kraft mindestens ebenso. Damit wird der »Beitrag der Wissenschaft« bewußt gesprengt. Denn geistige Bestimmungsgrößen sind für wissenschaftliches Fragen im engeren Sinne (leider) oftmals unerreichbar; Aussagen von Kunst, Musik usw. zu Sterben und Tod können mit den Methoden der bekannten Wissenschaften nicht schlüssig gesichert werden. Trotzdem bzw. gerade deshalb sollte sich jedoch jeder, der Sterbebeistand und -begleitung zu einem Inhalt seines Lebens machen möchte, mit ihnen auf seine Weise auseinandersetzen. Einige Beispiele mögen den Weg dazu weisen.

»Kunst« bildet sich im Er-»kun«-den verborgener Tatsachen aus Natur und Umwelt, sowie in der Erfüllung des menschlichen Auftrags, den Mitmenschen das Erkundete in angemessener Weise weiterzugeben, zu ver-»kün«-den. Die Trauminhalte des Sterbens und Todes sind uns verborgen und deshalb besondere »Arbeitsfelder der Kunst«. Wir bedienen uns künstlerischer Mittel in der Betrachtung und im Schaffen. Dazu einige Hinweise für jene, die noch nach einem Zugang suchen:

Vor mir liegen Werke von EDVARD MUNCH, ALBERTO GIACOMETTI, MAX KLINGER und aus dem »Totentanz« von HAP GRIESHABER. Die Stimmungen sind so vielfältig wie die historische Zugehörigkeit der Bilder; aber sie regen zur Besinnlichkeit und Meditation an: MUNCH und KLINGER durch die Auseinandersetzung mit dem Grauen; GIACOMETTI durch die Darstellung der Vereinzelung und GRIESHABER mit der Thematik der Unterschiedslosigkeit, wie sie Thema aller Totentänze war. Es würde hier zu weit führen, die Werke einzeln zu besprechen; und doch sollte uns wenigstens im Bewußtsein bleiben, daß nicht nur vergangene Jahrhunderte vor allem christlicher Ikonographie, sondern auch unsere Zeit dem Sterben und Tod nachgespürt haben.

Daraus ergibt sich der Mut zu *eigenem Gestalten;* denn Künstler sind wir alle im soeben gekennzeichneten Sinne und vor allem angesichts der Verborgenheit des Todes. Wir unterscheiden bezüglich des eigenen Tuns das thematisch gelenkte und das spontane Bild. Mögliche Themen sind die Jahreszeiten, die Nacht, Traumbilder, oder auch der eigene Grabstein und Bilder der Angst. Spontanzeichnungen kommen dagegen möglicherweise jederzeit zustande, wenn dem Menschen danach zumute ist, sich bildnerisch auszudrücken; in letzteren werden die geistigen Bestimmungsgrößen des Menschen über das zum Ausdruck kommende Unbewußte offenbar.

Seit vielen Jahren ist der Sterbebeistand Thema meines Lebens; und von Anbeginn an begleitete mich dabei die *Musik.* Als es mir schließlich gelang, die ersten Lieder von FRANZ SCHUBERT auf dem Klavier zu begleiten, konnte ich auf einer neuen Ebene die Wechselwirkung von Liebe und Tod erleben, wie selbständig nämlich Stimme und »Begleitung« gearbeitet sind, wie sie einander unterstützen und erst zu dem werden lassen, was sie sind. »Mehr als dreimal stirbt kein Mensch«; dieses Motto begleitet SCHUBERTS Leben und Musik. Die Menschen, das Werk und das eigene Selbst – das sind die Themen dieses dreimaligen Sterbens, für das die Musik uns Begleiter sein kann. – Ganz anders, und doch unserer Zeit sehr gemäß, verarbeitet die Rock- und Pop-Musik das Thema von JIMI HENDRIX und JACQUES BREL bis heute: »Der Tod ist ein Dandy«.

Auch die Musik eröffnet Zugänge zur geistigen Welt in uns – und vor allem sie. Hier sind Hören und Musikschaffen zwei Möglichkeiten einer Erfahrung. Beispielsweise konnte nachgewiesen werden, daß stellvertretendes Klagen wie bei den »Klageweibern« vergangener und einfacherer Kulturen dem oftmals verkrampften Trauern in unserem Land konstruktive Nachhilfe geben kann, damit Schmerz, Gram und Verlustgefühle zugelassen, ausgedrückt und durchlebt werden. Andererseits werden wir auch auf die »musiktherapeutische Bedeutung« von Liedern aller Art noch zu sprechen kommen. Trauen wir es uns zu, mit der Musik der geistigen Bestimmung unseres Lebens und Sterbens näher zu kommen, aber auch anderen zu helfen, ihrer teilhaftig zu werden (vgl. Kap. E.3.)!

Was die *Dichtung* anlangt, so sind die Beispiele einer Auseinandersetzung mit Sterben und Tod dort unerschöpflich. Neben einem erneuten Hinweis auf RAINER

MARIA RILKE (Kap. 1.3) soll hier exemplarisch nur ein kleines Beispiel unserer Tage angeboten werden; es mag zeigen, daß derartige Texte durchaus auch bei Patienten gelesen werden können, wenn der Leser für das Gespräch verfügbar bleibt. Die in diesem Beispiel verwendeten Bilder können ein Eigenleben beginnen in der geistigen Welt des Betroffenen; andererseits aber wird vielleicht auch deutlich, daß wir alle derartig Dichter sind. Sprache ist selbst ein Todesimpuls, weil sie Lebendiges (Gedanken, Gefühle u. a.) in Worte und Zeichen drängt, verdichtet, tötet und gerade dadurch dies alles wieder dem Leben zugänglich macht.

> bevor du mich berührst
> großer Todesengel
> bemale deine Schwingen
> denn du sollst leuchten
> wenn wir fliegen
> mit Erde vom Mohn
> und weißen Birken
>
> Samen werde ich nehmen
> Kastanien in meine Taschen
> und junge Eicheln
> wenn wir den Platz suchen
> wo du meine Seele bettest
>
> Wenn sie dann blühen
> werde ich ihre Wälder sehen
> und dieses Land
> wo meine Drachen stiegen
> so hoch
> so rot
> so ohne Schrei

(WALTER LIGGESMEYER aus:
Liebe und Tod. 1986)

Ein letzter Hinweis soll sich auf die *Mythen* der Völker beziehen, wie sie in den Märchen und in den Totenbüchern (z. B. aus Ägypten und Tibet) ihren Niederschlag gefunden haben. Viele kennen vielleicht das Märchen vom »Gevatter Tod« der Gebrüder Grimm. Dort wird geschildert, daß der zum Paten für ein Kind erwählte Tod diesem als Erwachsenem die Fähigkeit verlieh, zu erkennen, ob dem Patienten noch zu helfen sei oder nicht; Zeichen für die richtige Diagnose war jeweils der Ort, wo am Krankenbett der Tod seinen Standort bezogen hatte; am Kopfende bedeutete Heilung, am Fußende unwiederbringlich Tod. Allein dieser Mythos läßt vielfältige geistige Interpretationen zu: der Kopf als Ort des Lebens; wer auf die Füße schaut, sieht den Tod; der Tod ist immer um uns, aber was geschieht, wenn wir aufrecht sind? – Wir sollten den Mut haben, die überlieferten Mythen auf uns wirken zu lassen, vielleicht sogar neue Mythen zu erfinden, wenn wir dadurch nicht der Überheblichkeit verfallen, alles vermeintlich »im Griff« zu haben. Für KÜBLER-ROSS ist der leblos erscheinende Kokon ein solcher Mythos, wenn der aus ihm schlüpfende Schmetterling zum Nachweis der Todesüberwindung wird: »Mami, bald bist du so frei wie ein Schmetterling«.

2. Von der Wahrheit des Todes und des Sterbens

Am Bett eines Sterbenden begegnen wir der *Wahrheitsfrage* in vielfältiger Form: als Wahrheit des Todes, Wahrheit des Sterbens, des Sterbenmüssens, Sterbenwollens, Sterben-Nicht-Könnens u. v. m. Das Sterben eines anderen Menschen stellt aber auch unsere eigene Wahrheitsfrage; und diese ist nicht identisch mit der des anderen. In den Fragen unserer Patienten (»Muß ich sterben?« »Was steht mir bevor?« u. a.) wird uns ein Spiegel vorgehalten, in welchem unsere eigenen Hemmungen und Gefühle verborgen sind, unsere Sterblichkeit, unser Tod.

2.1 Von der Wirklichkeit des Sterbens

Zumeist wurde »Wahrheit« bislang gleichgesetzt mit der angemessenen Weitergabe eines Wissens über den Krankheitszustand eines Menschen, mit der abgesicherten Diagnose, mit verfügbarem Allgemeinwissen oder Zitaten aus der Literatur; derartige Zusprüche aber bleiben notwendigerweise beziehungslos, halten den Kranken auf Distanz: die Wirklichkeit einer Krankheit und eines Zustandes ist niemals identisch mit der Wahrheit eines Menschen, seines Lebens und seines Sterbens. Wer dies akzeptiert, versucht, sich selbst in das Wechselspiel der Wahrheit einzubringen, die eigenen Verdrängungen, Wunschvorstellungen, Ratlosigkeit und Unfähigkeit. Derartige Annäherung an die Wahrheit ist zwar ehrlich, emotional getragen und vielleicht sogar zärtlich, kann aber auch Zumutungen und Belastendes für den Kranken enthalten.

Zu dieser Schwierigkeit tritt hinzu, daß wir kaum über ein wahrhaftiges Bild von Sterben und Tod verfügen, weil wir keinen *wirklichen Umgang* damit haben. Früher begruben Eltern ihre Kinder; heute ist dies umgekehrt, ohne daß sich unser Denken darauf eingestellt hätte. Das Sterben findet in Geheimkammern, hinter verschlossenen Türen statt, in Räumen, denen der Sterbende gleichgültig ist. Hinter diesen Türen, in diesen Räumen erstickt oftmals die Wahrheit in den erklärenden Worten, der Diagnose und in den Behandlungsschritten. Die Wahrheit darf sich also nicht abhängig machen von den Zufälligkeiten einer Station, einer Ausbildung, eines medizinischen Erkenntnisstandes, sondern von den Zu-Fällen der betroffenen Personen, in deren Umgang miteinander die Wahrheit erst entsteht. Insofern erreichen die Diskussionen um die Grenzen der Sterbehilfe, Euthanasie, Lebensverlängerung oder Reanimation nicht das tatsächliche Wahrheitsproblem. Dieses verbirgt sich viel mehr hinter den Fragen: »Was ist Wahrheit – zumal im Sterben?« oder »Was ist wahr für mich?« Die Wahrheit des Menschen, der da liegt, ist keine andere als die, sich von den Stehenden zu unterscheiden; indem ich gewissermaßen mit dem Liegenden umgehe, trete ich vor ihn hin, aufrecht, mitteilend, was ich gerade »weiß«; zugleich aber sollte ich hinter ihn treten, hinter den Kopfteil seines Bettes und Anwalt seines Stehens sein; schließlich könnte ich mein Erscheinen und meine Worte versuchen, aus gedachter liegender Stellung mitzuempfinden, so wie das Wort »liegen« für einen Stehenden eine andere Wahrheit darstellt als für einen, der nicht (mehr) stehen kann. – So ist auch die Wahrheit eines Kranken der Unterschied zum Gesunden, die Wahrheit eines Sterbenden der Unterschied zum Noch-Nicht-Sterbenden. Gerade diese letzte Feststellung deutet die Möglichkeit einer Aufhebung des Unterschieds bereits an: Wer ist denn noch nicht sterbend?

Wir können also feststellen, daß die Wahrheit mindestens zwei Bestandteile enthält: die *Wirklichkeit, Realität,* die diagnostischen Resultate, das wissenschaftlich Nachprüfbare, das ich in verfügbare Worte kleiden kann; und ein ganz anderes, das wir nur umschreiben können mit Begriffen wie »Liebe«, dem Produkt aus Begegnung, Dialog, Kommunikation, Selbstwert. Die Realität und Wirklichkeit eines Sterbenden »weiß« ich, in seiner (und meiner) Wahrheit aber »bin« ich.

2.2 Richtigkeit und Wahrheit

Wer sich an Wissenschaft, methodisches Handeln, Technik und Psychologie, an die nachprüfbaren Zusammenhänge klammert, wird vermutlich die Wahrheit verfehlen. Denn die Wahrheit eines sterbenden Menschen ist weder beweisbar noch streng zu untersuchen. Da sich aber Medizin und herkömmliche Pflege an derartige »Richtigkeiten« klammern, gehen sie an der Wahrheit des sterbenden Menschen blind vorbei. Die Resultate einer medizinisch-pflegerischen Untersuchung sind stets vorläufig und nur richtig im Zusammenhang ihrer Methoden und begrenzten Kenntnisse, also niemals endgültig richtig oder »wahr«. Voraussetzungen für die *Richtigkeit* sind eine gute Ausbildung, hinreichende Praxis, ständige Fortbildung über neuere Resultate wissenschaftlicher Erkenntnisprozesse, eigene geschulte Beobachtungen nach strengen Kriterien usw. Voraussetzungen für die *Wahrheit* eines Menschen, der um sein Leben und Sterben ringt, sind Lauterkeit, Freimütigkeit, Hingabefreude, Fähigkeit zum Staunen, Offenheit für Überraschendes, Wagnisbereitschaft.

Für die medizinisch-pflegerische Erkenntnis allein ist also die Wahrheit eines Menschen und die Wahrheit seines Todes unerreichbar fern. Deshalb haben wir in den vorangegangenen Kapiteln auf das große Spektrum von »Hilfswissenschaften« hingewiesen, wobei »Wissenschaft« selbst noch keine Garantie für eine Erweiterung des Zugangs bietet; aber diese muß bereit sein, ihr Schneckenhaus zu verlassen, und sich dem ganzen Menschsein öffnen. Die Wahrheit des Sterbens ist nicht durch Tests und Untersuchungen zu überlisten.

Daraus folgt:

1. Die *Diagnose* ist als Resultat einer Untersuchung, auch wenn sie eine tödliche Realität erfaßt, »nur« eine Aussage aufgrund wissenschaftlicher Kompetenz; sie hat eine gewisse Gültigkeit in der Abhängigkeit von der wissenschaftlichen Methode, der Qualität einer Ausbildung usw.

2. Diagnostische Information und »ärztliches Gespräch« bedürfen demnach einer wesentlichen Ergänzung; dazu bietet sich die *pflegerische Kompetenz* an, falls diese den ganzen Umfang der Wahrheit eines Menschen erfaßt. Gemeinsame, nicht geteilte Verantwortung könnte sehr hilfreich sein.

3. Die *Wahrheit des sterbenden Menschen* aber ist diagnostisch-pflegerisch nicht völlig zu erfassen; sie erschließt sich einzig dem zusätzlich in der Liebe nach Wahrheit Fragenden, dem Alltags-Philosophen, der z. B. über die Entdeckung der Wahrheit seines eigenen Sterbens die »andere« Wahrheit erspürt. Dies ist nicht an bestimmte Berufsrollen gebunden, sondern an den Grad des Menschseins.

4. Bezüglich der Notwendigkeit einer *Wahrheits-Mitteilung* in diesem Verständnis kann es also keinen Zweifel geben. Die Information über Diagnose und Prognose erfüllt diese Forderung allerdings nicht; sie könnte die Wahrheit ebenso stützen wie, wenn sie isoliert erfolgt, auch verhindern.

5. Die erlogene Hoffnung, das mit Liebe begründete Komplott der Schweiger schaffen allerdings auch nur ein mit Zärtlichkeit zugestreicheltes Wahrheitsgefühl, nie jedoch »Wahrheit« im dargelegten umfassenden Sinn.

2.3 Von der Mitteilung der Wahrheit

Vor dem Hintergrund eines derartigen Wahrheitsverständnisses erkennen wir in der Bitte eines Patienten nach Beendigung seines Lebens durch aktives Eingreifen der Helfer (aktive Sterbehilfe, Tötung auf Verlangen, Euthanasie) weniger einen

Willen zum Tode, als einen Willen zu anderem Leben. Auf diese Wahrheit hat der Mensch einen Anspruch, weil er einen Anspruch auf Liebe und Lebens-Sinn hat, d. h. auf dieses andere oder andersartige Leben. Aber dem Anspruch kann nicht durch Tötung entsprochen werden, da in ihr ja nur die körperlich-reale Seite der Wahrheit erfüllt wäre.

An diesem Beispiel wird deutlich, daß es auch Gründe geben kann, mit dem realen Teil der Wahrheit, also mit den Resultaten der Wissenschaft, der Diagnose und mit Detailinformationen vor den Ohren des Patienten zurückhaltend zu sein:

- der Patient macht den Eindruck, als könne er die Härte der Diagnose noch nicht ertragen;
- eine diagnostische Ankündigung des Todes könnte auch schon seine Aufdrängung bedeuten;
- manch einer der Patienten gibt zu erkennen, daß er die wissenschaftlich begründeten Resultate überhaupt nicht wissen will; dann kann man sie nicht zwingen.

Aber solche *Zurückhaltung der Wahrheit* kann und darf es nicht geben. Für die Mitteilung einer tödlichen Diagnose benötigt der Patient einen Reifeprozeß; für die Wahrheit aber braucht er keine Reifung, sondern Liebe, die sich in einer Umarmung eher ausdrückt als in Worten. Für solche Wahrheit ist der Patient immer reif genug – z. B. auch als kleines Kind –, zumal er seine Wirklichkeit als Sterbender ohnehin besser kennt als der mit den Krücken einer Diagnose sich vortastende Arzt.

Eine tödliche, »infauste« *Diagnose* kann man also nur bedingt den wissenschaftlichen Resultaten gemäß geben; aber einerseits darf es letztlich keine Hoffnungslosigkeit aufgrund dieser Resultate geben, weil andererseits gerade dadurch die Wahrheit dieses sterbenden Lebens verletzt würde. Also genügt für die Wahrheit auch kein noch so ausführliches »ärztli-

ches Gespräch« in letzter Minute, Stunde, Zeitspanne. Der Helfer muß Zeit haben, *auf seinen Patienten hin zu reifen*, damit in dieser Zeit die Wahrheit zwischen ihnen entsteht. Der Arzt und jeder andere Helfer muß bereit sein, auf die Wahrheit seines Patienten hin zu reifen; solche Bereitschaft hat nichts mit bestimmten Ausbildungen oder Qualifikationsmerkmalen zu tun, sondern mit der Zurücknahme dieser Ein-Bildungen angesichts der Reife des anderen Menschen.

Der Sterbende braucht Vertrauen, braucht eine Vertrauensperson. Wer sich die Frage stellt, ob der Patient die *Wahrheit ertragen* kann, und wer damit meint, ob er selbst es wird verkraften können, wenn der Patient die Diagnose seines nahenden Todes nicht auf Anhieb akzeptieren will oder sie bereits voll akzeptiert hat, der ist zur Vertrauensperson sicher nicht geeignet. Aber wer in sich die Frage spürt, wie dieser sterbende Mensch und wie er selbst mit diesem Sterbenden zusammen die Unwahrheit, Verschlossenheit, Heimlichkeit bis zur Verheimlichung wird ertragen können, der hat einen ersten Funken von wahrhaftigem Vertrauen aufleuchten sehen.

Übermittlung einer tödlichen Wahrheit und Aufrechterhaltung von *Hoffnung*, von gehofftem Lebens-Sinn im bevorstehenden Sterben können sich deshalb auch nicht ausschließen; denn nur die falsche Hoffnung, die durch die Realität enttäuscht wird (werden muß), beendet Leben vor dem Tod; solche enttäuschende Hoffnung ist wirklich aktive, wahrheitsverachtende Euthanasie. Der belogene Mensch fühlt sich wie der mit Streicheleinheiten zugedeckte aus dem Kreis der Lebenden ausgestoßen. Es konnte insofern auch nachgewiesen werden, daß Wahrheitsmitteilung durch intensive Kommunikation das *Suizidrisiko* (Selbstmordgefährdung) nicht erhöht; denn die Wahrheit ist ja geradezu eine Stützung des Lebens-Sinns. Insofern überwindet sogar eine aus diesem Verständnis gespeiste Wahrheitsmitteilung die Suizidgefahr bei Schwerkranken. Niemand könnte also seine Wahrheits- und Diagnose-Zurückhaltung mit Selbstmordverhütung begründen.

Selbstverständlich hat trotzdem die Wahrheit etwas mit *Information* und Informiertheit zu tun. Allerdings muß damit gerechnet werden, daß ein Patient durch die Wahrheitsmitteilung der Tödlichkeit seiner Erkrankung für weitere Informationen emotional überfordert ist, also Verständnisschwierigkeiten auftreten. Oftmals werden Details mißverstanden, weil die erhöhte Sensibilität und das Erwartungsniveau der Kranken nicht mit der gewählten Sprache und Kommunikationstechnik in Einklang gebracht wurden. – Je genauer die Informationen, desto häufiger ist mit Enttäuschungsreaktionen zu rechnen, da nun die Schwere der Unheilbarkeit die anfängliche Entgegennahme der Wahrheit in Betroffenheit und in einen umfangreichen Trauerprozeß übergehen läßt. Hier bedarf es einer Unterstützung und Förderung des Trauerns und der Äußerung von Belastungen.

Allerdings kann davon ausgegangen werden, daß die weit überwiegende Zahl der Patienten Wahrheit und Information wollen. Erfahrungsgemäß lehnen nur ca. 5% tatsächlich die Mitteilung ab. Einige überlassen alles bereitwillig dem Arzt. Gewisse Schwierigkeiten sind vielleicht bei älteren Kranken, niedriger Schulbildung, de-

pressivem Rückzug und sehr schlechtem Zustand zu erwarten. Diese Kranken und jene, die alles dem Arzt überlassen möchten, bedürfen besonderer Betreuung, da sie zu sozialer Isolation und zur Verleugnung ihrer Krankheit neigen. Andererseits müßte vielleicht aber auch die Art der Mitteilung einer Kontrolle unterzogen werden: Wahrnehmung der Verständnismöglichkeiten des Patienten, Überfülle der Informationen, ausschließliche Einweg-Kommunikation vom Arzt zum Patienten, fehlende Nachfragen. Insofern ist dringend eine Beteiligung der Pflegekräfte erforderlich (vgl. Kap. E.1 und E.3.).

Die Wahrheitsmitteilung enthält aber nicht nur das Thema aus der Frage, ob ich sterben muß, sondern ein Vielfaches mehr: *Warum* muß ich sterben? Warum sterbe gerade *Ich*? Wozu, *wohinaus* sterbe ich? und viele vergleichbare Fragen. Die Freiheit, welche mir der Tod und mein Sterben zu geben imstande sind, ist nicht allein eine Freiheit von etwas (z. B. von dem belastenden Teil des Lebens, von der Angst, von Unwahrhaftigkeit usw.), sondern auch und vor allem eine Freiheit zu etwas (zur Erkenntnis meines eigenen Wesens; zur Einswerdung mit den Menschen, der Natur und mit Gott; zur Grenzenlosigkeit u. a.). Deshalb lautet auch die entscheidende Lebens-Sinn-Frage: Was war, was ist das für ein Leben, das meines ist und war? – Daß diese Fragen mit bloß richtigen Antworten nicht auskommen, muß jedem Helfer einleuchten.

3. Von der Ethik – Maßstäbe unseres Handelns

Von zwei Seiten wurden ethische Fragen ins Zentrum medizinisch-pflegerischer Bemühungen gerückt: durch die technischen Entwicklungen der Medizin (Organtransplantation, Gentechnologie, Reanimationstechnik, Intensivmedizin u. a.)

und durch eine Veränderung der Helfer-Patient-Beziehung (vom Behandlungs- und Pflege-»Objekt« zum Partner). Dazu kommt ein besonderes Problem der Auseinandersetzung mit Sterben und Tod: Wie kann über etwas geschrieben, gehandelt, verbindlich gesprochen werden, das sich dem Betrachter entzieht? Entweder ist Sterben etwas derart Persönliches, daß unsere Neugier auf den Schutz der Intimität zurückverwiesen wird, oder Sterben ist ein Untersuchungsobjekt, das seinen Kern verfehlt, weil der Tod uns eben des Gegenstandes unserer Betrachtung beraubt.

3.1 Pflegerische Ethik

Die Entwicklung der Medizin von der »Heilkunde« zur pharmakologischen und technischen Therapie hat die Verfügungsgewalt über menschliches Leben stetig vergrößert und damit die *medizinische Ethik* zu einer großen Blüte gebracht. In ihrem Mittelpunkt stehen die Grenzbereiche zwischen Leben und Tod: Probleme der Weitergabe des Lebens von der Geburtenregelung über Genetik und künstliche Befruchtung bis zur Sterilisation und Schwangerschaftsunterbrechung; Probleme der Verfügung über das Leben von der Lebensverlängerung, der Organtransplantation und Reanimation bis zum Gebrauch und Mißbrauch von Medikamenten; Probleme des Lebensendes vom Selbstmord über die Euthanasie und Tötung menschlichen Lebens bis zum Sterbebeistand als Sterbenshilfe und Lebensstütze.

Von *pflegerischer Ethik* war dabei nur selten die Rede, obwohl man gewissermaßen beiläufig erkannte, daß sich viele Probleme der medizinischen Ethik so nicht stellen würden, wenn das Pflegerische und Kommunikative mehr beachtet würden. Das hatte sich bei der Diskussion um den § 218 StGB (Schwangerschaftsabbruch, Indikationen und Beratung) gezeigt, weil die »flankierenden Maßnahmen« erst ernsthaft beraten und geregelt wurden, als die ethischen Frag-würdigkeiten bereits rechtlich fixiert waren. Hätte man recht-

zeitig die sozialen, pflegerischen und pädagogischen Forderungen (Erziehungsgeld, Lohnfortzahlungen, Arbeitsplatzsicherung, Mutter-Kind-Häuser, psychosoziale Beratung, veränderte Frauenrolle, In-Pflichtnahme der Väter/Erzeuger, Aufklärung, Sozialverpflichtung der Gemeinschaft, Besteuerung der verdienenden Kinderlosen u. a.) gesichert, hätte sich die Ethik der Straffreiheit für jene, denen die Ausweglosigkeit der Situation keine andere Wahl läßt in gänzlich anderem Licht gezeigt.

Die *Ethik der Euthanasie*, also die Diskussion um den § 216 ist durchaus vergleichbar. Gesellschaften zur Durchsetzung einer »Freigabe der Tötung auf Verlangen« oder zur »Befürwortung erfolgreicher Selbsttötung Schwerkranker« hätten keine Chancen in der Öffentlichkeit, wenn ernsthaft die flankierenden Maßnahmen persönlicher, patientenzentrierter, psychisch fundierter und individualisierender Pflege und Betreuung verfolgt würden einschl. der Konsequenzen für die Personalplanung (Schlüssel 1:2 bis 1:1). Der Ruf eines Patienten nach vorzeitiger Beendigung seines Lebens ist immer zunächst ein Hinweis auf Mängel im Pflegerisch-Kommunikativen. Wo ein Patient durch angemessene Behandlung seiner körperlichen und seelischen Schmerzen u. a. seinen persönlichen Tod finden darf, löst sich das Problem des Sterbewunsches oftmals in der Atmosphäre lebendigen Sterbens auf.

Kaum übertragbare Fallanalysen, juristische Erörterungen und Spitzfindigkeiten helfen der pflegerischen Ethik nicht. Eine ethische Entscheidung ist immer zu treffen, wenn die freie Wahl besteht: dieses zu tun und jenes zu unterlassen; dieses oder jenes zu tun; dieses allein oder dieses und jenes zu tun. Die freie Wahl ist jedoch eingeschränkt durch die unveränderlichen Bedürfnisse (Grundbedürfnisse, vgl. Kap. D.3.) der unverwechselbaren Person des Patienten.

Außerhalb des Bereichs freier Wahl liegt außerdem sicher die *Tötung eines fremden Menschen* mit drei klassischen Einschränkungen:
– der Todesstrafe,
– der Notwehr und
– der Tötung des Gegners im Kriege.

Wenn im heutigen sittlichen Bewußtsein lediglich noch die Notwehr als sittlich vertretbar übrig geblieben ist, so wird darin deutlich, wie verwerflich alle Überlegungen zur Tötung von Embryonen (im oder außerhalb des Mutterleibs, einschl. der Experimente an ihnen), von »Austherapierten« und terminalen Patienten (Schwerkranken im Endstadium) einzustufen sind – unabhängig von irgendwelchen Formen geäußerten »Verlangens«. Allerdings darf auch das menschliche Leben nicht mit seinen biologischen Funktionen und die Tötung nicht mit dem Sterbenlassen gleichgesetzt werden (vgl. auch Kap. B.6.).

Über die sittliche Bewertung der *Selbsttötung* ist damit ebenfalls nichts ausgesagt; die Bewertung der Tötung eines zur Selbsttötung nicht mehr Fähigen ist sicher an die Bewertung der jeweiligen Absicht (Schmerzfreiheit, Sinnstiftung für den letzten Lebensabschnitt u. a.) und an Bewertungen des Einzelfalls gebunden; also ist keine grundsätzliche Bewertung hier möglich.

Zur detaillierteren Diskussion ethischer Maßstäbe für die pflegerische Praxis kann nur auf weiterführende Literatur verwiesen werden: GENEWEIN, CURT/SPORKEN, PAUL, *Menschlich pflegen. Grundzüge einer Berufsethik für Pflegeberufe. Düsseldorf 1975;* A. AUER/H. MENZEL/A. ESER, *Zwischen Heilauftrag und Sterbehilfe. Berlin–Bonn–München 1977;* ULRICH EIBACH, *Medizin und Menschenwürde. Ethische Probleme der Medizin aus christlicher Sicht. Wuppertal 1976;* H. R. ZIELINSKI *(Hg.), Prüfsteine medizinischer Ethik, 2 Bde, Düsseldorf 1980.*

3.2 Die ethische Entscheidung

Die ethischen Grundnormen und die persönlichen Bedürfnisse der sterbenden Menschen sind für die ethische Entscheidung der Pflegekraft unveränderlich, unterliegen also keiner freien Wahl im Sinne des »Erfüllung ja oder nein«; sie sind vielmehr die Grundlage für solche Entscheidungen. Die Entscheidung selbst fällt vielmehr bei der *Wahl der Mittel* zur Erreichung und Erfüllung des Pflegeziels. Einige Mittel, die in den Jahrhunderten bestehender Krankenpflege entwickelt wurden, haben sich als brauchbar erwiesen, andere sind mindestens problematisch, viele werden in der Abwägung ihres Stellenwertes im Bedürfniskatalog bzw. im Gegenüber zum Pflegeziel problematisch.

Beispiel *»Inkontinenz«:* Wenn die Fähigkeit, Harn und Stuhl willkürlich zurückzuhalten, gestört ist, so gilt der Patient als »inkontinent«. Als geeignetes Mittel für eine Erleichterung der Stuhl- und Harnentleerung ohne große Verunreinigung, also ohne eine Beeinträchtigung des Sicherheitsgefühls und der persönlichen Integrität des Patienten haben sich Gummischüssel, Windelhose, Drainagen oder Katheter erwiesen, wenn ein »retraining« (Wieder-Einübung) unmöglich erscheint. Vor allem bei psychisch bedingter Inkontinenz, die – wie bei Kindern die Enuresis (Einnässen) und Enkopresis (Einkoten) – unbewußt zur Erreichung intensiverer Zuwendung und mütterlicher Liebe »eingesetzt« wird, beeinträchtigen die genannten Mittel möglicherweise die Liebe und die Persönlichkeitsentfaltung, zumal wenn nicht andere Mittel wie das Gespräch und zärtliches Mitleid die Pflege ergänzen. Gerade bei einem sterbenden Menschen sind die angewandten Mittel sehr reiflich zu bedenken, da sich in der Inkontinenz auch eine Form des körperlichen Abschieds offenbart, Loslösung, Entbindung, Trennung, aber auch Befreiung und Ent-Äußerung.

41

Beispiel *Sprache:* Schwache und sterbende Menschen werden oftmals von den Helfern geduzt, weil durch ihre Hilflosigkeit eine Art Mutter- und Pflege-Syndrom ausgelöst wird. Unter Freunden gelten der Vorname und das »Du« als Unterstreichung der Beziehung und Zuneigung. Erwachsene Menschen, die jedoch nur aufgrund einer Notlage, wie der Krankheit oder Pflegebedürftigkeit zusammen gekommen sind, duzen sich gemeinhin nicht. Vielmehr kann das »Du« hier geradezu ein Mittel für Distanzierung oder Erhebung des Helfers über den Hilfeempfänger werden. Die Anerkennung des Kranken als eines »vollwertigen« Menschen mit unversehrter Persönlichkeit erleidet Einbußen.

Beispiel *Wahrheit:* Wir konnten bereits feststellen, daß die überwiegende Mehrzahl der Menschen die Wahrheit über ihren Zustand erfahren will. Mitgeteilte Wahrheit ist eine Grundlage für Selbstwert, Persönlichkeitsentfaltung, Ansehen, Sinnfindung. Aber deshalb muß nicht alles, was stimmt, auch »wahr« sein und also gesagt werden; nicht alles, was objektiv richtig ist, stützt auch eine Wahrheit in Liebe. Eine Patientin, deren Bruder vor mehreren Jahren bereits gestorben war, erwartete ständig seinen Besuch – ein Hinweis für ihre Ungeborgenheit auf der Station und für Beziehungsmängel bei den Helfern. Der inhaltlich richtige und der Wirklichkeit voll entsprechende Hinweis einer Pflegerin auf den bereits vor langer Zeit erfolgten Tod des Bruders war (als Mittel zu mehr Realitätsbewußtsein angewendet) für diese Patientin nur die Zerstörung einer in der Hoffnung verankerten Zugehörigkeit und Geborgenheit. Bei ihr wirkte sich die Realitätsaussage wie ein psychischer Schock aus mit zunehmenden »Verwirrtheitszuständen« und Selbstzerstörungsphantasien.

Wir erkennen an diesen Beispielen die Schwierigkeiten sittlich verantwortbarer Wahl geeigneter Mittel zur Stillung von Patientenbedürfnissen ohne Verletzung anderer Persönlichkeitsebenen. Die Beispiele ließen sich beliebig vermehren: Hygiene ist sicher wichtig zur Vorbeugung von Krankheiten; aber müssen deshalb eigene Habseligkeiten der Patienten, müssen immer Pflanzen und Tiere aus den Stationen verbannt werden? Wieso dürfen in Krankenhaus-Zimmer jederzeit ungefragt und ungebeten Fremde eintreten? Wieviel Regelungen gibt es, die ohne Rücksprache mit den Kranken getroffen wurden und aus der Routine allein begründet sind? usw.

Neue ethische Entscheidungen und Besinnungen werden dann besonders wichtig, wenn die einmal als geeignet befundenen Mittel sich *verselbständigen*, wenn sie beginnen an die Stelle des Patienten und des ursprünglichen Pflegeziels zu treten, also ein Eigenleben zu führen: Da werden z. B. alle neu in eine geriatrische Station aufgenommenen Patienten darauf hingewiesen, daß sie »ruhig unter sich machen können«, man werde ihnen dann ohnehin Windeln geben; außerdem sei dies sicher »angenehmer«. Da werden Besuchszeiten nur durch Faltblätter bekanntgegeben ohne mündliche Begründungen. Da werden der Pflegekraft alle Kompetenzen für ein Gespräch über »die Wahrheit« abgesprochen. Da werden mehr beruhigende Mittel als beruhigende Worte eingesetzt, weil z. B. »ein sanft dahingedämmerter Tod doch der angenehmste ist«.

Pflegerische Ethik stellt sich also nicht allein als die Wahl der richtigen Mittel zur Stillung von Bedürfnissen heraus, sondern auch als eine *Besinnung auf die Grundbefindlichkeit* des Menschen. Solche Besinnung erfolgt erstlich durch das Hinterfragen jedes einzelnen als »richtig« erkannten Mittels. Wenn von der Pflege etwas gefordert wird, nur weil die Ausbildung oder die stationäre Ordnung dies angeblich vorschreibt, so darf dies nur geschehen, wenn der »Befehl« verstanden ist. Dazu müssen die Folgen und Möglichkeiten der Ausführung des Befehls erwägt werden, indem sie dem Handeln vorauseilend auf die Grundbefindlichkeit des Menschen angewendet werden. Eine Gehorsamsverweigerung ist dann nicht einfach Ungehorsam, sondern hat sich aus dem erkannten Sinn bzw. Unsinn des Befehls ergeben. Daraus kann auch für die Pflege eine Pflicht zur Gehorsamsverweigerung aufgrund besseren Verstehens entstehen.

Beispielsweise gibt es Bestimmungen auf Stationen, daß sich niemand auf das Bett eines Patienten setzen darf, daß, wer mit Patienten »nur« spricht, »nichts tut und anderen die Arbeit überläßt«, daß es sich nicht gehört, die Worte »Sterben« und »Tod« zumal im Beisein von Patienten zu gebrauchen usw. Gehorsamsverweigerung in solchen Fällen läßt das verantwortliche Verstehen des Sinns derartiger Bestimmungen erkennen, also die Begründetheit einer ethischen Entscheidung.

3.3 Rechte Sterbender – Gebote der Pflege

Aus all diesen Überlegungen ließe sich so etwas wie eine »*ethische Grundordnung*« des Sterbebeistandes und der Sterbebegleitung ableiten bestehend aus den Rechten Sterbender und den Pflichten der Helfer. Das darf allerdings nicht so verstanden werden, als hätten die Patienten keine Pflichten und die Helfer keine Rechte; im gegenseitigen Verhältnis gibt es diese tatsächlich nicht, jedoch nach außerhalb dieser Beziehung: für Sterbende z. B. gegenüber ihren Freunden, gegenüber Gott, gegenüber dem eigenen Lebensthema; für Pflegekräfte gegenüber der Gemeinschaft, abgeleitet aus dem Berufsbild, gegenüber der Wissenschaft (Recht auf Bildung), den Mitarbeitern u. a.

1. Das Recht des Menschen auch im Sterben ein Mensch bleiben zu dürfen.

Das verlangt im Einzelnen:
– bis zum Tode wie ein lebendiges menschliches Wesen behandelt zu werden;
– Individualität und Entscheidungsfreiheit auch dann zu behalten, wenn sie im Widerspruch zu anderen stehen;
– Würde, Frieden, Schmerzfreiheit, Ehrlichkeit, Täuschungsfreiheit, Unverletzlichkeit meines Körpers bis zum Tode.

Dem entsprechen folgende *pflegerische Gebote:*
– Stell dir den Menschen immer ohne seine Krankheit vor.
– Setze ihn nicht gleich mit seiner Krankheit und seinem Zustand; respektiere ihn so, wie er ist.
– Verübe keinen Anschlag auf des Patienten Integrität und Freiheit; enthalte dich jeglicher Gewalt; mische dich nicht ein in seine persönlichen Angelegenheiten, vor allem nicht in sein persönliches Sterben.
– Laß ihn über alles reden, was mit ihm geschieht, so gut er es vermag.
– Arbeite in allem mit dem Patienten zusammen.

2. Das Recht des Menschen, von Menschen angemessen und kontinuierlich umsorgt zu werden,

auch wenn Heilung hinter Wohlbefinden zurücktreten muß. Das verlangt im Einzelnen:
– Im Sterben nicht allein zu sein;
– Menschen um sich zu wissen, die kompetent handeln und innerlich zufrieden sind, weil sie mir helfen können, meinen Tod zu finden.

Dem entsprechen als *pflegerische Gebote:*
- Du sollst die Souveränität des Patienten und deine grundsätzliche Gleichheit mit ihm beachten.
- Die Folgen des jeweiligen Zustandes des Patienten müssen in Betracht gezogen werden, ohne sie zu unterstützen.
- Versuche bedeutende Personen aus dem Leben des Patienten in deinen Umgang mit ihm einzubeziehen durch deren Anwesenheit oder aus der Erinnerung.
- Sei (möglichst) immer verfügbar, soweit es deine eigenen Freiheitsrechte dir erlauben.

3. Das Recht auf Hoffnung und Träume,

unabhängig davon, worauf sich diese gerade beziehen. Das verlangt im Einzelnen:
- Über meine religiösen und spirituellen Erfahrungen sprechen zu dürfen, gleich wie andere darauf reagieren;
- meinen Gefühlen, Ängsten, Freuden usw. im Angesicht meines Todes Ausdruck verleihen zu dürfen.

Dem entsprechen als *pflegerische Gebote:*
- Laß den Patienten (noch) so viele Entscheidungen selber treffen, wie es eben möglich ist.
- Hilf dem Menschen sein Leben einschl. des Todes zu akzeptieren, aber beachte die dabei entstehenden Komplikationen und deren Anmutungen bei dir.
- Hilf dem Menschen so zu leben und zu sterben, wie er es sich vorgestellt hat (mindestens in der Annäherung).
- Korrigiere und beobachte deine eigenen Gefühle im Gegenüber zu den Gefühlen des Sterbenden; versuche »objektiv«, aber nicht gefühllos zu sein.

3.4 Motive des sittlichen Verhaltens

Während sich die Erfüllung rechtlicher Vorschriften zumeist lediglich am äußeren Verhalten des Menschen bemißt, hat es die Ethik mit der *inneren Einstellung* zu tun, dem Interessiert-Sein an der sittlichen Erfüllung, dem »Motiv«. Es geht also um Klärung der Frage, warum wir etwas tun oder lassen, d. h. um den Anlaß und das Ziel. Sofern diese nicht in dem uns anvertrauten Menschen verborgen liegen, gewinnen wir Einsicht in unsere Motive über einen Blick in unser eigenes Innere. Auf diesem Wege erhalten die o. a. Verhaltensnormen ihre praktische Deutung und individuelle Umsetzung.

Als Motivationsreihen bieten sich nach H.-H. SCHREY, *Einführung in die Ethik (Darmstadt 1972)* drei Gruppen an:
1. »transzendentale Motivationen« wie Religion, Pflichten, Werte, Ordnung oder Glück, die alle nie vollkommen erreicht werden können;
2. »objektive Motivationen« wie die Sozialität, die Institutionalität, die nicht allein vor individuellem Hintergrund verstanden werden können, also für Gruppen oder für die ganze Menschheit verbindlich sind;
3. »subjektive Motivationen« wie Rationalität, Wille, Emotion oder persönliches Gewissen, die aus den Tiefen der Einzelpersönlichkeit hergeleitet werden.

Ein Beispiel: Als der behandelnde Arzt gegen die Verabredungen des Patienten mit dem vorbehandelnden Professor, keine Sonderbehandlungen zur Lebensverlängerung vorzunehmen, bei Komplikationen am Wochenende den Kranken auf die Intensivstation verlegte und das ganze Inventar der technischen Medizin in Aktion setzte, so daß der Patient sich »um seinen Tod betrogen fühlen« mußte, da hatte er für diese Handlungsweise motivisch bestimmte Gründe. Ging es ihm

z. B. um das biologische Leben an sich *(Wert)*, um die ärztliche Karriere *(Glück)*, um Rechtsgüter der Gemeinschaft, weil der Patient eine herausgehobene Rolle zu spielen hatte *(Sozialität)*, um angemessene Folgerungen aus den Menschenrechtsverletzungen des Nationalsozialismus, also um den Willen, kein Menschenleben je als »lebensunwert« deklarieren zu müssen *(Geschichtlichkeit)*, ging es ihm um die medizinischen Kenntnisse von den zweifelsfreien Möglichkeiten der Intensivmedizin *(Rationalität)* oder vielleicht um seine eigene Todesangst *(Emotionalität)*?

4. Kleine Institutionenkunde des Sterbebeistandes

4.1 Zur Institutionalisierung des Sterbens

Die Geschichte des Todes ist – wie bereits dargelegt (Kap. A.3.) – auch eine Geschichte zunehmender Spezialisierung und Institutionalisierung, ein Prozeß, der allerdings nicht hingenommen werden muß, sondern nach besonderen Wandlungen verlangt. Die Institutionen sind teilweise erst sehr jungen Datums (z. B. die Hospize); sie wurden vielfach gesellschaftlich produziert, um der Öffentlichkeit Anblick, Berührung und Umgang mit dem Tod zu ersparen. Dabei nahm die gleiche Gesellschaft in Kauf, daß Sinngebung, Lebensprogramm und Wertwelt der Betroffenen, vor dem Tod stehenden Individuen bedroht wurden und verloren gingen; zugleich entstanden künstliche Illusionen vom »schönen Tod« bis zur »Jugendmaske im Antlitz des Toten«, durch welche die Härte der Institutionalisierung gemildert und von den Schrecknissen abgelenkt werden sollte.

Bevor die verschiedenen Institutionen vorgestellt werden können, bedarf es einer grundsätzlichen Darlegung der *Entwicklung zur Institutionalität* des Sterbens und Todes und der erwarteten weiteren Entwicklungen. Wesentliche Faktoren für die Entstehung der Sterbeinstitutionen, d. h. für die Entfremdung vom »Sterben zuhause« sind:

1. Die **Kleinfamilie.** Ein Sterben in der 2–4-Personen-Familie bedeutet eine Gefahr für den gesamten sozialen Organismus; deshalb schützt sich die Familie beizeiten durch die Auslagerung des Kranken, d. h. durch eine Verzögerung der Zerreißprobe. Größere soziale Gebilde sind eher in der Lage, das Sterben eines Mitglieds »abzufedern«.

2. Die **Arbeitsteilung.** Immer weniger Menschen erfüllen immer weniger Funktionen gleichzeitig, weil die Anforderungen an die Funktionen in Industrieländern vor allem unermeßlich gestiegen sind. Die Arbeit wird deshalb verteilt, muß verteilt werden; und daraus entstehen Zusammenballungen von gleichartigen Funktionsträgern, also »Institutionen«.

3. Die **Spezialisierung.** Das Spezialistentum, oft auch vornehmer mit »Professionalität« bezeichnet, ist eine der Konsequenzen. Damit wird den ehemaligen Funktionsträgern vorgegaukelt, daß sie die entstandenen Anforderungen niemals werden erfüllen können (der »Laie« gegenüber dem Arzt und der Krankenschwester). Spezialisten für Sterbebeistand sind nicht mehr nur ein »Horrorbild«, sondern vielerorts bereits Realität wie z. B. in Firmen für Sterbebegleitung (Los Angeles).

45

4. Die **Ausgliederung des Schwachen.**
Besonders im Blick auf den Arbeitsprozeß wird der Schwache, Alte und
Kranke zunehmend weniger gebraucht; Arbeitende versorgen die
Nicht-Arbeitenden und definieren
damit die Letzteren als »im Grunde
nicht mehr dazu gehörend«. Das
Vorhandensein des »Schwachen« im
Arbeitsprozeß wird als störend empfunden, weshalb er in sogn. »beschützende« Einrichtungen verdrängt wird (vgl. den Begriff
»Schutzhaft«).

5. Die **Verdrängung des Todes.** Seit
dem 19. Jahrhundert ist die bis dahin
vorhandene »Vertrautheit« mit dem
Tod gesellschaftlich verloren gegangen, der Tod wurde einem »Verbot«
bzw. Tabu unterworfen und in die
Privatheit bzw. Verborgenheit von
Institutionen umverlegt. Manche
Forscher sehen dahinter ein kollekti-
ves Psychosyndrom, d. h. eine Schädigung der Seelenkräfte des Gesamt-
gebildes einer Gemeinschaft, die insofern eine tiefenpsychologische Behandlung nötig macht (Bewußtma-
chung, Schocktherapie, Verhaltens-
lernen u. a.).

6. Die **Verstädterung.** Die Stadt unterwirft den Menschen fortlaufender
Ortswechsel entsprechend der jeweiligen Lebenssituation. Insofern erscheint eine Institutionalisierung
Sterbender in der Stadt selbstver-
ständlicher als auf dem Lande, verstärkt durch den Verlust des Natur-
zusammenhangs.

7. Die **Profitinteressen.** An der Unter-
nehmensstruktur und am Marketing
von Krankenhäusern, Pflegeheimen
oder auch Bestattungsinstituten kann
man leicht nachvollziehen, daß die
Hebung möglicher Verdienstspannen
den Trend zur Institutionalisierung
des Sterbens verstärkt; schon gibt es
Konkurrenzkämpfe um die Versorgung Schwerkranker, Sterbender und
Toter; der Trend droht sich auf den
Sterbebeistand zu übertragen (z. B.
Kampf um Mitgliedszahlen bei Verei-
nen und Organisationen, die sich um
das Problem bemühen).

8. Die **Naturbeherrschung.** Der Fortschritt ist an das Vertrauen grenzenloser Beherrschbarkeit der Natur gebunden; da zur Natur wesentlich das
Sterben gehört, wird auch seine Beherrschung zum Generalthema der
Wachstumsgesellschaft, das in entsprechenden Instituten gelöst werden
soll.

9. Die **Erlebnisarmut.** Lebensnahe und
natürliche Erlebnisse sind der Industriegesellschaft zunehmend suspekt,
da sie nicht kontrollierbar, techni-
sierbar und profitabel sind. Deshalb
ist auch das Miterleben eines fremden
Sterbens aus dem gesellschaftlichen
Zusammenhang verbannt (vgl. Be-
suchsverbote für Kinder, häusliche
Aufbahrung).

10. Die **Ersetzbarkeit des Menschen.** In
Beruf, Freizeit, Familie, Alltag usw.
wird der Mensch zunehmend als aus-
tauschbar erlebt; selbst der Verlust
eines Nahestehenden kann durch Er-
satzpartner gemildert werden. Wenn
dies in frühen Jahren genügend geübt
wurde (Partnerwechsel, Diskrimini-
rung von Bindungsverhalten und
»Treue«), klappt die Institutionalisierung Sterbender einschl. der eigenen
Institutionalisierung weitgehend rei-
bungslos.

11. Die **technischen Entwicklungen.**
Der medizinische Standard und die
Grundausstattung der Sterberäume
(Krankenhaus u. a.) schreitet stetig
voran und hat bereits ein Niveau er-
reicht, das es geradezu erfordert, den
Kranken an diese Institution zu ver-
mitteln, weil sie allein sachgemäße
Pflege und Behandlung zu garantie-
ren *scheint.*

12. Die **Alterstrennung.** Alt und Jung leben in den Industriegesellschaften zunehmend in Scheidung. Die erwartete Nähe der Alten zum Tod macht sie für das Leben mit den Jungen »verdächtig« und produziert wiederum Sondereinrichtungen.

All diese Punkte stellen einerseits nur einen Ausschnitt dar, zeigen andererseits aber auch, warum eine Erklärung aus nur wenigen Ursachen am Problem vorbeigeht. Zugleich aber wird deutlich, daß die Institutionalisierung nicht aufzuhalten ist, unser Augenmerk also auf die Beeinflussung dieser Institutionen gerichtet sein muß. Wir brauchen eine Entinstitutionalisierung im Sinne von »*Rückbildung und Verhinderung gefährlicher und schädigender Formen in den Einrichtungen*« (vgl. Kap. B.5.), eine *Normalisierung des Lebens* in diesen Einrichtungen und eine *Durchlässigkeit* ihrer Mauern (Öffnung nach Außen). Dieses kann in kleinen Schritten, aber auch mit kräftigeren Eingriffen dort erreicht werden, wo behutsame Gehversuche auf zu viel Widerstand stoßen und das Ziel verfehlen.

Im Folgenden können die Alternativen nur skizziert werden zusammen mit der Aufzeigung möglicher Entwicklungsschritte, für welche die Voraussetzungen bereits wissenschaftlich-theoretisch geschaffen und begründet-praktisch abgesichert sind. Die folgenden Kapitel werden einige Aussagen sicher weiter vertiefen und das Bild teilweise abrunden:

a) **Realistisch-therapeutische Alternative** ohne erhebliche und radikale gesellschaftliche oder institutionelle Veränderungszwänge.

Sterbeerziehung, Sterbetraining, Sterbemeditationen und andere übende, Erfahrungen vertiefende »Methoden« können die Wirkungen der Todesverdrängung und -hemmung auf die angestrebte Beistandsbereitschaft mildern; dafür sind hinreichende Praxismodelle entwickelt. – Eine gezielte Beachtung der Sterbeproblematik in der Ausbildung bis zu einer Vorform von Spezialisierung kann sichergestellt werden, ohne daß damit neue Berufe kreiert werden. – Immer mehr qualifizierte Fachkräfte stehen zur Verfügung, damit im Beratungsbereich (Familienhilfe, Sozialstationen, Ehe- und Familienberatung, Krisenberatung u. a.) Sterbebeistand, Sterbeerziehung und Trauerarbeit sichergestellt werden; im klinischen wie pflegerischen Bereich sind die Kräfte zu schaffen, wie es die Kirchen durch »klinische Pastoral-Beratung (CPT)« und dergleichen getan haben. – Begleitend dazu sind Laienhelfer als Partner des Sterbenden zu suchen (Patenschaften, Besuchsdienste, Freundschaftsverträge u. a.) und durch kontinuierliche Auswertung psychosozial stabilisierend zu begleiten. – Ängste, Depressionen und Psycho-Sozio-Somatosen (vielgestaltige Schädigungen des personalen Systems) müssen durch Krisenintervention, Individualtherapie oder Einzelhilfe erreicht werden können als Hilfe für die Helfer. – Im psychischen und sozialen Feld bewährte »Techniken« sollten sich zunehmend auch mit der Thematik Sterben/Tod befassen und ihre Erfahrungen konstruktiv weitergeben (Psychotherapie, Psychoanalyse, Gesprächsführung, Musiktherapie u. a.).

b) **Reformerische Alternative** einer schrittweisen Veränderung der Sterbeinstitutionen.

Strukturelle Veränderungen und Statusverschiebungen unter den Rollenträgern der bestehenden Institutionen mit dem Ziel »Humanität und Normalität« müssen einsetzen: z. B. Statusanhebung der Pflegekräfte in ihrem Verhältnis zu Ärzten und Verwaltung durch Schwesternvisiten, pflegerische Eingangsgespräche, Stationskonferenzen, öffentliche Verankerung der Pflegewissenschaft; der Beitrag der Pflege zur Therapie ist gleichwertig der Behandlung. Veränderung der Aus- und Weiterbildung aller in Sterbeinstitutionen Tätigen auf den Gebieten: Patienten-Gesprächsführung, Ethik, Kommunikation in Extremsituationen, Krisenintervention, Signalsprache und nonverbale Interaktion; gemeinsame und gleichberechtigte Weiterbildung aller Berufsträger; Reaktivierung der Familie durch angemessene Besuchszeitregelungen, Angehörigenbeiräte, spezielle Anregungen (Freizeit mit Schwerkranken, Erste Hilfe, Einübung wichtiger pflegerischer Handlungen u. a.), Übernachtungsmöglichkeiten, angemessene Ausstattung (Kleinküchen, »Wohnlichkeit«); Einbeziehungen der freiwilligen Helfer und Besuchshelfer in Organisation und Planung.

c) **Revolutionäre Alternative** einer institutionellen und gesellschaftlichen Realutopie des Sterbens.

Sollte es nicht gelingen, qualifizierten Sterbebeistand im Sinne a) und b) sicherzustellen, und die Zweifel sind tatsächlich erheblich wegen der Rigidität des Bestehenden, müssen umwälzende Veränderungen gefordert werden, die zumeist in neue Institutionen münden: Kommerzielle Lösung (Miete eines Sterbebeistandes nach Stundentarif-Lohn über eine Telefonfirma bzw. eine Telefonkette); Spezialpflegeeinrichtungen wie stationäre und ambulante Hospize, Freitodkliniken; selbstorganisierte beschützende und betreuende Einrichtungen einzelner Patientengruppen (Leukämie, Aids, MS u. a.). Die »frag-würdigen« gesellschaftlichen Konsequenzen aus dieser »Revolution« ergeben sich aus den beschriebenen Institutionalisierungs-Trends.

Hier müssen vorbereitete Ärzte, Psychologen, Psychotherapeuten (evtl. für mehrere Häuser gemeinsam) angestellt werden; also weg vom niedergelassenen Arzt, der nebenher auch Heime betreut. – Die Häuser sollten in freier Trägerschaft stehen und nach Möglichkeit finanziell unabhängig sein, da an Finanzhilfen immer wieder recht allgemeine und weniger situationsgerechte Bedingungen geknüpft werden. Die Zielvorstellung sieht Häuser mit max. 50 Betten (auf 500 000 Einwohner Ballungsgebiete; ländlicher Bereich höhere Quotienten) vor sowie einen Patienten-Pfleger-Schlüssel von 1:1 (1,5 bei vielen Ehrenamtlichen). – Außendienst (Betreuung in Familien u. a.) und Innendienst müssen in die Regel-Arbeitszeit integriert sein; die Mitarbeiter sind auch für Vereinsamtenberatung und »Trauerarbeit« zuständig. – Die Häuser sind demnach mit einem ambulanten Dienst und mit einem Institut für innerbetriebliche Praxisauswertung, Weiterbildung, Öffentlichkeitsarbeit und wissenschaftliche Begleitung auszustatten.

Zur Vorbeugung gegen eine erneute Institutionalisierung und eine daraus resultierende Ghettoisierung des sterbenden Menschen müssen alle künftigen Entwicklungen daraufhin geprüft werden, daß sie sich nicht von dem Ziel entfernen und zum Selbstzweck werden. Sie müssen sich an einem Mindestmaß von Humanität, an der Fortsetzung normalen Lebens im Sterben und an einer Öffnung der Mauern orientieren; denn das Sterben drinnen darf sich nicht vom Leben draußen, aber das Leben drinnen muß sich vom Sterben draußen erheblich unterscheiden.

4.2 Institutionen des Sterbens im Einzelnen

Im Folgenden werden einige der wichtigsten »Institutionen« des Sterbens kurz vorgestellt. Dabei soll keine Vollständigkeit erzielt werden, zumal es verschiedene Misch- und Übergangsformen gibt. Außerdem sind solche Institutionen auch den örtlichen Gegebenheiten unterworfen.

1. **Sterben zu Hause.** Die eigene Wohnung eines Sterbenden ist zwar keine Institution im engeren Sinne, muß sich aber mit verschiedenen Institutionen verbinden, um dem Sterbenden gerecht werden zu können. Dabei wäre zu unterscheiden zwischen dem ununterbrochenen Verbleib eines Menschen bis zu seinem Tod in der eigenen Wohnung und der Rückkehr von einem Krankenhaus- oder Heimaufenthalt. Im ersten Fall kann davon ausgegangen werden, daß die Wohnung den Bedürfnissen des Menschen gemäß ausgestattet ist und lediglich durch medizinisch-pflegerisches Gerät ergänzt werden muß. Im anderen Fall aber muß die Rückkehr sorgsam vorbereitet werden (z. B. mit der Krankenhaus- oder Bezirkssozialarbeit, der Sozial- oder Gemeindestation). – Das Sterben innerhalb einer Familie setzt viel wechselweises Verständnis, aber auch sinnvolle Planung voraus; z. B. muß reiflich überlegt werden, wo sich der Daueraufenthalt des Sterbenden befinden soll (Schlafzimmer, Wohnzimmer), ob man die Telefonanlage verändern sollte (Gespräche innerhalb und außerhalb des Krankenzimmers), wie man Ablenkung und Unterhaltung (Radio, Fernsehen u. a.) zwar sicherstellt, aber den Kranken ggf. auch davor schützt. – Vor allem ist eine gute Zusammenarbeit mit Hausarzt und ambulanter Pflege nötig, damit die »lindernde Pflege« zunehmend Vorrang vor Heilungsversuchen gewinnt, damit eine gezielte Schmerzkontrolle erfolgt (Schmerzbehandlung durch den Mund und weniger mit Spritzen). – Sollte der Sterbende dann doch wieder ins Krankenhaus zurückfinden, weil er dies will, oder weil es aus anderen Gründen erforderlich schien, sollte darauf geachtet werden, daß dies niemandem als Niederlage erscheint, sondern stationäre und häusliche Pflege aneinander anknüpfen.

2. Der **Mehr-Generationen-Haushalt.** Es gibt Versuche, dem Sterben alter Menschen einen neuen (erneuerten) Zusammenhang zu vermitteln, indem ältere und jüngere Menschen zusammenziehen und damit gewissermaßen einen Versorgungsvertrag miteinander schließen. Nicht immer gibt Idealismus auch den vollen Umfang an Kraft, der gebraucht würde; und trotzdem steigen die Kräfte mit der Aufgabe. Ein hohes Maß an Informiertheit kann dabei sehr hilfreich sein; vom »Einander-belasten«, eine natürliche Gegebenheit des Lebens, zum »Einander-zur-Last-fallen« ist nur ein sehr kleiner Sprung. Als Besinnungs-Übung sei empfohlen: MARC und DAN JURY, Gramp – Ein Mann altert und stirbt. Dietz-Verlag: Bonn 1982; hier schildert eine Familie mit dem Fotoapparat den Alterungs- und Verwirrtheitsprozeß des Vaters/ Großvaters bis zu dessen Tod.

3. Die **Allgemeinstation** des **Krankenhauses.** Alle Auseinandersetzungen um besondere Aufgaben und Einrichtungen für Sterbende dürfen nicht davon ablenken, daß jede Station eines Krankenhauses das Sterben kennt und darauf vorbereitet sein muß. Allerdings wird das Sterben auf der Allgemeinstation zumeist als Ausdruck von Mißerfolgen erlebt und mit allen verfügbaren Mitteln bekämpft. Das Krankenhaus sieht seine Aufgabe in Heilung und Behandlung; deshalb sind die Mitarbeiter dem Sterben gegenüber hilflos, fühlen sich

49

bedroht, neigen zu Schuldzuschreibungen und zum Sedieren, damit das Sterben die Ruhe und Routine nicht stört. – Damit das Krankenhaus künftig nicht nur seine Aufgabe in der Feststellung, Heilung und Linderung von Krankheiten, Leiden und Körperschäden und in der Geburtshilfe sieht, sondern sich auch für ein menschenwürdiges Sterben verantwortlich weiß, müssen die gesetzlichen Definitionen entsprechend gestaltet, aber auch die räumlichen und personellen Bedingungen geschaffen werden (incl. der Regelungen im Pflegesatz). – In der Soziologie des Krankenhauses werden zu oft noch die Rollen als ein Pyramidengebilde begriffen, in welchem der Patient nicht vorkommt und der Arzt die Spitze bildet; spätestens das Sterben muß zum Umdenken zwingen, da es hier nur eine gemeinsame Verantwortung gibt und niemanden, der mehr weiß, kann und versteht als ein anderer.

4. **Intensivstation/Spezialstation.**
Wenngleich Intensiv- und Spezialstationen nicht auf das Sterben, sondern auf eine künstliche Aufrechterhaltung von Vitalfunktionen bei einem heilbaren/besserungsfähigen Grundleiden gerichtet sind, so wird dort doch auch gestorben, und dann oft unter Umständen, die das Sterben mindestens nicht erleichtern. Die Hoffnungslosigkeit eines Zustandes wird nicht selten erst während der Behandlung erkennbar; dann gilt es, mit allen verfügbaren Mitteln das Sterben zu erleichtern. Dem stehen oftmals die alles beherrschende Technik und die bauliche Situation im Wege; Technik hat keinen Selbstzweck, sondern unterliegt dem Gebot der »Verhältnismäßigkeit«; es gilt, nicht nur das Nötige zu tun, sondern auch das Überflüssige zu unterlassen. – Es

muß versucht werden, dem Patienten die psychischen Belastungsfaktoren zu mindern: Einbeziehung der Angehörigen soweit möglich und zumutbar (dann brauchen aber auch die Angehörigen eine angemessene Betreuung); Kommunikationshilfen z. B. für Beatmungspatienten; räumliche Trennung der Patienten, damit sich nicht Belastungsfaktoren übertragen; Verringerung der Belastungsfaktoren für das Behandlungsteam (innerdienstliche psychologische Auswertung der Versagens- und Frustrationsgefühle; Entzerrung des Arbeitsablaufs u. a.). – Das Behandlungsteam muß sich über die »Stufentherapie« Klarheit verschafft haben und dabei einander Gefühle zugestehen. Der Übergang zur »Minimaltherapie« oder zur »unabdingbaren Basistherapie bei Behandlungsabbruch« (*Vgl. K.* Steinbereithner, *Grenzen der Wiederbelebung und Intensivtherapie. In: Medizinische Wochenschrift, 128, 1978, 753–761*) geht immer durch einen Strudel der Trauer, des Versagens, aber auch des Mutes und des festen Willens zu einem »gelungenen Abschluß«. Das Team muß sich diesen Anmutungen stellen können, auch dann, wenn ihm dies von der Persönlichkeit des Patienten (z. B. Suizidpatient), durch dessen Passivität und Apathie erschwert wird. (Vgl. auch Kap. E.6.).

5. Die **Spezialklinik.** Einige Kliniken haben sich auf die Behandlung von Patienten mit erhöhtem Risiko oder auf besonders aggressive Behandlungsmethoden spezialisiert (Unfallkliniken, Strahlenkliniken u. a.); diese Kliniken haben oft auch eine erheblich höhere Sterberate als andere Krankenhäuser. Deshalb ist das Personal einerseits zwar besonderen Belastungen ausgesetzt, andererseits

aber auch oft erhöht sensibilisiert für die Bedürfnisse und Strebungen sterbender Patienten. Die Ängste und Hoffnungen der Kranken und Angehörigen sind teilweise geradezu aufgepeitscht, teilweise mischen sich aber auch resignative und depressive Stimmungen urplötzlich ein. Solche Kliniken benötigen Öffnung zur »Welt draußen«, Zusammenarbeit mit den Gemeinden, Einbeziehung vieler Laienhelfer und eine »wahrhaftige« Öffentlichkeitsarbeit.

6. **Heim/Pflegeheim.** Unter »Heim« versteht man eine Einrichtung zur Unterbringung, Verpflegung und Betreuung alter oder pflegebedürftiger oder behinderter Menschen; Pflegeheime und Krankenheime beziehen sich besonders auf chronisch kranke und erhöht pflegebedürftige Menschen. Trotz ihrer vorwiegenden Zielsetzung, eine selbständige Lebensführung zu sichern, verbliebene Kräfte zu üben und mit »aktivierender Pflege« ggf. eine Besserung des Allgemeinzustandes herbeizuführen, ist auch die Sterbebegleitung ein Merkmal dieser Einrichtungen. Leider treten oft Aktivierung und Rehabilitation derart in den Vordergrund, daß Sterbende zweitrangig werden; noch ist der Sterbebeistand kein anerkannter Arbeitsauftrag an Heime wie auch an Kliniken (vgl. die Gesetze). Andererseits sollten aber Menschen, die schließlich in einem Heim/Pflegeheim »Heimstatt« gefunden haben, dort auch das Lebensende verleben dürfen; Verlegungen sollten sich verbieten. Dazu muß aber auch das Personal umdenken: Tod ist kein Mißerfolg der Therapie!

7. **Spezialpflege** incl. Gerontopsychiatrie. Die Spezialpflege (oftmals auch als Sterbestation bezeichnet) hat in vielen größeren Häusern Einzug gehalten, so z. B. als Palliativ-Stationen. Es handelt sich also um pflegerische Einheiten, in denen Patienten zusammengefaßt werden, die einer besonderen Versorgung und Betreuung bedürfen. Hier herrscht dann eine ganzheitliche Gruppenpflege vor, die sich einer kontrollierten Planung und Dokumentation unterwirft, damit sich der Pflegeprozeß mit den Veränderungen des Patienten wandelt.

8. Das **Hospiz.** Oftmals unter anderem Namen (z. B. »Sterbeklinik«) breiten sich in der westlichen Welt die sogn. Hospize aus, Herbergen für müde und kranke Wanderer auf dem Lebensweg und vor dem Lebens-Ziel, – ein sehr alter Wein in ganz jungen Schläuchen. Auf der Grundlage geschichtlicher Zeugnisse aus dem Mittelalter (Johanniter-Orden u. a.) wurde 1967 das erste Hospiz für Sterbende der Neuzeit (von Dr. C. SAUNDERS in London) errichtet. Inzwischen gibt es Vergleichbares auch in Deutschland (Aachen, Recklinghausen, Köln u. a.) und viele Gründungsinitiativen. – Hospize bieten eine spezifische Versorgung Sterbender durch ein interdisziplinäres Team und unter Einbeziehung der Familie (Angehörige). Sie folgen einer ganzheitlichen Pflege-Philosophie, integrieren Fortbildung und Supervision für das Personal, fühlen sich mitverantwortlich für die Trauerarbeit der »Hinterbliebenen« und verbinden meist stationäre und ambulante Versorgung. – Für die Hospize gelten zumeist drei Prinzipien: Gastfreundlichkeit, Christlichkeit und Schmerzkontrolle. Das erste kulturübergreifende Prinzip öffnet die Häuser für Patienten und Besucher aller Art (einschließlich Kindern und Haustieren);

das zweite gibt dem Personal den motivationalen Rückhalt; und das Ziel der Schmerzkontrolle läßt viele andere Probleme schwinden: es gibt keine Angst vor Medikamentenabhängigkeit, ein offenes Verhältnis zur Wahrheit, Vorrang der »Heilung« vor der »Therapie«. *(Vgl.* SANDOL STODDARD, *Die Hospiz-Bewegung. Freiburg/Br. 1987)*

9. Das **ambulante Hospiz.** Viele Hospize sind in Krankenhäuser eingegliedert oder mit diesen organisatorisch verbunden. Je geringer die Verbindungen mit einem Krankenhaus sind, desto eher kann das Hospiz auch ambulante Aufgaben übernehmen; allerdings gehen andere Vorteile verloren (Einfluß des Hospizes auf das innere Klima des Krankenhauses, vorübergehende aggressive Therapie ohne Verlust der Beziehung zum Hospiz u. a.). – Die Aufgaben der Hospiz-Ambulanz sind: Beratung für Familien, Institutionen und Einzelne in Fragen angemessener Sterbebegleitung; Koordination verschiedener ambulanter Hilfsangebote; Mitwirkung bei häuslicher Versorgung und Pflege; nachgehende Trauerarbeit; Training und Betreuung der Helfer.

10. **Ambulante Dienste** wie Sozialstationen, Besuchshelferorganisationen, mobile soziale Hilfsdienste, Gemeindepflege u. a. Ambulante und stationäre Dienste müssen untereinander und mit den Familien zusammenarbeiten; es kann keine Abgabe von Verantwortung geben, wenn es um das Sterben eines Menschen geht. Die notwendige Koordination geschieht oft über einen integrationsfähigen Menschen oder über eine Kontaktstelle. Die Gestaltungsmöglichkeiten sind vielfältig.

11. **Selbsthilfe.** Wir unterscheiden die Selbsthilfe der Betroffenen, die im Sterben eine natürliche Grenze hat – auch für betreuende Angehörige, und die Selbsthilfe der Helfer; letztere haben bereits verschiedene Helferorganisationen gegründet: z. B. »OMEGA – Mit dem Sterben leben e. V.«, Hann. Münden (Sterbegeleit, Freundschaftsdienste, Hospiz-Initiativen); »Mensch und Tod e. V.«, Essen (Trauerarbeit, Sterbebeistand); »Verwaiste Eltern« und »Regenbogen«, verschiedene Ortsgruppen (Aufarbeitung und gegenseitige Hilfe bei frühem Tod von Kindern bzw. bei bedrohlicher Erkrankung). Derartige Organisationen sind oft an feste Standorte und bestimmte Menschen gebunden. Von ihnen geht ein starker Impuls zur »Enttabuisierung« des Sterbens und Todes aus. Oftmals ist ein bedrohliches Krankheitsbild das Integrationselement der Gruppe, z. B. Krebs, Muskelkrankheiten, Niereninsuffizienz, Blutungskrankheiten, Multiple Sklerose, Asthma und andere Erkrankungen der Atemwege (vgl. Kap. E.6.).

5. Fehler der Institution

Die Darstellung von Fehlern, welche zwar im eigenen Handeln durchaus vorkommen, deren Auflistung jedoch schmerzt und Korrekturen eigenen Handelns oftmals auch hemmt, muß anders erfolgen als der übrige Text dieses Buches. Deshalb werden die folgenden Kapitel von Geschichten begleitet, die vielleicht Mut machen, schlechtes Gewissen in positives Wollen zu verwandeln.

Mit der Stoppuhr in der Hand stellte ein amerikanischer Psychologe fest, daß Krankenschwestern auf das Rufzeichen aus einem Krankenzimmer hin signifikant langsamer zu Sterbenden als zu Genesenden gingen und signifikant kürzere Zeit in deren Zimmern verweilten als in denen von Genesenden. In solchem Verhalten äußern sich vielfach jene *Abwehrmechanismen* gegenüber dem Tod, die den Menschen von der jeweiligen Institution ihres Handelns nahegelegt und in Masken oder Verbergungskünsten festgeschrieben werden (vom weißen Kittel über das Stethoskop und die »Krankengeschichte in Aktendeckeln« bis zum Gebetbuch). So ist der Sterbende für manchen Mediziner nur ein »Fall« von vielen oder eine Anklage gegen die Begrenztheit seiner Kunst; für Angehörige ist er Objekt des Mitleids oder stiller Anklage; für Pfarrer Ziel und Gegenstand »ritueller Handlungen« auf der Grundlage bloßer Pflichten, die sich am Patienten erfüllen, oder Empfänger von »Tröstungen«, vielleicht auch psychisch trainierter Seelsorge. Zu oft gibt es in den Häusern zwar Ärzte, Schwestern, Priester und Patienten, aber Menschen findet man nur sehr selten.

Ergänzend muß vermerkt werden, daß die häufigsten Argumente gegen einen psychosozialen Sterbebeistand auch diesen Abwehrmechanismen zuzurechnen sind: Es gibt zu wenig Zeit für Gespräche und Zärtlichkeit in diesen Institutionen; die Krankenhäuser und Pflegeheime sind hoffnungslos überfüllt und also auch das Personal mit den Alltagsaufgaben völlig überlastet; die Aufgaben der Hauspflege sind zu vielfältig, als daß sie die Versorgung Sterbender wirklich übernehmen könnte. Ein einziges Wort, aus welchem Wahrhaftigkeit, Vertrauen und vor allem so etwas wie Liebe sprechen, das dem Problem nicht heimlich aus dem Wege geht oder billige Vertröstungen ausdrückt, kann mehr Sterbebeistand bedeuten als ein stundenlanges Schleichen um den heißen Brei der Lebensbedrohtheit, auch wenn sich dies als »Therapie« ausgibt.

5.1 Die »totale Institution«

Das soziologische Erklärungsmodell für Fehler in der Institution orientiert sich an dem politischen Begriff des *Totalitarismus*, in welchem die Individuen einem verbindlich reglementierten Leben unterworfen bzw. eingegliedert werden, wo alle Aspekte des Lebens an einem Ort zusammengefaßt sind und einer Kontrolle unterliegen; außerdem besteht im Totalitarismus eine besonders große Distanz zwischen den herrschenden Subjekten und den beherrschten Objekten; deshalb gehen Isolierung und Vereinnahmung des Menschen unter Gruppenzwänge ein fatales Zusammenwirken ein. Eine »totale Institution« ist eine weitgehende Widerspiegelung solcher gesellschaftlicher Gegebenheiten im Kleinen.

Man könnte diese Zusammenhänge in folgende Grundhypothesen fassen: **Je totaler die Institution, desto unpersönlicher die eigene Gestaltung eines Todes durch den Sterbenden.** In einer totalen Institution sind die darin untergebrachten Individuen weitgehend gleich gestellt; Ster-

53

bende werden deshalb relativ gleich behandelt ohne Unterschied des Geschlechtes oder der Biographie: es kommt zu einem Sterben, das den Gesetzen der Institution mehr gehorcht als der Persönlichkeit des Menschen. – Das Leben in der totalen Institution ist formalen Regeln unterworfen, an deren Aufstellung und Kontrolle der Betroffene keinen Anteil hat; Sterbende werden also eher gemanaget als betreut.

Alle Aspekte des Lebens sind an diesen einen Ort, dem Sterbeort, gebunden: Gestaltung der verplanten und der freien Zeiten, Nahrungsaufnahme und Durststillung, Notdurft, Körperpflege, Gespräche, Zärtlichkeit und Freundschaft, Gebet usw. Außerdem unterliegen diese Lebensaspekte der gleichen Autorität (medizinisch-pflegerisches Personal), welche über die anwesenden Personen (Besuchsregelung), den Zeitplan und den Rhythmus der Bedürfnisregelungen entscheidet. Die Menschen in der Institution werden bürokratisch organisiert. Der Sterbende wird intern seiner Intimität beraubt und zur öffentlichen Person (Vorhänge um die Betten oder Bettschirme gibt es in Deutschland kaum); extern wird er isoliert und der Öffentlichkeit entzogen. Im Innern der Institution wird er mit den Sorgen und Nöten anderer direkt konfrontiert (Mitpatienten, Personal), nach außen wird er vom Alltagsleben abgeschnitten; nach Innen ist er auf die Beziehung zu fremden Menschen angewiesen, die Außenkontakte zu vertrauten Menschen reißen ab oder werden gar direkt gestört. Damit geht eine soziale und räumliche Isolierung einher; die eingeübten Erklärungsmuster für das, was mit ihm geschieht, sind für den Sterbenden nicht mehr verwendbar. Er wird zu einer Anpassung gezwungen, deren Umfassenheit er nicht (mehr) begreift.

Unter den Tieren war ein Rangstreit ausgebrochen. Ihn zu schlichten, schlug das Pferd vor, den Menschen hinzuzuziehen, der ja wohl unpar-

teiisch sei. Trotz des Zweifels des Maulwurfes, der Mensch werde wohl die oft tief verborgenen Vollkommenheiten der Tiere nicht entdecken können, wurde der Mensch zum Richter bestellt. Auf die Frage des Löwen, nach welchem Maßstab er denn den Wert des einzelnen Tieres ermessen wolle, antwortete der Mensch, es gäbe nur einen zweifelsfreien Maßstab, nämlich die Nützlichkeit des Tieres für den Menschen. Da warf ihn der Löwe aus der Versammlung, weil er nach diesem Urteil wohl zu sehr unterhalb des Esels rangieren müsse. Dann sprach er: »Der Rangstreit ist ein nichtswürdiger Streit! Haltet mich für den Vornehmsten oder Geringsten; es ist mir gleich. Ich kenne mich!« Damit verließ er die Versammlung. Ihm folgten der weise Elefant, der kühne Tiger, der ernsthafte Bär, der kluge Fuchs, das edle Pferd; kurz alle, die ihren Wert fühlten. Die sich zuletzt murrend wegbegaben, waren – der Affe und der Esel.

Auch unter den Personen in einer Institution des Gesundheitswesens gibt es einen solchen Rangstreit, eine Hierarchie, eine Hackordnung: Befehlsträger außerhalb (Träger, Pflegesatzkommission, Regierung u. a.), Herrschende innerhalb (ärztliche, Verwaltungs-, Pflegedienst-»Leitung«, Heimleitung, Hauswirtschaft u. a.), informelle Bestimmungsgrößen (Hausmeister, höher »Qualifizierte«). Und es wird hart gerungen sogar bis hinunter ans Krankenbett. Die Verteilung der Rangplätze fällt also nicht leicht.

Aber die Geschichte liefert uns zwei wesentliche Anhaltspunkte: Zum ersten das Kriterium der Nützlichkeit; demnach ergäbe sich, daß einzig der Patient nützlich ist für das Ganze, die Mitarbeiter, Leitung etc. jedoch immer nur für Teile des Ganzen. Bei dieser umgekehrten Hierarchie dürfte es keine festen Essens- und Wach-/Schlaf-Zeiten mehr geben, würden die Gehälter nach der Einschätzung durch die Patienten eingestuft u. a. Der Phantasie für eine »patientenzentrierte Pflege« sind keine Grenzen gesetzt.

Das zweite Kriterium hebt die Rangfrage gleichzeitig auf, das Kriterium des »erkannten eigenen Wertes«. Einerseits muß den Patienten Gelegenheit gegeben werden, ihren eigenen Wert auch als Sterbende zu erkennen, andererseits aber braucht auch jede(r) Mitarbeiter(in) einen derartigen fühlbaren eigenen Wert: die reibungslose Organisation, das einfühlsame Gespräch, die gefühlvolle Injektion, die Pflichttreue, die Verbreitung von Glücksgefühlen, das Verständnis für alle Formen wirrer Gedanken, soziale Zärtlichkeit, Sinn für Farben und Raumgestaltung und vieles mehr. Jedenfalls sollte die Suche nach dem Rang nicht in der Art des Affen, der nur anderen nacheifert, erfolgen, wie bei der Pflegekraft, die nach »höherwertigen« Aufgaben drängt, weil sie dann dem ärztlichen Dienst sich glaubt annähern zu können; aber auch die Art des Esels ist ungeeignet, der sich von anderen, hier vom Menschen, nach deren Nützlichkeit einstufen läßt.

Durch Hackordnung und Hierarchie werden die Menschen oftmals daran gehindert, ihren eigenen Wert zu entdecken. Strukturelle Gliederungen sollten auf der Autorität der Sache, auf tatsächlicher Kompetenz beruhen. Der eigene Wert eines Sterbebeistandes aber ist vor allem in Begegnungen mit seiner eigenen Sterblichkeit begründet: **je unbewältigter die eigene Sterblichkeit des Helfers, desto oberflächlicher sein Beistand.** Das derzeitige Personal in den bestehenden Institutionen ist in der Regel weder für die Betreuung Sterbender ausgebildet noch motiviert; sie weisen eine signifikant höhere Todesangst und Todesverdrängung auf als vergleichbare Berufe. Deshalb müssen wir uns mit den persönlichen Sterbekontakten und -einstellungen ausführlicher befassen (Vgl. Teil 2: Auseinandersetzung mit eigenem Sterben).

Klinische Einrichtungen haben den Auftrag, zur Heilung und Genesung der Patienten beizutragen; pflegerische Einrichtungen widmen sich der rehabilitierenden Behandlungs- und Funktionspflege. Damit erfüllen sie zwar einen bedeutenden Auftrag, innerhalb dessen jedoch vielfach die speziellen Bedürfnisse Sterbender als störend empfunden werden. Eine *Zwei-Klassen-Gesellschaft* entsteht: einerseits Genesende, Heilbare, Rehabilitierbare, andererseits Sterbende (Vgl. Kap. B.5.4). Deshalb kommt es in den auf Genesung und Reaktivierung gerichteten Institutionen zu *Verlegungen*, mehr als in Spezialpflegeeinheiten. Jede Verlegung aber kommt einer sozialen Tötung gleich (Ausnahme: Verlegung nach Hause), weil Sterbende den sozialen Raum und die sozialen Beziehungen in herausragender Weise benötigen. Dem aber widerspricht auch die hohe Personalfluktuation, welche einer Gleichsetzung des Patienten mit dem beschädigten Organ bzw. mit seiner Krankheit Vorschub leistet. Die totale Institution, wo Organe behandelt, Schäden behoben werden, verhindert die personale Zuwendung, die Begegnung von Mensch zu Mensch. Weder können sich die Stationszeiten (Essenszeiten, Waschungen, Visiten, Wachzeiten u. a.) nach den Patienten richten, noch ist eine Konzentration der verschiedenen Aufgaben auf eine Bezugsperson am Krankenbett möglich. Der Patient gelangt also nicht zur persönlichen Todesprägung, sondern wird zu einem ihm fremden Sterben, einem »Verlöschen« gedrängt; die Selbstbestimmung des Menschen kann sich in dieser entscheidenden Situation seines Lebens nicht mehr durchsetzen.

5.2 Kommunikative Mängel

Es gilt als Binsenweisheit der modernen Kommunikationswissenschaft, daß die Beziehung zwischen Menschen vom Ineinander einer Inhalts- und einer Beziehungsebene geprägt ist. Die Vermittlung von Inhalten kann durch Ausbildung gestärkt werden; **je geringer das Ausbildungsniveau der Helfer, desto verminderter die kommunikative Information.**

Wahre Beziehung aber kann sich nur zwischen souveränen und autentischen Menschen entwickeln, die also weder durch routinierte Ausübung ihres Berufes erkaltet, noch durch »zu viel« Ausbildung als Menschen deformiert wurden; denn **je routinierter das pflegerische Handeln, desto starrer die Beziehung.**

Über Kommunikation sollte durchaus kommunikativ gesprochen werden: verständlich, wahrhaftig, einfühlsam und anschaulich.

Von ARTHUR SCHOPENHAUER, dem letzten großen Philosophen des ausklingenden Idealismus stammt folgende Erzählung: Eine Gesellschaft Stachelschweine drängte sich an einem kalten Wintertage recht nahe zusammen, um, durch die gegenseitige Wärme, sich vor dem Erfrieren zu schützen. Jedoch bald empfanden sie die gegenseitigen Stacheln, welches sie dann wieder voneinander entfernte. Wann nun das Bedürfnis der Erwärmung sie wieder zusammenbrachte, wiederholte sich jenes zweite Übel; so daß sie zwischen beiden Leiden hin und hergeworfen wurden, bis sie eine mäßige Entfernung voneinander herausgefunden hatten, in der sie es am besten aushalten konnten.

Schopenhauer schließt seine Erzählung mit folgender Bemerkung ab: Die mittlere Entfernung, die sie endlich herausfinden, und bei welcher ein Beisammensein bestehen kann, ist die Höflichkeit und die feine Sitte.

Die Winterkälte ist dem alltäglichen Sterbebeistand keineswegs fremd; kalt sind zu oft die Räume, erkaltet die Menschen; Kühle aber strahlt auch das Problem selbst wegen seiner *Irreversibilität* aus, wegen der Unmöglichkeit, den Sterbeprozeß nachhaltig zu verzögern oder gar rückläufig zu machen. Trotz aller Bemühungen um Re-Aktivierung, Re-Habilitation u. a. gibt es letztlich ja kein zurück (lat. »re-«). Und indem wir dieser Kälte entgegentreten wollen, strecken wir unsere Stacheln aus; aber mit Stacheln kann man nicht wärmen.

Oftmals möchten wir mit unserer Wärme und Zärtlichkeit die Kälte der Situation mildern; aus dieser fürsorglichen und beschützenden Betreuung kann ein Gefängnis werden; »*Overprotektion*«, erdrückende Fürsorglichkeit ist uns nicht nur aus dem Mutter-Kind-Verhältnis bekannt, sondern auch aus der Beziehung zwischen Pflegekraft und Patient. Liebe ist nicht Festhalten, Erdrücken, Umklammern, sondern Liebe ist Freilassen auch dann, wenn dies ein Lösen vom Leben beinhalten würde. Freilassen aber erwächst nicht aus Unbekümmertheit, sondern aus Einfühlung in den Lebensprozeß, Einschwingen in das Unausweichliche.

Deshalb stehen in der Kommunikation *Einfühlung und Distanz* nicht einander ausschließend gegenüber, sondern sie bedingen einander: Distanz gibt Freiheit, wenn sie aus dem Verstehen des anderen folgt; Beziehung schafft Intimität, wenn sie den Abstand wahrt. Der Mensch zeigt seine Stacheln, wenn man ihm aufdringlich nahekommt, wie das Stachelschwein; und das ist gut so. Damit schützt er seine Intimität; »abgebrochene Stacheln« müßten uns sehr nachdenklich stimmen. Auf den mit Nähe und Distanz zusammenhängenden Teufelskreis haben wir bereits hingewiesen (vgl. Kap. B.1.1). Je weiter ich mich vom anderen entferne, desto kälter wird unsere Beziehung; je näher ich aber an den anderen herantrete, desto mehr besteht die Gefahr, daß Wärme sich in Haß verkehrt, weil ich den anderen nicht mehr als wärmend, sondern als stachelig erfahre.

Aus der Distanz erscheint mir ein Mensch als Teil einer Allgemeinheit, bei der Individuelles verwischt; aus der Nähe erfahre ich ihn als unvergleichlich, einzigartig. Wärme bringt Nähe von Stacheln, räumliche wie persönlich-soziale Entfernung schafft Kälte; also ist Interaktion immer ein *Wagnis*. Durch Distanzieren drohen wir ebenso zu scheitern wie durch Einfühlung.

Die Stachelschweine aber lehren uns noch ein Weiteres: Signale, die von Stacheln ausgehen, werden von uns nämlich viel eindeutiger wahrgenommen als die der Wärme. Die Ursache des Schmerzes ist klar erkennbar; die Reaktion fast gesetzmäßig. Wärme dagegen ist nur ein Abbild ihrer Ursachen; sie kann auf Liebe zurückgehen, wie auf Verbrennungsprozesse. Verliebte Stachelschweine erleben das Stacheln-Wärme-Problem sicher ganz anders als nur dabeistehende. Dieses Phänomen gibt es auch zwischen Menschen, zumal zwischen Liebenden.

Einerseits verfügen wir über ein genaues, leicht entschlüsselbares Mitteilungsmaterial (z. B. Sprache), andererseits über vieldeutiges (z. B. Schweigen). Wir werden auf diese Probleme noch zu sprechen kommen (vgl. Kap. E.3. und E.4.). Wie vielfältig können z. B. die angeblich letzten Worte J. W. v. GOETHE verstanden werden? »Mehr Licht!« Eine Feststellung, eine Bitte, eine Wahrnehmung, ein Gefühl, kaltes Licht, warmes Licht? Oder was wäre zu sagen über seine anderen »letzten Worte« nach LUISE SEIDLER: »Setz dich zu mir, liebe Tochter, ganz nahe ... Gib mir dein liebes Pfötchen!« – Der Satzbau ist logisch und klar; aber die mitschwingenden Wortbedeutungen sind nur unmißverständlich innerhalb einer Zwiesprache.

5.3 Tödliche Verwirrung

Vielleicht sind die gekennzeichneten kommunikativen Mängel nicht sogleich als »Fehler der Institution« erkennbar. Deshalb soll am Beispiel der *Verwirrungen* den Zusammenhängen von Institution und Verhalten noch näher nachgespürt werden.

BERT BRECHT erzählte folgende Geschichte:

»Wir können nicht mehr miteinander sprechen«, sagte Herr K zu einem Mann. »Warum«, fragte der erschrocken. »Ich bringe in Ihrer Gegenwart nichts Vernünftiges hervor«, beklagte sich Herr K. »Aber das macht mir doch nichts«, tröstete ihn der andere. – »Das glaube ich«, sagte Herr K erbittert, »aber mir macht es etwas.«

Wie häufig befinden wir uns in durchaus vergleichbaren Situationen, daß unsere gewünschten Gesprächspartner sich nicht einmal daran stören, daß wir mit ihnen zu keinen guten Zielen mehr gelangen? Zu häufig sind gerade Problemstellungen im Zusammenhang mit Sterben und Tod Auslöser derart entglittener Kommunikation; und die Rahmenbedingungen verstärken das noch. Vor allem gelingt es uns oft nicht einmal, uns einzugestehen, daß wir einander nichts zu sagen haben, daß unsere Worte versagen; denn der Satz: »Ich bringe in deiner Gegenwart und in diesem Augenblick nichts Vernünftiges (mehr) hervor«, beinhaltet ja zugleich die Mitteilung über fehlende treffende Worte und über das trotzdem vorhandene Interesse an dem Menschen und seiner derzeitigen Problemlage. (Damit die institutionellen Rahmenbedingungen entsprechend gestaltet werden können, sei auf den »Entwurf eines Regelkatalogs zur Kommunikation im Krankenhaus« verwiesen; vgl. Anhang.)

Wenn wir derart aneinander vorbei kommunizieren, ist das ein Zeichen für *Verwirrungen*, die in uns selbst oder in der Art der uns umgebenden institutionellen Bedingungen wurzeln. **Je verwirrender unser psychosozialer Umgang, desto vollkommener wird der soziale Tod vor dem körperlichen sein.** Die größte Verwirrung geschieht sicher durch den Verlust der Identität, der Übereinstimmung des Menschen mit sich und der ihn umgebenden Welt: Identitätsverlust als tödliche Verwirrung.

Der Mensch büßt seine *personale Identität* ein, wenn seine Personalität institutionell und kommunikativ getötet wird, z. B. indem die Pflegekräfte sich nicht um den Namen des Patienten / Bewohners bemühen, Außenkontakte (zu Familie, Ar-

57

beitskollegen u. a.) für überflüssig gehalten werden, Pflegebedürftige »nur noch zurechtgemacht« werden. Eine Patientin erklärte uns, der liebe Gott wolle sie haben, aber er sage immer, sie sei schlecht; wenig später begründete sie dies damit, daß sie »einsam« sei. Sie sah also in ihrer Einsamkeit den Grund für den Verlust der eigenen Werthaftigkeit vor Gott.

Oft ist mit dem Verlust der personalen Identität auch ein *Intimitätsverlust* verbunden z. B. durch praktizierte öffentliche Nacktheit pflegebedürftiger Menschen, gegen die sich hospitalisierte Langzeitpatienten nicht mehr zur Wehr setzen. Intimität, Unversehrtheit und Wahrung der Individualität hängen eng zusammen; deshalb sind uniforme Betreuung und fehlende Akzeptation der persönlichen Eigenart oder Verschrobenheit in Todesnähe Beiträge zu Verwirrung und Persönlichkeitstod.

Derartige Verwirrungen können einer künftigen Verwirrtheit gewissermaßen vorauseilen, Verwirrung kann Wirrnisse verursachen. Solche Verwirrungen geschehen auf den Stationen sicher nicht »absichtlich«, aber sie bereiten dem Verlust von Bewußtheit bei Sterbenden Vorschub, so daß dann im oft sogar erwarteten Sinne »dumpf« und »verlöschend« gestorben wird. Es gibt einen fatalen *Regelkreis der Verwirrung:* der Mensch fühlt sich fremd auf der Station – kann die Bezugspersonen nicht einordnen – entwickelt Angstgefühle – zieht sich vom Personal zurück – dieses reagiert doppelt befremdet. Es entsteht stationäre Heimatlosigkeit verstärkt durch begleitende Verwirrungen, wodurch dem Patienten eine Aktivierung seiner geistigen Potenz erschwert wird, die er doch für eine Auseinandersetzung mit dem bevorstehenden Sterben dringend benötigt.

Das Leben der sterbenden und pflegebedürftigen Menschen wird oftmals von verwirrenden Umständen begleitet, da die Pflegekräfte z. B. selbst Angst vor Orientierungsverlust hegen, keine Möglichkeit haben, über eigene Unsicherheiten und routiniertes Verhalten zu reflektieren, oder da sie nicht genügend Aufmerksamkeit aufbringen für die gerade in Todesnähe durchbrechende »Normalität« und Klarheit bei den Patienten. Die Sterbenden werden insofern geradezu verführt, ihre zerebralen Fähigkeiten vor der Umgebung zu verbergen. Die tödliche Verwirrung wird wechselweise von den beteiligten Personen verstärkt.

5.4 Ideologien der Institution

Die mittlere Entfernung zwischen Wärme und Stacheln, wie sie am Beispiel der Stachelschweine nach A. SCHOPENHAUER (vgl. Kap. B.5.2) angesprochen wurde, wird geschaffen durch »Höflichkeit« und »Sitte«. *Höflichkeit* meint jene Mischung aus Anerkennung des anderen, Beziehung ohne Distanzlosigkeit, Zuneigung ohne Unterwürfigkeit, die zusammen Kommunikation und Interaktion erst ermöglichen. *Sitte* dagegen bezeichnet etwas zwischen Interaktionspartnern bestehendes, das weder rechtlich erzwingbar, noch wie die Normen der Sittlichkeit von der inneren Willensbestimmung getragen ist. Sitte gebietet, anderen nicht ins Wort zu fallen, als Mann Frauen (und zumal älteren Patientinnen) einen gewissen Vorrang einzuräumen, die persönlichen Festtage eines Menschen einzuhalten usw. Vielleicht fehlt uns im Sterbebeistand noch so etwas wie »Sitte«; denn diese würde uns zwar fordern, aber nicht zwingen, wäre beständig und verbindlich, aber auch wandelbar. Vielleicht kann »Freundschaft« hier hilfreich sein (vgl. Kap. A.3.).

Ein Mann hatte einen trefflichen Bogen von Ebenholz, mit dem er sehr weit und sicher schoß und den er ungemein wert hielt. Einst aber, als er ihn aufmerksam betrachtete, sagte er: »Ein wenig plump bist du doch! Alle deine Zierde ist die Glätte, Schade! – Doch dem ist abzuhelfen! Ich will hingehen und den besten Künstler Bilder in den Bogen schnitzen lassen.« Er ging hin, und der Künstler schnitzte eine ganze Jagd auf den Bogen. Der Mann war voller Freude. »Du verdienst diese Zier, mein lieber Bogen!« Indem will er ihn versuchen; er spannt den Bogen, und der Bogen – zerbricht.

GOTTHOLD E. LESSING berichtete uns von diesen sinnlosen Verzierungen an einem bereits prächtigen Bogen. Wo unsere Institutionen des Sterbens bereits über eine gewisse Kultur des Gesprächs, der Höflichkeit und Sitte, des natürlichen Nebeneinanders von Beziehung und Inhalten verfügen, sollten sie vermeiden, den zahlreichen Psychoangeboten zum Sterbebeistand von der Gestalttherapie bis zur transpersonalen Psychologie, von der Reinkarnationstherapie bis zu Meditationskulten nachzujagen. Zu viel des Guten kann eben auch zu viel für das Ganze sein. Globale Pflege- und Verwaltungskonzepte können ebenso unbrauchbarer Zierrat sein wie die Entwicklung der Behandlungs- und Funktionspflege oder der Krankengymnastik, Ergotherapie, Freizeitpädagogik u. a. zum Selbstzweck.

Damit soll das Ziel des Sterbebeistandes nicht minimalisiert, sondern fundamentalisiert werden; unser »Bogen« erfüllt seine Aufgabe, wenn sich der sterbende Mensch akzeptiert fühlen darf, wenn er ein Sterben innerhalb seines Lebens leben darf, das ganz sein Sterben ist, geprägt von seiner unverwechselbaren Persönlichkeit und Menschlichkeit. Ein guter Sterbebeistand wird nicht durch neueste »Techniken«, Methoden und Therapien gebildet; das beweisen immer wieder viele unverbildet gesprächsfähige Ehrenamtliche, Raumpflegerinnen, Angehörige.

Es gehört deshalb zu den Ideologien pflegerischer und medizinischer Institutionen, daß sie meinen, immer dem neuesten Standard entsprechen zu müssen; das Neueste ist aber nicht immer auch das Beste. **Je perfekter, spezialisierter und** behandlungsorientierter der Umgang mit Sterbenden, desto größer die Gefahr der Vereinsamung und »Ver-Objektivierung«. Viele Institutionen haben einen ausgeprägten Willen zur Aktivierung und Rehabilitation, d. h. zur erfolgreichen »Behandlung« ihrer Patienten/Bewohner. Freude, Genugtuung und Erfolgserleben entsteht bei den Mitarbeitern in solchen Einrichtungen nicht, wenn sie jemandem im Sterben haben helfen können, »menschlich« zu sterben, sondern vor allem wenn Sterben verhindert werden konnte und eine Zeitspanne selbständigen Lebens noch möglich wurde. Der Tod gilt dort als Panne.

Auf der *Werteskala* sind Lebenswille, »fleißige« Nahrungsaufnahme, Trainingsbereitschaft im positiven Teil angesiedelt, negativ dagegen werden Untätigkeit, Sterbebereitschaft, Nahrungsverweigerung und »stille Versenkung« eingestuft. Je bereitwilliger sich ein Mensch den Forderungen nach Eigenleistungen, Gesundheitsprogrammen und Rehabilitationsmaßnahmen unterwirft, desto höher ist sein Wert auf der Station und desto größer der Unwert seines Sterbens; von »Patientenzentriertheit« kann nicht die Rede sein. Weigerungen gegenüber der Patientenpflicht zur Behandlungsbereitschaft werden bestimmt und resolut beantwortet. Durch seine Nähe zum Tode ist der Patient aber gehindert, sein Sterbensrecht einzufordern. Er kämpft also gegen eine *Wiederherstellungs-Ideologie*. Als Ideologie bezeichnen wir die einer bestimmten Interessenlage zugeordneten Denkweisen und Verhaltensnormen, welche zur Rechtfertigung oder Verhüllung der wirklichen Interessen dienen und mit einem gewissen Absolutheitsanspruch auftreten. Bei der Fixiertheit auf Wiederherstellung des Gesundheitszustandes tritt das Wohlbefinden des Menschen hinter seine Leistungen zurück. Dieser Ideologie ist auch durch eine Gegen-Ideologie zu widerstehen.

59

Sterben muß als ebenso wertvoll angesehen werden wie Wiedererlangung von Gesundheit; Kommunikation und bloße Nähe oder Anwesenheit einer Pflegekraft bei einem Sterbenden muß im Arbeitsplan vorgesehen sein (z. B. mindestens 30 Minuten pro Schicht); es muß einen regelrechten *Beistandsplan* geben, der unmittelbar aus der Beziehung zwischen Sterbendem und Helfer entsteht, der in gewisser Weise überprüft werden kann, in der einfachste Pflegevorgänge bewußt gelebt, und Absprachen gezielt getroffen werden; der Beistandsplan wird dokumentiert und also zugänglich und nachvollziehbar; die Dokumentation wird von allen Pflegenden fortgeschrieben. Nur ein solch klarer Plan kann den falschen Ideologien wirksam entgegentreten. Im Beistandsplan aber sind auch mehr als in anderen Pflegeprozeßplanungen die Mitpatienten, Angehörigen, Laienhelfer u. a. einzubeziehen.

Dann wird es eines Tages Institutionen geben, von denen alle Menschen wissen, daß dort Sterben nicht mehr zur Qual werden muß; Sterbens- und Lebensangst schwinden angesichts dieser Tatsache; psychische Störungen nehmen so auch bei den Lebenden ab, und die unseriösen »Anbieter« für Sterbehilfe oder für ihre Art von »humanem Sterben« (Selbstmordhilfen, Tötung auf Verlangen u. a.) verlieren ihren »Markt«.

6. Von der rechtlichen Abgrenzung

In einigen vorangegangenen Kapiteln war bereits von »Rechten« die Rede (Kap. A.2.3 und 3.2 Kap. B.3.1 und 3.2). Obwohl Pflegekräfte mit den juristischen Grenzfragen weniger beschäftigt sind, müssen hier einige Klarstellungen erfolgen; allerdings ersetzen diese kaum ein juristisches Kolleg. Vielmehr soll dadurch verdeutlicht werden, daß pflegerisches Handeln eingebettet sein kann und häufig auch muß in die Entscheidungen der Ärzte; stellenweise muß Pflege sogar in der Lage sein, die ärztlichen Entscheidungen zu ersetzen oder an ihrer Gestaltung mitzuwirken.

6.1 Grundfragen des Sterberechts

Die *Grundrechte* des Menschen sind auch angesichts des Sterbens gültig und in Kraft: Die Unantastbarkeit der menschlichen Würde (Art. 1 Abs. 1 GG), das Recht auf freie Entfaltung seiner Persönlichkeit (Art. 2 Abs. 1), das in der Reihenfolge vor dem Recht auf Leben und körperliche Unversehrtheit (Art. 2 Abs. 2) steht. Sie haben ihre unmittelbare Auswirkung auf das Selbstbestimmungsrecht des Patienten, so daß er jederzeit eine verordnete Behandlung ablehnen kann; das ist im Blick auf andere Länder (auch demokratische) durchaus nicht selbstverständlich. Aus den Grundrechten resultiert aber auch die Aufklärungspflicht für alle medizinisch-ärztlichen Maßnahmen, die nicht durch »Unzurechnungsfähigkeit« und wegen evtl. Komplikationen umgangen werden darf.

Vor allem aber bedeuten die Grundrechte, daß es keine rechtliche Handhabe für sinnlose Sterbeverlängerungen, Verzögerungen des Todeszeitpunktes oder gar für Behandlungsfortdauer über den eingetretenen Tod hinaus geben kann. Strenge und allgemeingültige Richtlinien, Regeln oder Verhaltensmaßstäbe für die täglichen

Einzelfragen gibt es allerdings nicht und darf es auch nicht geben, damit das »Lernen am Modell« nicht abgeblockt wird. Neben verschiedenen Praxismodellen (z. B. den englischen Hospizen »St. Christopher« und »St. Barnabas«, dem anthroposophischen Modell »Herdecke«, dem »House of Calvary« in New York u. a.) gibt es vor allem die gedanklichen Modelle, wie die Menschenrechts-Lehre von JANUSZ KORCZAK. Bei ihm ist das *Recht auf den eigenen Tod* eingebettet in die Grundrechte der Lebensgestaltung: *das Recht des Menschen auf den heutigen Tag* und *das Recht, so zu sein, wie ich jeweils bin.* Aus Furcht, der Tod könne uns den Mitmenschen entreißen, entziehen wir ihn dem Leben; »um seinen Tod zu verhindern, lassen wir ihn nicht richtig leben«. Wir sind in ein Schema eingespannt, in welchem vergangene Tode uns gleichgültig werden sollen, und künftiger Tod verhindert werden muß; so verpassen wir den Sinn des Augenblicks vor allem, wenn er Sterblichkeit enthält. Jedem dieser Menschenrechte können konkrete Handlungsweisen zugewiesen werden (vgl. Kap. D.3.). Ein anderes Gedankenmodell ist die Unterscheidung von *negativer* und *positiver* Euthanasie, wobei unter »negativ« die Unterlassung von Behandlungsmethoden verstanden wird, die das Leben und Sterben verlängern würden; »positiv« sind die wohlüberlegten Methoden einer Beschleunigung des Todes. Dabei ist allerdings zu unterscheiden, wer bei dieser sogn. Euthanasie die *Taterrschaft* besitzt; Taterrschaft, die aus den Händen und dem Willen des Patienten gerät, wird leicht zur *Antäterschaft* – negativ wie positiv. Es gibt keine Berechtigung, in die direkte Absicht eines Menschen einzugreifen, der seiner tödlichen Krankheit freien Lauf lassen möchte, indem er die Unterlassung lebensverlängernder Maßnahmen verlangt (»negativ«); aber auch das Ansinnen an einen anderen Men-

schen, meinen Sterbeprozeß unmittelbar zu beschleunigen (»positiv«), wäre keiner Rechtfertigung möglich; ich begäbe mich aus der Taterrschaft in die Ohnmacht gegenüber einem Antäter.

Derartige Überlegungen sind rechtlich nur schwer, wenn überhaupt einholbar. Das liegt an der grundsätzlichen Aufgabenzuschreibung an das Recht und die geschriebenen, materiellen Gesetze. Es ist ein Fortschritt der Kulturbewegung, daß das *Recht* zu einem Eigenleben gegenüber der *Sittlichkeit* gezwungen wurde; sie entwickeln sich getrennt und nehmen gesondert auf das Gesellschaftsleben Einfluß. Jede Forderung, dieses Eigenleben wieder zu Mischungsverhältnissen zurückzuentwickeln, wäre sicher fatal. Die Unterscheidung ist vor allem in folgenden Merkmalen gegeben:

Recht und **Gesetz** stehen der äußeren Erzwingbarkeit näher und verbinden sich mit der Staatsmacht; das Recht will gelten. Im Strafgesetz wird ein Unrechtsverbot aufgestellt, und im zweiten Schritt werden daran Unrechtsfolgen geknüpft. Entscheidend aber ist, daß Recht und Gesetz (nur) auf das äußere Verhalten des Menschen abzielen.

Sittlichkeit und **Sittengesetz** wollen zwar auch gelten, aber sie beanspruchen Gültigkeit zu jeder Zeit und unter allen Umständen, während Gesetze auf eine gewisse Vorläufigkeit angelegt sind; aber die Sittlichkeit widerspricht ihrem innersten Wesen nach der äußeren Erzwingbarkeit. Sie knüpft ihre Gültigkeit auch nicht an Unrechtsfolgen. Entscheidend ist ihr Zusammenhang mit der inneren Gesinnung.

Recht einerseits und Sittlichkeit andererseits sind allerdings an die **Willensfreiheit** des Menschen gebunden; sie haben keinen Einfluß auf ein Müssen des Menschen (z. B. »Du *mußt* sterben«), sondern auf ein Dürfen und Sollen. Dies alles muß beachtet werden, wenn im Verhältnis von Ethik (vgl. Kap. B.3.) und Gesetzesordnung von »Recht auf Selbsttötung« oder von »Tötung auf Verlangen« gesprochen wird. Das Recht erlaubt, verbietet oder gebietet nur äußeres Handeln des Menschen; die Sittlichkeit dagegen billigt oder verwirft die durch menschliche Freiheit ermöglichten Entscheidungen unabhängig davon, ob und in welcher Form sie sich in Handlung umgesetzt haben. Das Recht betrachtet gewissermaßen eine menschliche Handlung von Außen nach Innen (Wer hat wann, wie, womit, gegen wen gehandelt?); das innere Leben des Handelnden, seine Gesinnung ist Gegenstand der Sittlichkeit und damit ihrer Betrachtung von Innen nach Außen (Warum hat eine wie geartete Person unter welchen Zwängen, Beweggründen, Motiven, in welcher ihr gemäßen Form gehandelt?). .

Die Konsequenzen dieser rechtsphilosophischen Überlegungen prägen die Auseinandersetzungen um Sterbehilfe und Sterbebeistand. Darf beispielsweise ein Medikament zur Schmerzkontrolle gegeben werden, durch das der Eintritt des Todes beschleunigt wird? Hier fällt die Entscheidung in der ethischen Absicht: Schmerzfreiheit oder Tötung; die äußere Handlung, die Vergabe eines Schmerzmittels, läßt den Wert allein nicht erkennen. – Wie muß die Beihilfe zur Selbsttötung gewertet werden? Die äußere Handlung läßt bereits einige Schlüsse zu: Wer beherrschte den eigentlichen Vorgang? Zufügung oder Ermöglichung der Selbsttötung, psychischer Zwang oder Erweiterung eines Freiheitsspielraums?

6.2 Gesetzliche Regelungen

An vier folgenden Prinzipien kommt die juristische Bewertung aller Überlegungen zu Euthanasie und Sterbehilfe nicht vorbei:

– **Das absolute Verbot der Tötung eines anderen.** Ein Abweichen von dieser Unabdingbarkeit ist nur in eng umgrenzten Ausnahmefällen möglich: Notwehr, Tötung des Feindes im Krieg, in einigen Staaten die Todesstrafe. Dieses absolute Gebot schützt den sterbenden Menschen vor Eingriffen, die seinen Zustand verschlechtern und den Todeseintritt beschleunigen könnten (z. B. vor der überdosierten Injektion). Der Behandlungsabbruch ist damit allerdings nicht erfaßt, da dem tödlichen Verlauf der Krankheit nun nichts mehr entgegengestellt wird, der Tod aber nicht unmittelbar herbeigeführt wurde.

– **Die ausnahmslose Straffreiheit der Selbsttötung.** Diese Straffreiheit setzt allerdings einen freiverantwortlichen Willen voraus, der von Suizidforschern immer wieder in Zweifel gezogen wird. Einem offensichtlich Entscheidungsunfähigen darf das Recht eigentlich nicht eingeräumt werden, was sich vor allem auf die Beihilfe zur Selbsttötung auswirkt; aber wer will das entscheiden? Jedenfalls muß das Freiheitsrecht des Menschen so ernst genommen werden, daß das Strafrecht diese Flucht aus dem Leben nicht unterbinden darf. Ethisch ist der Sterbewille zwar zu respektieren, aber zugleich wäre zu klären, wann ein Mensch vor sich selbst geschützt werden müßte. Also wird der sittliche Auftrag nicht erleichtert; vielmehr stellt sich deshalb immer auch die Frage, ob wir einen Menschen ins Leben zurückholen dürfen, nur weil er vielleicht in krankhaftem Zustand oder aus Irrtum Hand an sich gelegt hat. Ein Zurückholen ins Leben sollte deshalb nur dann als ethisch vertretbar eingestuft werden, wenn zugleich eine »Garantie« für das ersehnte »andere Leben« zu übernehmen versucht wird, also auf Wiederbelebung ernste Lebenshilfe folgt.

– **Straffreiheit der Beihilfe/Strafmilderung der Tötung auf Verlangen.** Tötungsverbot und Selbsttötungsrecht bereiten Schwierigkeiten, wenn ein Mensch seine straffreie Selbsttötung nur mit Hilfe eines fremden Menschen vollziehen kann. Ist der Handlungsvollzug immer und uneingeschränkt in der Entscheidungsgewalt des Patienten geborgen, so überträgt sich die Straffreiheit selbstverständlich auf den Helfer. Und selbst wenn die Entscheidungsgewalt letztlich doch in die Hand des Helfers übergegangen ist, so wird seine Tötungshandlung geringer bestraft als der »Totschlag«, weil die Straffreiheit der Selbsttötung strafmildernd für den Täter einer Tötung auf Verlangen wirken muß. Die Einwilligung hat jedoch ausdrücklich und ernstlich zu geschehen; und sie kann keine rechtfertigende Kraft haben.

– **Unbegrenztheit des Selbstbestimmungsrechtes des Patienten.** Das Selbstbestimmungsrecht kann zwar nicht die Rechtfertigung der Tötung auf Verlangen erreichen (sonst wäre der Übergang zum »mutmaßlichen Verlangen« auch sicher zu leicht), aber doch das Recht festigen, sich die Fortsetzung einer Behandlung zu verbitten: »Der Wille des Kranken, nicht seine Gesundheit sei höchstes Gesetz!«

Die wichtigsten Gesetzestexte seien hier wörtlich wiedergegeben:

§ 216. Tötung auf Verlangen
(1) Ist jemand durch das ausdrückliche und ernstliche Verlangen des Getöteten zur Tötung bestimmt worden, so ist auf Freiheitsstrafe von sechs Monaten bis zu fünf Jahren zu erkennen.
(2) Der Versuch ist strafbar.

§ 212. Totschlag
(1) Wer einen Menschen tötet, ohne Mörder zu sein, wird als Totschläger mit Freiheitsstrafe nicht unter fünf Jahren bestraft.
(2) In besonders schweren Fällen ist auf lebenslange Freiheitsstrafe zu erkennen.

§ 323 c. Unterlassene Hilfeleistung
Wer bei Unglücksfällen oder gemeiner Gefahr oder Not nicht Hilfe leistet, obwohl dies erforderlich und ihm den Umständen nach zuzumuten, insbesondere ohne erhebliche eigene Gefahr und ohne Verletzung anderer wichtiger Pflichten möglich ist, wird mit Freiheitsstrafe bis zu einem Jahr oder mit Geldstrafe bestraft.

Hier kann und soll nicht auf alle Aspekte der rechtlichen Sichtung der Sterbehilfe eingegangen werden. Deshalb sei nur noch ein Wort zu den sogn. **Patiententestamenten** gesagt. In diesen Verfügungen gibt ein Mensch eine Erklärung für einen künftigen Krankheitszustand ab, in dem er nicht mehr zur Mitteilung einer Anweisung in der Lage ist; die Verfügung versucht ein bestimmtes Behandlungsverbot oder auch -gebot durchzusetzen. Sie ist wie jeder andere Patientenwunsch prinzipiell verbindlich allerdings nur, wenn in der akuten Situation eine Übereinstimmung mit der Erklärung aus »gesunden Tagen« gesichert ist, oder ein unmittelbarer Zusammenhang mit dem jetzigen Zustand besteht. Problematisch ist die Patientenverfügung allerdings wegen der darin enthaltenen Abgabe der Tatherrschaft und wegen der notwendig werdenden Mutmaßungen des Arztes über ein evtl. nicht mehr aktuelles Begehren. Oftmals wird z. B. eine Wiederbelebung begonnen werden müssen, um darüber die Sicherheit gewinnen zu können, ob mit der Wiederbelebung begonnen werden durfte; denn zu oft wurde ein Handeln bei Gelingen nachträglich durch den Patienten gerechtfertigt.

Die ethischen Fragen sind oftmals recht schwierig. Sie müssen ja z. B. nicht immer lauten: Wann und aus welchen Gründen ist es erlaubt, von Maßnahmen zu Lebens- und Sterbensverlängerung abzusehen? Sie können auch lauten: Wann und aus welchen Gründen darf man ein zu Ende gehendes Leben künstlich verlängern? Es ist etwas anderes, einen Sterbeprozeß zu respektieren als (nur) die Grenzen der Lebensverlängerung. Grundnorm für alles ist ja wohl die Ehrfurcht vor dem Menschen; deshalb kann tatsächlich die

Quantität eines Lebens hinter die Qualität eines Sterbens zurücktreten.

Nun mag man sagen, dies seien Probleme nur der ärztlichen Ethik, und weder Pflegekräfte noch andere Helfer besäßen hier Kompetenz. Aber das ist falsch: denn einerseits sind die Entscheidungen des Arztes nur in dem Maße richtig und begründet, wie er die an seiner Entscheidung mitwirkenden und diese mittragenden Menschen beteiligt hat, und andererseits haben seine Entscheidungen unmittelbare Konsequenzen für Pflege, Beistand und Begleitung des Sterbenden und der Angehörigen.

C. Auseinandersetzung mit unserer eigenen Sterblichkeit

Das Sterben anderer Menschen und unsere Rolle dabei sind eine Widerspiegelung unseres eigenen Lebens und des Anteils, das die Tatsache unserer Sterblichkeit in diesem Leben spielen darf. Denn wenn uns der Beistand für Sterbende zur Aufgabe wird, müssen wir uns dem eigenen Sterben stellen, den vielen kleinen Toden ebenso wie dem einen großen Tod. Sterbebeistand ist nicht allein *Lebenshilfe* für den Empfänger dieser Hilfe, sondern auch für den Helfer selbst; ja, das letztere ist sogar in gewisser Weise Bedingung des ersten.

Wenn wir uns selbst als sterbliche Wesen erkannt und bejaht haben, wenn uns kein Neid auf irgendwelche Unsterbliche mehr daran hindert, unsere eigene Endlichkeit zu erfassen, werden wir alle Hemmungen gegen das Leben überwinden können, Hemmungen auch gegen die möglicherweise sehr grausamen Seiten des Lebens. Antäter eines »sozialen Gnadentodes« werden wir, wenn wir weiter den Tod tabuisieren, selbst in der Tabuisierung nur unterstreichenden Maske der »Todespor-nographie«, oder wenn wir den Tod als Mörder, als Strafe für verborgene Schuld oder dergleichen betrachten. Wer das Sterben jedoch als eine Chance von vielen Chancen dieses Lebens begreift, der befindet sich auf dem Wege, das Leben zu begreifen, zu lernen, was verlorene und wiedergefundene Liebe zum Leben ist.

Viele Erfahrungen des Lebens sind ja auch *Vorerfahrungen des Sterbens*. Beizeiten gelernte Trennung von geliebten Gegenständen kann uns z. B. spüren lassen, daß jede Trennung einen Teil von Sterben vorwegnimmt. Indem uns die gesellschaftliche Wirklichkeit jedoch so sehr an materielle Güter und Sicherheiten bindet, zwingt sie uns in Abhängigkeiten und zum Festhalten als Lebensprinzip. Wir kommen dann nicht zur Einübung von Sterben durch die Einübung von Trennung, Verlust und Freiheit. Wir alle waren einmal Kinder; aber was hat uns das zunehmende Alter gelehrt: nicht schrittweise Annäherung, sondern Entfernung vom Tod, so als wäre er kein Begleiter, sondern ein Feind.

1. Irrwege »sterblicher« Verwirklichung

Als in den 70er Jahren dieses Jahrhunderts die Bemühungen um ein neues Verhältnis zu sterbenden Menschen begannen, lebten wir noch in einer *todleugnenden Epo-che;* neben der Sexualität, die gerade in dieser Zeit eine »Enttabuisierung« erlebte, gab es kein so starres und so tief im Bewußtsein der Menschen verankertes

Tabu wie das Sterben und der Tod. Seit diesen Jahren hat sich viel entwickelt: die Sexualität ist dem Sterbe- und Todeserleben durch die AIDS-Erkrankung und das Sterben ist der Sexualität durch die Aufdeckung seiner Wurzeln nähergerückt. Trotzdem sind Todesleugnung und Todesverdrängung keineswegs Vergangenheit.

1.1 Todespornographie

Einer der bedeutendsten Irrwege im Umgang mit Tabus ist sicher die *Pornographie*. Sie wird hier verstanden als die stimulierende Beschreibung von mit Tabus umgebenen Handlungen und Ereignissen, wobei diese Tabus in erster Linie die Funktion von Ersatzbefriedigungen haben. Die drei klassischen Tabubereiche unseres Kulturkreises sind Zeugung und Begattung, Geburt und Tod; die beiden erstgenannten entstammen der Zweisamkeit des Menschen (Mann und Frau, Mutter und Kind), der letztere entstammt der Einsamkeit. Im 19. Jahrhundert waren Zeugung und Geburt den öffentlichen Blicken entzogen, Sterben und Tod aber Alltagserfahrung. Die »schöne Leich« war keine Seltenheit; Friedhöfe lagen im Zentrum der Wohnbereiche, Begräbnisse wurden mit Pracht begangen, Hinrichtungstage waren Festtage. In unserem Jahrhundert wurde die Begattung zum Alltagsthema, Tod und Bestattung wurden zu »Unaussprechlichem«. Früher geschah die Todesbewältigung durch Einbalsamieren der Leichen, heute eher durch Wegleugnen – oder eben durch pornographische Publizierung.

Der natürliche Tod fiel gewissermaßen dieser neuen Prüderie zum Opfer; dagegen wurde der gewaltsame, unnatürliche und massenhafte Tod zum stimulierenden Gegenstand der Phantasieerzeugnisse in Film, Massenpresse, Fernsehen, Comics. Diese Produkte *pornographischer Ersatz-*

befriedigung werden mit denselben Mitteln erarbeitet wie vordem im Sexual-Tabu (Seufzen, Stöhnen, Schreien, Röcheln, Sich-Winden). Vom ästhetischen Standpunkt bleiben derartige Produkte immer unbefriedigend; die Katastrophenfilme, die Krimis und Nachrichtensendungen bis hin zur Publizierung von begleiteten Selbsttötungen (vom Euthanasie-Propaganda-Film »Ich klage an« aus den Jahren 1940/41 bis zu den Zyankali-Berichten des Prof. HACKETHAL 1986/87) erfüllen die Aufgabe, abzulenken vom eigenen Sterben und von der sozialen Aufgabe der Sterbebegleitung; sie machen das Sterben zum Gegenstand der Politik, öffentlichen Ärgernisses, heimlicher Befriedigung und einer Lust am Schrecken.

Damit ist der Zusammenhang zwischen Todespornographie und einer psychischen Spielart des *Faschismus* hergestellt: Er wächst aus moralischem Niedergang, kultureller Aushöhlung (z. B. im entseelten Amerikanismus als kulturellem Exportartikel), aus Kulturpessimismus und Untergangsstimmung, aus der Lust an der Krise (Ökologie bis Medizin) und aus einer geschürten »Verzweiflung des Herzens«. Vor diesem Hintergrund konnte HEINRICH HIMMLER am 4. 10. 1943 seine große Todespornographie-Rede halten, in welcher er Anständigkeit als deutsche Tugend neben die Fähigkeit stellte, Tod und Tötung mannhaft zu ertragen: »Von euch werden die meisten wissen, was es heißt, wenn 100 Leichen beisammen liegen, wenn 500 da liegen, oder wenn 1000 da liegen. Dies durchgehalten zu haben und dabei – abgesehen von Ausnahmen menschlicher Schwäche – anständig geblieben zu sein, das hat uns hart gemacht. Dies ist ein niemals geschriebenes und niemals zu schreibendes Ruhmesblatt unserer Geschichte.«

Solche Todespornographie muß uns als Gefährdung vor Augen stehen, wenn wir daran gehen, eigenes Sterben und die Auseinandersetzung mit diesem zur Grundlage für Sterbebeistand und Sterbebegleitung zu machen. Zu oft, so scheint es, wurde in der Literatur zu diesem Thema die damit aufgezeigte Grenze nicht genau genug beachtet; das Liebäugeln mit dem eigenen Sterben ist ebenso hinderlich für den Sterbebeistand wie seine Verdrängung oder Verleugnung.

1.2 Selbstverwirklichung als Todesnorm

Die Auseinandersetzung mit Sterben und Tod seitens des Helfers selbst kann wohl nur geschehen, wenn Rationalität und Intellekt nicht als einzige Zugangsweisen begriffen werden. Daraus aber könnte sich ein gefährlicher **Antirationalismus** entwickeln, der ein neues, diffuses Wirgefühl zwischen den Menschen schaffen soll, und der sich mit mythologischen Elementen aller Art, mit einer angeblichen Urkultur und mit Mutterrecht verbindet. Solche Vorgänge sind nicht neu; 1933 wurde in der »Allgemeinen Ärztlichen Gesellschaft für Psychotherapie« die »Jüdische Psychologie« SIEGMUND FREUDs durch die germanische Psychologie C. G. JUNGs abgelöst, wie C. G. JUNG es selbst ausdrückte, als er den Vorsitz übernahm. Die heutigen Versuche zur Erlangung einer Sterbeselbsterfahrung bedienen sich nicht selten archaischer Psychologie in neuem Gewand (Urschrei, Körpertherapie u. a.); Herrenmenschenmythos und Sterbepsychologie bedingen zwar einander nicht, aber sie pflegen eine bedenkliche Nähe. Die Solidarität z. B. mit Sterbenden wird abgelöst von einem dumpfen Gemeinschaftsgefühl.
Der Mensch hat nicht die Aufgabe, durch sein Leben das goldene Zeitalter oder das Reich Gottes zu schaffen oder zu bereiten, sondern sich selbst zu bereiten, sich vorzubereiten auf das Geschenk der Erlösung oder auf das »Kommen des Herrn«; weniger religiös ausgedrückt sollte der Mensch sich stetig vorbereiten auf eine Vollendung oder Vervollkommnung von Liebe und Gerechtigkeit. Der Stellenwert des Sterbens und des Todes im Fahrplan dieser durch den Menschen nie vollendeten Vorbereitung auf die Liebe, die dann schließlich seine Schwächen ausgleichen wird bzw. immer schon ausgeglichen hat, dieser Stellenwert sieht anders aus als im Fahrplan einer **»Selbst-Erlösung«.**
Dem »persönlichen Sterben« stehen vor allem der Heldentod des neuen Herrenmenschen oder der Lust-Selbstmord dessen gegenüber, der den neuen Himmel und die neue Erde durch viele Tode und viele Geburten (Reinkarnationen) für sich selbst erzwingen will. Dem Tod als vollpersonalem Akt des Menschen, als sozialem Akt der Bewußtwerdung, der Freiheit, der Entscheidung und der Gottbegegnung steht die Todeserfahrung vieler moderner Bewegungen entgegen.
Unser Leben kommt aus Bekanntem (vgl. Kap. C.2.) und läuft zu Unbekanntem. Bekannt und deshalb eigentlich auch »gekonnt« ist das Sterben, ist der Tod, millionenfach geübt, zugefügt, produziert, selbst erlebt und aus der Geschichte in die Todesstunde hinein verdichtet. Unbekannt und ungekonnt dagegen ist die *Liebe*. Ihr gehört daher die ungeteilte Sehnsucht aller Menschen. Aber ihr gehört auch die Mißachtung der materialistischen Wissenschaften und der okkulten Gemeinschaften, die sich anschicken, all das im Menschen und in der außerirdischen Welt zu enträtseln, was ihre eigene Phantasie zuvor darin verborgen hat. Sie erwarten vom Sterben und vom Tod keine Gnade, kein Geschenk, keinen Bündnispartner, also auch keinen personalen Gott, sondern nur *Erkenntnisse, Erleuchtungen*, das **übersteigerte Selbst, das endentwickelte Ich, den vergöttlichten Menschen.**
Dieses sich so sehr selbstüberschätzende und selbstgenügende Denken enthält nur sehr kurzfristige Verantwortung (erledigt

z. B. mit einer einzigen Beihilfehandlung zur Selbsttötung eines Sterbewilligen), keine Bejahung des unverwechselbaren Einzelmenschen im anderen, kein Schuldbekenntnis z. B. bezogen auf die grausame Unzulänglichkeit einiger institutioneller Lösungen des Sterbegeleits (vgl. Kap. B.5.), keinen Verzicht auf das Machbare, sondern geradezu seinen Ersatz durch Festschreibungen »anständigen Sterbens« und »anständiger Todeshoffnungen« wie sie z. B. bei E. KÜBLER-ROSS im »Akzeptierten Sterben« nahegelegt werden oder in verschiedenen Reinkarnationslehren: ein Sterben leidenschaftslos, widerstandslos und sozial-integrativ, »ein Gefühl des Friedens, der Heiterkeit, ein positives Sich-Abfinden« (KÜBLER-ROSS).

Sterbeselbsterfahrung oder sterbliche Verwirklichung können deshalb auch nicht geschehen durch die Ritualisierung von *Abbrüchen* des jetzigen, gewohnten Lebens oder durch den *Ausbruch* aus der realen Welt und durch *Flucht* in die Unter- und Überwelten des Okkulten und Irrationalen. Das Gerede von neuer Sinnlichkeit, Ganzheit, höherer geistiger Entwicklung, Lichtbrücken, Geistfunken u. a. nützt uns wenig. Die Todesnorm kann nicht eine **Selbstverwirklichung** durch Entwicklung, Aufstieg zu erleuchteten Meistern, Selbsterlösungsphantasien sein, auch dann nicht, wenn dafür mehrere Leben suggeriert werden. Der Tod ist eben kein körpernah erlebtes Reinigungsbad für eine Selbstverwirklichung des »eigentlichen« Menschen.

Das Todesziel der Selbstverwirklichungs-Theorie ist nicht die universale Liebe, sondern die totale Kontrolle über Diesseits und Jenseits, Kontrolle über den Tod als dem Bindeglied zwischen beidem. Deshalb müssen wir von einem *Irrweg* sprechen, wenn der Tod definiert wird als Ende nur des jetzigen Lebens, weil noch viele Leben folgen; als Übergang in eine höhere Welt; als Umwandlung (Transfi-

guration, Transgression); als individuelles Vervollkommnungserlebnis; als Zwischenstufe zur nächsten Inkarnation; als Geburt auf höherer Ebene; als Höhepunkt eines Reifungsprozesses oder Abschluß eines »Phasenverlaufs«; als Begegnung mit dem eigentlichen Ich. All das mag individuell hilfreich sein, aber es verwirrt uns nur, wenn es als objektiver Begriff kolportiert wird.

Auch hier wird im nächsten Kapitel von der Parallele zwischen Geburt und Tod die Rede sein, aber sie dient uns allenfalls als Hilfskonstruktion für ein individuelles Sinnverstehen von Sterben und Tod. STANISLAV GROF, Drogenforscher (LSD) und transpersonaler Psychotherapeut aber nutzt diese Parallele zum »Vorstoß ins Unbewußte«, als einen Zugang zu den *spirituellen Dimensionen* der universalen Ordnung. Für ihn sind die ersten uterinen Kontraktionen »Erfahrungen der Ausweglosigkeit und der Hölle«; das zweite Stadium der Entbindung entspricht dem Todes-Wiedergeburts-Kampf; das abschließende Stadium »begleitet die Erfahrung von Tod und Wiedergeburt des Ego« (Die Begegnung mit dem Tod. Stuttgart 1980).

Dahinter verbirgt sich die *Bedürfnis*- und *Selbstverwirklichungstheorie* von ABRAHAM MASLOW (vgl. Kap. D.3.). In den sogn. B-Werten (Gefühl der Zugehörigkeit, Verwurzelung, Bedürfnis nach Liebe, Freunde, Status, Prestige, Selbstwertgefühl und Selbstachtung) erkennt er jene Definitionsbereiche des Menschseins, die »Anbetung und Verehrung gebieten und Opfer verlangen; es lohnt sich, für sie zu leben und zu sterben«. Dann kann seiner Meinung nach der Mensch Unsterblichkeit erlangen, denn »die Werte, die der Person als Wesensmerkmal inkorporiert sind, leben nach dem Tode weiter, das heißt, daß das Selbst in einem realen Sinne den Tod transzendiert«. Das Ewige hat aufgehört, im Gegenüber zum Menschen zu liegen.

Die ersehnten, therapeutisch herbeigezauberten, willig empfangenen »kosmischen« Energien nähren so den *Allmachtsglauben*, der mit dem Sterben und Tod ins Reine gekommene Mensch könne Raum und Zeit überwinden bis zur »Exkarnation«, bis zum Auszug aus der fleischlichen Hülle, zum meditativen Verlassen seiner selbst, ohne sich dabei zu verlieren. Der amerikanische Traum wird erreichbar, es läge in unseren Händen, die Welt noch einmal durch uns »entstehen zu lassen«. Solch überheblicher und übersteigerter Gebrauch des Todes führt zu Nekrophilie oder zu Heroismus.

Indem der Sterbende z. B. dazu gebracht wird, bejahend und akzeptierend auf ein weiteres Leben zu verzichten, könnte er eine »neue, leichtere Existenz« entbinden: »So werden künftige Zeitalter durch Opfer vorbereitet; Zeitalter großer Begeisterung sind die Folge von ehemaligen Opferzeiten«; es entsteht z. B. aus den Kriegen der Neuzeit »und zwar durch den Todesmut der Völker, durch die heroisch dargebrachten Blutopfer auch das große Heilmittel, ohne welches die Mächte der Verhärtung und der Verfinsterung innerhalb der Erdenentwicklung nicht überwunden würden«. (RUDOLF MEYER, Vom Sinn des Todes. Stuttgart 1985, 37) Auf solchen **Heroismus** sollten wir verzichten lernen. Die Toten sollten nie mehr der Blutzoll sein, den die selbstisch Besseren, Stärkeren, Erleuchteten beanspruchen.

Demgegenüber ist **Nekrophilie** der lustvolle Umgang mit Totem und mit Leichen; er kommt dem Heroismus, aber auch der pornographischen Ersatzbefriedigung sehr nahe. Auch der nekrophile Mensch genügt sich selber beim Widerwillen gegen Särge und Ruinen, beim Wühlen im Toten, im vergangen Okkulten. Es wäre für unser Anliegen fatal, wollten wir aus Liebe zur Natur und zum Leben dem Toten einen Lustgewinn abringen. – Es wäre zu prüfen, ob es einen »Gebrauch des Todes« gibt, der dem persönlichen Leben aufhilft, ohne es heroisch für bessere Leben zu opfern, und ohne es nekrophil als Lebensnahrung auszuzehren. Wir müssen nicht durch viele Tode gehen oder viel Totes konsumieren, um für die Liebe befreit zu werden.

1.3 Entlastungstherapien

Wir müssen uns zweifelsohne mit unserer eigenen Sterblichkeit auseinandersetzen, wenn wir verantwortlich Sterbebeistand und Sterbebegleitung leisten wollen. Aber dieser »Zwang« enthebt uns keineswegs der Schmerzen und Unruhe, die uns dabei befallen; vielmehr sind diese bereits ein Teil der Auseinandersetzung. Deshalb darf die Konfrontation mit uns selbst nicht zur Entlastungstherapie verkommen. Viele Veröffentlichungen über **Todesnähe-Erlebnisse** und »Erfahrungen« von wiederbelebten klinisch Toten wurden in der Öffentlichkeit mit derartigen Entlastungsabsichten vorgestellt; ihr nahezu durchgehend positiver Grundton soll eine erleichternde Haltung zum eigenen Sterben und darüber zum Sterben anderer Menschen schaffen. Deshalb meiden viele dieser Veröffentlichungen Details zum Krankheitsgeschehen und betonen die Loslösung des Ich vom Leib oder die neu empfangene Licht-Umgebung am Ende des Tunnels.

Die Todesnähe-Erlebnisse von Brandverletzten, Herzinfarktpatienten oder von Opfern verschiedener Gewalteinwirkungen würden sicher erheblich voneinander abweichen; um wieviel mehr könnten wir mit unseren eigenen Antizipationen von Sterben das tatsächliche Geschehen bei unseren Patienten verfehlen.

Andererseits aber dürfen wir die Möglichkeit nicht ausschließen, daß sich die Intensität unserer Auseinandersetzung stabilisierend und festigend auswirkt, wenn sie so weit vorgedrungen ist, daß wir unser Erleben deutlich von jedem möglichen anderen unterscheiden, es auch nicht als Modell verstehen; wir suchen also keine falsche Entlastung, sondern erlauben dem Sterbenden, sich mit seinem Sterben zu belasten aber mit weniger von Außen erzeugter Angst, weniger zugefügter Depression, mit mehr Stabilität und realistischerer Betrachtung der Sterbewirklichkeit.

Die in uns wachgerufenen **Sterbe-Bilder** können die emotionalen Wirkungen der eigenen Bilder beim Patienten nicht mildern; es gibt eigentlich keine Brücke zwischen meinem Sterben und dem Sterben meines Patienten. Aber ich selbst bin mit diesen Bildern ein anderer als ohne diese. Und dieser andere Mensch ist eher bereit, Bilder zuzulassen, den »Pinsel zu reichen« oder doch wenigstens als »Staffelei« zu dienen. Zudem können ja die in mir entstehenden Bilder einen durchaus schmerzhaften, aggressiven Charakter haben: unsere Vorstellungen z. B. vom »Krebs in Form von Tieren« würde sicher von der Bestie bis zur Schmusekatze reichen; aber es gäbe wohl kaum zwei Menschen, deren Bilder gleich wären.

Ein weiterer Irrtum wäre es, wenn wir uns auf eine der zahlreichen Therapien verließen, so als hätten wir nun mit unserer Fachsprache, unserer methodensicheren Vorgehensweise das »Arbeitsgebiet Sterben« im Griff: sicher vor eigener Verunsicherung und fremder Unsicherheit. Deshalb dürfen die folgenden Kapitel nicht dahingehend mißverstanden werden, der Leser werde durch Konfrontation mit eigenem Sterben »sterbetherapie-sicher«. Als Pflegeperson oder als »Freund« in der Sterbebegleitung haben wir jedoch mit uns selbst mindestens ebenso viel zu tun wie mit dem Sterbenden. Offenheit zur eigenen Sterblichkeit und Todesnähe korrelieren mit Offenheit für die Empfindungen des Sterbenden.

Aber die Bezugsperson muß, zumal wenn sie häufiger mit fremdem Sterben zu tun hat (Beispiel: Hospiz), andere Entlastungsmöglichkeiten finden. Rückkopplung des Erlebten mit der eigenen Wirklichkeit ist dabei nur ein sehr geringer Faktor; er braucht Ergänzung durch Musik, Humor, Gesprächspartner, Supervision und vieles andere. Also sind Vermeidungsstrategien, zeitlich begrenzte Verdrängungen, »Abschalten« durchaus als Entlastung zulässig; auf diese Weise gibt es eine indirekte Therapie für den direkt von Sterben und von einer Beistandsaufgabe »Belasteten«.

2.   Der persönliche Ort eines Sterbebeistandes

2.1 Biographie der Sterblichkeit

Je intensiver bzw. je größer die Nähe der Todeserfahrung ist (durch Ahnungen einer schweren Krankheit, hohes Alter, eigenes Erleben fremden Sterbens), desto höher ist auch das Todesbewußtsein, welches Einfluß nehmen kann auf das persönliche Lebenskonzept; damit steigt vielleicht aber auch die Angstbereitschaft.

Nähe zum eigenen Lebensende hat Rückwirkung auf ein Akzeptieren des Sterbenmüssens, allerdings nicht notwendigerweise auf bereitwillige Hinnahme. Deshalb hängt z. B. die Scheu des Pflegepersonals, mit alten Menschen über deren Tod zu sprechen, mehr mit der Person des Helfers als mit dem alten Menschen zusammen. Zudem äußern Sterbende signifikant häufiger eine positive Meinung zur

Möglichkeit eines Lebens nach dem Tode als die noch aus vollen Zügen Lebenden. Eine positive *Einstellung zum Tod* aber hat viele Ebenen. Der Leichnam auf dem Seziertisch oder der Verkehrstote in den alltäglichen Nachrichten bleibt für uns unpersönlich, ein Gegenstand, nur noch beiläufig ein Mensch: eine *verdinglichte Beziehung*. Ganz anders, nicht so seelenlos zeigt sich uns der Tod eines Freundes, eines geliebten Wesens, eines Patienten, zu dem wir eine Freundschaftsbeziehung geknüpft hatten, oder der Tod einer Symbolfigur (wie J. F. Kennedy, Marilyn Monroe u. a.); alles, was wir im Leben über Bindung, Treue, Solidarität gelernt haben, wird hier wachgerufen und prägt unsere Einstellung zu Sterben und Tod: eine *soziale Beziehung*. Viel Ähnlichkeiten erzeugt die Frage, wie sich wohl Freund oder Feind verhalten werden bei meinem eigenen Tod; von einem persönlichen Todesverständnis bis zur Todesaneignung ziehen sich diese Ereignisse im Gegenüber zu mir selbst: eine *innerpersönliche Beziehung*.

Was wir biographisch im Leben erlebten, fließt so in unsere Einstellung ein. Wir wissen heute aus vielfältigen Untersuchungen, daß ungünstige *Umweltfaktoren* und geringe *Lebenszufriedenheit* wichtige Hindernisse für eine positive Einstellung zum Sterben und Tod sind. Besondere Impulse aber geben unmittelbare Betroffenheiten: Eines Tages kam der Vater von LARRY LESHAN von der Arbeit nach Hause, öffnete die Tür und starb in den Armen seines damals siebzehn-jährigen Sohnes; später wurde dieser (wohl über zehn Jahre vor E. KÜBLER-ROSS) zum Begründer der klinisch-psychotherapeutischen Arbeit mit unheilbar Krebskranken. Ähnliche Schlüsselerlebnisse können viele Menschen erzählen, die sich heute positiv mit dem Sterben auseinandersetzen. Ich erlaube mir deshalb, hier einen kleinen Einblick in mein Leben zu geben in der Hoffnung, daß

dadurch eine Anregung zur eigenen Lebensbilanz entstehen kann.

Bevor JANUSZ KORCZAKS Spuren sich um den 8. August 1942 im Vernichtungslager Treblinka verlieren, hat er am 18. Juli noch mit dem Theaterstück »Das Postamt« von Rabindranath TAGORE den Kindern seines Waisenhauses eine behutsame Vorbereitung angedeihen lassen; von diesem Ereignis heißt es später, KORCZAK habe es kommentiert mit der Feststellung, »daß man lernen müsse, den Todesengel in freundlicher, unbeschwerter Stimmung zu empfangen«.

Am Geburtstag dieses J. KORCZAK, dem 22. Juli wurde 1942 meine Frau geboren; ich selbst am 20. August desselben Jahres. Wenn es stimmen könnte, daß die sterbenden und die sich zum Leben anschickenden »Seelen« der Menschen einander begegnen, so liegen hier vielleicht Wurzeln dafür, daß mein Leben und Arbeiten seit über 15 Jahren dem Sterben und Sterbebeistand gewidmet sind. Gleich nach meiner Geburt bekam ich eine Malaria-Erkrankung, welcher meine Mutter bei fehlenden Medikamenten (Kriegs- und Nachkriegszeit) nur mit stündlichen Wadenwickeln Herr wurde. Eine Kindheit oftmals am Rande des Grabes bleibt vermutlich nicht ohne geistige Wirkungen. Als ich 1973 auf einer Reise nach Polen das Waisenhaus KORCZAKS in der Warschauer Krochmalna betrat, beim Gang durch die Straßen, wo einst das Ghetto stand, beim Besuch des Museums im Pawiak-Gefängnis fühlte ich mich wie ein Traumwandler: unsicher, fremd und doch irgendwie geborgen, nicht wissend, warum ich überhaupt dort war. Noch im selben Jahr begann meine Arbeit an der Sterbebeistandsforschung.

An dieser Stelle könnte es hilfreich sein, durch einige persönliche, nicht mit »Ja« oder »Nein« beantwortbare Fragen zur Auseinandersetzung mit sich selbst gezwungen zu werden. Diese Fragen enthalten viele Deutungsmöglichkeiten (vgl. F. REST, Den Sterbenden beistehen. Heidelberg–Wiesbaden 1986, 2. A.). Sie stammen von MAX FRISCH und sind seinen Tagebüchern entnommen; dort findet man noch mehr solcher Fragen.

71

Möchten Sie mit sich selbst verheiratet sein?
Möchten Sie unsterblich sein?
Wovor haben Sie mehr Angst: daß Sie auf dem Totenbett jemand beschimpfen könnten, der es nicht verdient, oder daß Sie allen verzeihen, die es nicht verdienen?
Wem gönnen Sie manchmal Ihren eigenen Tod?
Wenn Sie jemanden geliebt, bemitleidet oder gehaßt haben, und nun zur Kenntnis nehmen, daß er verstorben ist: was machen Sie mit Ihrer bisherigen Liebe, Ihrem Mitleid, Ihrem Haß?
Welche Qualen ziehen Sie dem Tod vor?
Wieso weinen Sterbende nie?
Wenn der Atem aussetzt und der Arzt bestätigt es: Sind Sie sicher, daß man in diesem Augenblick keine Träume mehr hat?
Haben Sie schon Tote geküßt?
Wenn Sie sich unter bestimmten Umständen schon einmal den Tod gewünscht haben und wenn es dazu nicht gekommen ist: finden Sie dann, daß Ihnen etwas entgangen ist oder haben Sie sich nur geirrt?

Um auf diesem Wege zu einer eigenen *Biographie* der Sterblichkeit zu gelangen, wäre es wohl sinnvoll, die Fragen mit einem anderen Menschen zu besprechen, vielleicht sogar mit einem Langzeitpatienten. Dabei dürfte man jedoch nicht die Antworten des Gesprächspartners kritisieren; denn es gibt keine falschen oder unzulässigen Antworten, sondern nur verschiedene.

2.2 Vom Ringen um Identität

Wir haben bereits in einem früheren Kapitel von den zerstörerischen Wirkungen eines Verlustes der Identität gesprochen (vgl. Kap. B. 5.3) ohne wirklich zu umreißen, was diese Unverwechselbarkeit und Übereinstimmung mit sich und der Umwelt auszeichnet. Der gesellschaftlich Höchstprämierte in unserer Industriegesellschaft ist der »verheiratete, beruflich erfolgreiche und aufsteigende, finanziell gut ausgestattete, vitale männliche Deutsche in den besten Jahren«. Daran werden oftmals unsere Defizite bemessen, und

nach einem solchen Bild streben wir. Aber das Netzwerk unserer Identität unterscheidet sich davon doch erheblich.
Eines der wichtigsten Erklärungsmodelle für Identität unterscheidet zwischen der *personalen Identität*, dem Bemühen des Menschen, so zu sein wie möglichst wenig andere, sich von den anderen deutlich zu unterscheiden, und der *sozialen Identität*, dem Bemühen, annähernd so zu sein wie alle anderen, den anderen Menschen gegenüber nicht aufzufallen. Gelingt es dem Menschen, zwischen diesen beiden Strebungen ein Gleichgewicht zu halten, ist seine Identität stabil; ein schwerwiegendes Übergewicht aber zu einer der genannten Seiten bringt Gefährdungen mit sich. In seinem Identitätsstreben unterscheidet sich der sterbende Mensch nicht vom Gesunden; vielmehr kann man eine besonders intensive Ausrichtung des Ringens beobachten. Das heißt jedoch nicht, daß das Sterben ganz dem Lebensstil entsprechen wird, wohl aber daß der personale Wesenskern erhalten bleibt, also die persönliche Balance der Strebungen.
Daraus resultiert, daß es keinen Widerspruch ausmacht, wenn ein Patient gleichzeitig »ganz schnell« sterben möchte, um »den anderen nicht mehr zur Last zu fallen« (soziale Identität), aber dies auf eine Weise vollzieht, wie es auf der Station noch nie gesehen wurde, also z. B. mit lautem Gebrüll (personale Identität). Gleiches gilt von dem Patienten, der sich in Todesnähe ausdrücklich in den großen Aufenthaltsraum schieben ließ, sich aber an der Türe das Bettlaken über den Kopf zog »um nicht gesehen zu werden«. Das Nebeneinander von Allgemeingültigkeit und Originalität kennzeichnet auch das Ringen um den Tod, wobei die »Qualität« des Ergebnisses sich nach dem Maß des gelungenen Ausgleichs bemißt.
Ein Herzinfarkt-Patient zeigte über das oftmals bei vergleichbaren Patienten beobachtete Maß hinausgehende Ruhelosigkeit, Schuldgefühle und einen Ausdruck

von Wertlosigkeit; bei recht großer Hektik in all seinen Handlungen und in der Sprache entzog er sich möglichst allen intensiveren menschlichen Kontakten. Schließlich erklärte er auf drängendes Fragen hin, er habe ja nun »ein gebrochenes Herz«, und deshalb könne er »nicht mehr lieben«. – Das Beispiel zeigt, wie fließend die Übergänge zwischen einem erlebten bedrohlichen Ereignis und einer Identitäts-Beschädigung sind, zumal wenn sie von unserer Alltagssprache eine scheinbare Bestätigung finden.

Das Persönlichkeitsmodell der Integrativen Therapie (H. Petzold / U. Mathias, Rollenentwicklung und Identität. Paderborn 1983) versteht Identität als eine Zusammenfassung allen Wissens, das der Mensch von sich haben kann. Sie entsteht gewissermaßen als ein Kontinuum, ein Dauerhaftes der eigenen und der kollektiven Geschichte; meine individuelle Lebensgeschichte eingebettet in die Geschichte meiner gesellschaftlichen Gruppe muß sich fortsetzen können bis in den Prozeß meines Sterbens. Aber dieses Kontinuum braucht auch seinen sozialen, von anderen anerkannten Widerhall; meine »Identität« muß auch von anderen als solche *identifiziert* werden. Derartiges Wiedererkennen geschieht auf der Grundlage unserer Leiblichkeit und des sozialen bzw. ökologischen Zusammenhangs. Der zentrale Satz eines identischen Sterbens könnte deshalb lauten: »Du bist, der du bist, weil du mir wichtig bist«.

Eine solche Aussage treffen vor allem *Menschen*, weshalb sich die Identität auf der Station durch die dort Lebenden und Tätigen konstituiert. Aber die Aussagen sind auch von den Dingen, den Räumen und der Zeit her möglich: »Du bist mir nicht gleichgültig, daß du in mir stirbst«, sagt das Krankenzimmer. »Ich vergehe mit dir, wenn du stirbst«, sagt die Zeit. »Wir hören nicht auf, nach deinem Leibe zu duften«, sagen die Kleider, selbst wenn sie von anderen »aufgetragen« werden.

Deshalb werden wir in einem der nächsten Kapitel (Kap. D.3.) dem Netzwerk der Identität nachspüren müssen, das sich auch für den Sterbenden aus Körperlichkeit und Leiblichkeit, aus Liebe und Sozialität, aus Sicherheit, Anerkennung, Leistung, aus den erstrebten Werten und der Selbstverwirklichung, vor allem aber aus der Begegnung mit Menschen (und Gott) bildet.

2.3 Sterbeimpulse im Lebenslauf

Wenn Identität als Kontinuum der individuellen und kollektiven Geschichte definiert wird, so müssen wir den Blick vom jeweiligen Augenblick, auch vom Moment des Sterbens weg auf den Verlauf richten, auf seine Vergangenheit und die erwartete Zukunft. Daß wir dabei vielen *Sterbeimpulsen* begegnen, wie Trennungen, Verwandlung, Vereinzelung, Verschmelzen, Kristallisation u. a., unterstreicht die Dauerhaftigkeit und Kontinuität des Lebens.

Der letzte Augenblick eines persönlichen Sterbens, der tatsächliche Übergang in den Tod, faßt im »Zeitraffer« gewissermaßen zusammen, was die Geschichte des Lebens dem Menschen auf den Weg gegeben hat. Wenn wir also zurückblicken auf das Leben, erleichtert sich uns der Blick voraus auf den Tod. Deshalb geht im Folgenden unsere Betrachtung schrittweise rückwärts und verharrt an einigen markanten Punkten (vgl. Skizze S. 115).

← Geburt	Kindheit	heute/jetzt
Angst	Macht über	Atmen
Vereinzelung	den Tod	Sprechen
	Sterben un-	
	ausweichlich	

Der erste Abschnitt führt uns vom gegenwärtigen Augenblick zurück zu Kindheit

73

und Geburt. Das gegenwärtige Leben, das *Heute und Jetzt* ist von vielen Umständen gekennzeichnet; wir betrachten aber nur zwei Ereignisse, das Atmen und das Sprechen. Atmung ist der Abbau komplexer Nährstoffe zu dem einfachen und für den Menschen »wertlosen« Molekül Kohlendioxid. Aber die Atmung ist eingebettet in einen Fluß der Energie: Photosynthese in der Pflanzen- und Algenwelt, Atmung vor allem im Tierreich, Leistung von Arbeit. Atmende, heterotrophe Zellen geben an die Umwelt Wasser und Kohlendioxid ab, welche von den phototrophen Zellen mit Hilfe der Sonnenenergie in Sauerstoff, Kohlenhydrate und Photosyntheseprodukte umgewandelt werden, die dem atmenden Leben wiederum zur Erledigung seiner Arbeiten dienen. Dieser biochemische Vorgang enthält viel Sterben: »Abbau«, »Umwandlung«, »Verbrauch«, aber auch den Brückenschlag: »Fluß der Energie«, »Arbeit«. – Beim Sprechen erleben wir das personale Gegenstück zum biologischen Atmen; denn hier werden Inhalte und Beziehungen transportiert. Der Fülle lebendiger Mitteilung entspricht eine »analoge« Form, die jedoch oft vieldeutig, unklar und schlecht definiert ist; aber indem wir die Gedanken, Gefühle, das Leben in Worte pressen, »digitalisieren«, geben wir einen lexikalischen Tod. Das diagnostische Wort »Krebs« ist z. B. klar definiert, hart und kalt; aber es kann einem »Leben mit Krebs« Stoff geben. Aus digitalem Sterben wächst analoges Leben und umgekehrt.

Unsere *Kindheit* ist gekennzeichnet neben vielem von der Lust an der Bewegung, die wir hemmen, aber auch aktiv in Gang setzen können; Leben ist Bewegung, Sterben ist Stillstand, Ruhe, Fehlen von Bewegung. Also hatten wir als Kinder Macht über den Tod; wir gaben dem toten Ball Leben, wir stauten Bäche und zerstörten dann den Staudamm. Aber wir verstanden auch, daß Sterben etwas Unausweichliches war, dessen Endgültigkeit wir aber nicht akzeptieren wollten (vgl. Kap. D.4.).

Vor unserer Kindheit wurden wir geboren. Bis zu diesem Ereignis gehen unsere »Erinnerungen« noch durchaus zurück, bleiben dort auch stecken, und das bereitet uns unsägliche Angst. Denn *Geburt*, das ist oftmals eine Erfahrung äußerster Beengtheit (Angst und Enge sind nicht nur sprachlich verwandt), großer Schmerzen, Atemnot, Kälte, Ungeborgenheit (Verlust der Geborgenheit) und deshalb Erlebnis von Vereinzelung, Vereinsamung. Geburt war ein Schock, selbst wenn wir unser Geborenwerden gewollt haben sollten. Viele Menschen erwarten im Blick auf das Sterben diese rückwärtige Geburt, den angstvollen weil beengenden Durchgang, den Schmerz des Zusammengepreßtwerdens, den Sauerstoffmangel, den Wärmeverlust, das Alleinsein u. a. Deshalb vielleicht erbitten sterbende Patienten auf beheizten Stationen Mäntel, Strickjacken und Wolldecken, aber verlangen, daß man Fenster und Türen öffnen möge usw. – Aber ist denn damit die Lebensrückschau abgeschlossen und also eine weitere Vorschau verbaut? Was ist jenseits der Geburt?

Menschheit	Der Einzelne	Zeugung	Uterus
Humanitas	Gedanke Gottes	Orgasmus	Geborgenheit

Aus der Geborgenheit des Mutterschoßes, des *Uterus*, wurden wir in der »Austreibungsphase« der Geburt von der Symbiose mit der Mutter getrennt. Wir erinnern uns daran, daß es diese Personalunion zwischen dem Embryo und der Mutter einmal gab, ein Ineinander, wie man es überall findet: der Zusammenhang von Punkt und Kreis, von Erde und All. Jenseits der Geburt wartet die Wiederherstellung durch den Akt des Sterbens auf seine

Verwirklichung; mehr können wir z. Zt. darüber nicht in Worte fassen. Aber die Bilder unserer Mythen sind da durchaus aussagekräftig.

... Das arme Mädchen mußte sich täglich auf die große Straße bei einem Brunnen setzen und mußte so viel spinnen, daß ihm das Blut aus den Fingern sprang. Nun trug es sich zu, daß die Spule einmal ganz blutig war, da bückte es sich damit in den Brunnen und wollte sie abwaschen; sie sprang ihm aber aus der Hand und fiel hinab. Es weinte, lief zur Stiefmutter und erzählte ihr das Unglück. Sie schalt es aber so heftig und war so unbarmherzig, daß sie sprach: »Hast du die Spule hinunterfallen lassen, so hol sie auch wieder herauf.« Da ging das Mädchen zu dem Brunnen zurück und wußte nicht, was es anfangen sollte, und in seiner Herzensangst sprang es in den Brunnen hinein, um die Spule zu holen. Es verlor die Besinnung, und als es erwachte und wieder zu sich kam, war es auf einer schönen Wiese, wo die Sonne schien ...

Das Märchen von »Frau Holle« der Gebrüder Grimm ist ein Spiegelbild einer rückwärtigen Geburt, eines Sterbens in die Geborgenheit der Frau Holle. Alle Bilder sind Bilder von Geburt und Sterben: das springende Blut aus dem Finger, die blutige Spule, der Brunnen / Geburtskanal, die falsche Mutter, die Aufforderung zum Selbstmord, die Herzensangst, der Besinnungsverlust und die schöne Uterus-Wiese, wo die wärmende Sonne schien. Viele Patienten richten ihre Bitte um Tötung (»Bitte geben Sie mir etwas, ich kann nicht mehr«) an das weibliche Personal, an die Mutter, die das Leben gab und nun wieder nehmen soll. Und die Verstorbenen kehren nicht selten in die »Embryonalstellung« zurück, seitwärts und mit angezogenen Knien; in Todesnähe rufen viele Sterbende nach der Mutter. Eine der ausführlichsten Erinnerungen aus dem Mutterschoß hat Salvador Dali (Das geheime Leben des Salvador Dali. München 1984) verfaßt, in welcher er auch von der Parallele zwischen Uterus, Tod und Schlaf sprach: »Man sollte glauben, daß der Todeswunsch oft durch den steten imperialistischen Drang zu erklären ist, dorthin zurückzukehren, von wo wir kamen, und daß Selbstmord im allgemeinen diejenigen begehen, die das Geburtstrauma nicht überwinden konnten ... Nichts kann dies alles besser illustrieren als die Begräbnisriten einiger Stämme, die ihre Toten in Hockstellung und in genau der Haltung eines Fötus zusammengebunden bestatten. Aber auch ohne ein Bedürfnis nach solcher letzten Erfahrung der Todesstunde gewinnt der Mensch regelmäßig im Schlaf etwas von diesem künstlichen Tod zurück.« – Der eigentliche Übergang aus der Präexistenz in das Leben geschieht bei der *Zeugung*. Der Orgasmus unserer Eltern ist wie all unsere eigenen Orgasmen (franz.: «petit mort» = kleiner Tod) der Zusammenprall höchster Lebens- und Sterbeenergien. Die Natur hat für die Verschmelzung von Eizelle und Samenzelle die »verschwenderische« Begleitmusik massenhaften Sterbens tausender Samenzellen und vieler Eizellen vorgesehen; und was sich biologisch abspielt, hat seinen Widerhall im Tod des Individuellen, des Ich, aus der »Einsamkeit« in die »Zweisamkeit« des »Du« und des »Wir«. Liebe ist bereitwilliges, sich hingebendes Sterben auf den anderen Menschen zu, ist Loslassen, Aufbrechen zu Neuem. Welche tiefere Bedeutung für ein beginnendes und endendes Leben wird die Unfreiwilligkeit (Vergewaltigung, künstliche Befruchtung u. a.) haben?

Hingeben aber kann sich nur der *Einzelne*, der Einsame. Lieben kann die Masse nicht; deshalb mußte zuvor der Einzelne sich aus der Masse bilden oder sich befreien. *Menschheit* verdichtete sich im Einzelnen, so daß jeder Mensch immer auch für das Ganze steht, wie Sören Kierkegaard es ausdrückte (Der Begriff der Angst. Köln–Olten 1956, 472 ff.); die Lebensgeschichte des Individuums ist immer zugleich Verdichtungs-, Todesgeschichte der Menschheit. Das Menschliche (»humanum«) entstand aus einer Verdichtung des Menschenwesens (»humanitas«), der Menschlichkeit und Menschenfreundlichkeit (»humanitas«), sowie der erdumspannenden Menschheit (»humanitas«).

Schöpfung	Einzeller	Individuum	Christus
	Unsterblichkeit	Sterblichkeit	Todesüberwindung

Für Christen steht in der Mitte der Zeit und der heilsgeschichtlichen Stille das Todesereignis der Erlösungstat Christi, die Anteilnahme und Überwindung des Todes, an welcher nun die ganze sterbliche Menschheit partizipiert. Aber unsere Erinnerung geht noch darüber hinaus auf das Ringen der Natur um die Sterblichkeit des Menschen als dem Angeld seiner Personalität; der Mensch konnte nur Person, *Individuum* werden durch die Erringung dieser Sterblichkeit. Nur Menschen können sterben; Tiere verenden und krepieren oder gehen ein wie Pflanzen. Aber des Menschen Sterblichkeit enthält noch et-

was von der ursprünglichen Unsterblichkeit der *Einzeller,* über die er in seiner Geschichte hinausgewachsen ist; der Unsterblichkeitsimpuls kehrt wieder in den »Geißeln der Menschheit«, den Epidemien, der unendlich wuchernden Zelle des Krebs, in der grenzenlos scheinenden Abnahme der Immunität bei AIDS. Die *Schöpfungsgeschichte* ist also eine Geschichte der Sterbeimpulse des Lebens. Unsere je persönliche und unverwechselbare Geschichte vollzieht diese Universalgeschichte nach.

Das Sterben ist also nicht die große Unbekannte unseres Lebens. Wir alle haben es ja auf je persönliche Weise erlebt und es ist in unser Leben verwoben. Aber unsere Erinnerungen sind nur selten vollständig; zu oft bleiben wir an einem Punkte hängen, überschlagen andere oder geben einem Sterbeimpuls keine Chance, sich in unserem Leben auszubreiten. Deshalb glauben viele Menschen das Sterben abschließend definiert zu haben, wenn sie von ihm ein angstvolles, endgültiges, körperbezogenes, schmerzhaftes Erlebnis erwarten. Offenbar hält das Sterben für uns aber noch zahllose andere Erfahrungen bereit, von denen wir in unterbewußter Erinnerung sehr wohl wissen.

3. Sterbebilder im Wandel

»Was nun immer Grund und Prinzip deines Lebens ist, dasselbe ist auch Grund und Prinzip deines Todes«, sagte LUDWIG FEUERBACH. Er benannte damals drei solcher »Gründe und Prinzipien«: *Gott,* weil durch das unendliche Wesen geradezu die Notwendigkeit, das Sterben und der Tod gesetzt wurden; *Zeit, Raum und Leben,* weil durch sie die Individualität in ihrer Leiblichkeit entstand; und das *Bewußtsein,* das den Menschen aus den Banden

seines Leibes zum Selbstsein befreit. Indem wir unser Bewußtsein anstrengen, Erinnerungen heben, die Bindung an das leibliche Sterben sprengen, erkennen wir das individuelle Sterben als ebenso wichtig wie den einzelnen Ton für eine ganze Melodie.

Man könnte die Qualität der Kulturen der Menschheit an ihrem Umgang mit Sterbenden und Toten ablesen (Pyramiden, Totenbeigaben usw.); dabei dürfte unsere

Zeit jedoch besonders schlecht abschneiden, da für sie Sterben entweder zum Geschäft oder zur heimlichen Privatsache geworden ist. In den sogn. primitiven Gesellschaften gehörten unmittelbare Kontakte mit Sterbenden und Verstorbenen zur Tagesordnung für Erwachsene wie Kinder gleichermaßen. Vergleichbare Kontakte erhält der moderne Mensch nur noch selten oder durch eine spezielle Profession (Arzt, Pflegekraft, Bestattungsunternehmer u. a.). Für die Entwicklung eines angemessenen Sterbebildes aber erscheint direkte Konfrontation mit Sterben und Tod notwendig. Deshalb sind wir darauf angewiesen, solche Bilder vor unseren geistigen Augen entstehen zu lassen.

3.1 Wandel der Sichtweisen

Unsere Sterbebilder sind an die sich entwickelnden Sichtweisen vom Menschen gebunden, da an dessen Sterben sein ganzes Wesen beteiligt ist, also nicht, wie oft angenommen wird, z. B. der krank und schwächer werdende Körper das Sterben diktiert. Deshalb hat z. B. E. KÜBLER-ROSS ihr *Menschenbild in vier Quadranten* dargestellt: der Physis (Körper/Leib), der Emotion, dem Intellekt und der Intuition. Ihrer Ansicht nach habe der Sterbebeistand es beim Sterbenden und bei sich selbst immer mit diesen Quadranten zu tun, wobei sie innerpersönlich miteinander korrespondieren und koalieren. Ein Sterbebeistand, der nur bis zur intellektuellen und emotionalen Hilfe vordringe, zur Intuition jedoch nicht fähig oder auch bereit sei, würde zwangsläufig sein Ziel verfehlen. Denn den spontanen Symbolen und Signalen in Todesnähe (z. B. bei Kindern) werden wir nur intuitiv gerecht, was KÜBLER-ROSS mit Beispielen belegt. Andere Modelle arbeiten mit einer Art *Triaskatalog*, Überlappungen von Dreiecken, die sich alle um eine Mitte drehen. Die bekannteste Dreiheit ist die aus Leib,

Seele und Geist gebildete Gerichtetheit des inneren Menschen auf die äußeren Wirklichkeiten; der sterbende Mensch teilt sich leiblich, seelisch oder geistig seiner Umwelt mit, und diese muß auf allen drei Ebenen für seine Mitteilungen empfangsbereit sein. – Die Kräfte, mit denen der Sterbende diesen Außenkontakt herstellt, sind Bewußtsein, Wille und Liebe. Daraus folgt, daß bei Willenlosigkeit oder Bewußtseinsverlust die Kräfte des Menschen noch keineswegs erlahmt sind. – Ganz in seinem Inneren walten ebenfalls drei Energien: Mut, Gewissen und »Angst«. Sie sind vielfältig deutbar und wirken aufeinander ein; sie erlahmen eigentlich nie völlig, sondern sind Merkmale des menschlichen Lebens bis in die Sekunden des Todes hinein.

Mit der Vierzahl arbeitet das Menschenbild der Anthroposophie, die seit einigen Jahren auch bedeutsame Einflüsse in Medizin und Pflege gewonnen hat (Vgl. F. HUSEMANN, Das Bild des Menschen als Grundlage der Heilkunst. Stuttgart 1951). Das Sterben betrifft den Menschen zwar als Ganzem, zerstört jedoch nicht seine Wesenheit umfassend, denn diese wird aus vier Leiblichkeiten gebildet, dem *physischen Leibe*, den der Mensch mit der stofflich-mineralischen Natur gemeinsam hat, dem *Ätherleib* entsprechend dem Wesen der Pflanzen und den sogn. Bildekräften, dem *Astralleib* entsprechend dem Wesen des Tierischen und den Seelenkräften, sowie dem *Ich*, dem Kraftzentrum der Ganzheit. Sterben ist also immer das Sterben eines dieser Leiber, welches an einem anderen Leib wirkungslos bleiben kann.

Derartige Gedankengänge zeigen, daß unsere Sichtweisen immer wieder an Grenzen stoßen und sich erneuern lassen müssen. So gehen wir z. B. ja immer wieder in unseren gedanklichen Vermittlungen von der sogn. Tatsache der *Endgültigkeit* des Todes aus. In der Auseinandersetzung von Kindern mit Sterben und

Tod, aber durchaus auch bei Erwachsenen spielt die Vorstellung von der *Unvermeidlichkeit* und der entwicklungspsychologisch sehr viel jüngeren Vorstellung von der Endgültigkeit des Todes eine bedeutende Rolle. Trotzdem sind beide Vorstellungen in der ganzen Menschheitsgeschichte als sehr späte Entwicklungen zu deklarieren; sie hängen in ihrer beherrschenden Rolle für die Sterbens- und Todesbilder eng mit erlebter Sinnlosigkeit des Lebens zusammen. Der Mensch kann seine »Macht über den Tod« und seine »Fähigkeit, den Tod zu leben« nur in dem Maße vollziehen, wie ihm Leben in vollem Umfang als sinnvoll vermittelt worden ist; das ist in Zeiten massenhaften Sterbens (Hunger, Krieg, Drohung mit Massenvernichtung) sehr erschwert.

Geistesgeschichtlich sind Unvermeidlichkeit und Endgültigkeit also »künstliche«, d. h. nicht »natürliche« Sterbensbilder; sie haben eine bestimmte Funktion, die von Macht und Fähigkeit ebenso ablenkt wie von Wiedergeburt, Weiterleben, Unvergänglichkeit eines Wesenskerns usw. Aber für unsere Sterbensbilder kann es kein Denk- und Fühl-Verbot geben. Die Erweiterung unserer Vorstellungswelt hat jedoch ebenfalls Wirkungen; mindestens werden so Voraussetzungen geschaffen, damit wir den Sterbensbildern unserer Patienten gerecht werden.

3.2 Ende der Angst

Einen wesentlichen Einfluß auf die Sterbensbilder hat die erwartete und dann auch tatsächlich eingetretene *Angst* als Sterbens- und Todesangst. Schon der griechische Philosoph EPIKTET (50–138 n. Chr.) sagte: »Der Tod ist nichts Furchtbares – nein, die Vorstellung vom Tode, er sei etwas Furchtbares, das ist das Furchtbare.« Offenbar hängt mit der diffusen Angst ein Mangel an Differenzierungen zusammen. *Todes- und Sterbensangst* werden offenbar nicht unterschieden, obwohl sich die erste auf etwas uns Unbekanntes, die zweite auf konkrete Vorstellungen richtet; zudem ist Todesangst eher auf den endgültigen Verlust eines anderen Menschen, Sterbensangst aber auf eigene Erwartungen gerichtet (Schmerzen, Vereinsamung u. a.).

SIEGMUND FREUD führte die Angst auf den Geburtsakt als Urereignis zurück. Von dieser Sicht her ist die Unterscheidung zwischen einer Angst vor dem individuellen Alleinsein (Trennung von der Mutter) und eine Angst vor Bedrohung und Vernichtung der eigenen Existenz (Verlust der Pflegeperson, Angewiesenheit auf mütterliche Pflege u. a.) verständlich. Beide Urängste können mit dem Wiedererwachen der Geburtserinnerung (vgl. Kap. 2.3) in der einen Todesangst zusammentreffen (vgl. Kap. B.3.1).

Mit der Angst klingen in unseren Vorstellungen verschiedene Inhalte gleichzeitig an. So wird z. B. die *Strafangst* beim Sterben zugleich verstanden, als sei das Sterben Strafe für vergangene Verfehlungen, und als stünde eine Strafe (möglicherweise im Jenseits) noch aus. Oder *Trennungsangst* entsteht zugleich durch die bereits erfolgte Isolierung von der gewohnten Umgebung (z. B. durch die Aufnahme in ein Pflegeheim) und durch die bevorstehende Trennung von den Lebenden.

Dagegen hat die Psychologie unterschiedliche Abwehrmechanismen beschrieben, die zudem noch in verschiedenen Stadien des Sterbens verschieden aktiviert werden: *Verdrängung* ins Unterbewußtsein; *Introjektion*, d. h. Übernahme von Einstellungsweisen jener Personen, mit denen man sich identifiziert (andere Kranke, Pfarrer u. a. oder auch die »Stimme des Gewissens«); *Introversion*, d. h. die Wendung von Gefühlen gegen andere (ausgebliebener Besuch, das ständig überlastete Personal u. a.) und gegen die eigene Person; *Übertragung* der eigenen Ängste auf andere Personen; *Verleugnung* des angstvollen Gegenstandes (hier: Sterbenmüssen und Tod); *Regression*, Rückschreiten auf frühere Entwicklungsstufen hervorgerufen durch nicht erfüllte Wünsche (z. B.: die Unausweichlichkeit des Sterbens ruft eine übertriebene Pflegebedürftigkeit oder eine blinde Betätigungswut des Patienten hervor); *Umwandlung,* indem die Angst durch ihr Gegenteil ersetzt wird (gespielte Lebenslust); *Wiedergutmachung,* indem die vermeidliche Schuld auf die der Tod zu reagieren scheint, gebessert werden soll, u. a.

Wenngleich es wichtig wäre, daß all diese Möglichkeiten von erlebter Sterbens- und Todesangst Beachtung fänden, so muß doch vor einer allzu großen Psychologisierung des Sterbebeistandes gewarnt werden. Pflegekräfte sind nicht nur keine Psychotherapeuten und sollten diese auch nicht ersetzen wollen; sie sollten sogar eher versuchen, dem tatsächlichen, also auch ungestörten, natürlichen und persönlichen Sterben nachzufühlen, von dem (vielleicht überraschender Weise) gesagt werden kann, *daß es Ängste und Schmerzen nicht kennt.* Das allerdings wäre zu belegen. „Warum weinen eigentlich Sterbende nie in der eigentlichen Sterbeminute?", fragte MAX FRISCH, ohne die Feststellung als unumstößlich zu behaupten, sondern um auf die Angst- und Schmerzenlosigkeit hinzudeuten.

Würden wir unsere Mitmenschen befragen, wie sie sterben möchten, wenn sie es sich heute wünschen könnten, dann würden sich viele einen plötzlichen, bewußtlosen Tod wünschen. Da jedoch das Sterben heute sogar mehr als in früheren Zeiten größere Zeiträume beansprucht, erscheint es vielen wünschenswert, dieses Ereignis bei klarem Verstand miterleben zu können. Solche *Angst vor Verwirrtheit und Bewußtlosigkeit* im Sterben ist allerdings zumeist unbegründet, da uns die Erfahrung lehrt, daß selbst bei größtem Rückgang der geistigen Belastbarkeit und Ansprechbarkeit die Nähe des Todes geistige Kräfte wachruft, die man oft verloren glaubte.

In ähnlicher Weise vollzieht sich unser Ringen um die Möglichkeit von *Schmerzen* im und beim Sterben. Wenngleich Schmerzen sicher oftmals das Sterben begleiten, gehören sie doch nicht zum Sterben konstitutiv dazu, sondern zur Krankheit, zur seelischen Not oder zum Verhalten der Umwelt gegenüber dem Sterbenden. Wenngleich Schmerzen vielleicht selbst bei bester Schmerzkontrolle nie ganz verschwinden, so wird dieser Restschmerz im Sterben zumeist unbedeutend, da nun auch jene Kräfte beansprucht werden, die sich sonst mit den Schmerzen beschäftigt hätten. Deshalb verzichten Sterbende nicht selten sogar auf schmerzstillende Mittel, obwohl sie »objektiv« Schmerzen haben; aber diese sind eben angesichts der Größe des Sterbens zweitrangig geworden.

Der größte Schmerz und zugleich die größte Angst bei Sterbenden richtet sich oft auf das *Alleinsein;* deshalb ist Sterbensangst manchmal ein Abwehrmechanismus gegenüber den vielen Trennungen des Lebens, also *Trennungsangst.* Wenn die Umgebung des Sterbenden jedoch lernt, diese Trennungsangst durch Freundschaft, Liebe, Zuneigung und Zärtlichkeit zurückzudrängen, schwindet sicher auch diese Angst. – Wenn aber Angst und Schmerzen nicht zum Sterben notwendigerweise gehören, welches Interesse wird dann damit verbunden, diesen Zusammenhang immer wieder neu zu schüren oder ihn als selbstverständlich anzunehmen?

3.3 Sterben ist lebenswert

Einige ergänzende Thesen mögen verdeutlichen, warum diese Auseinandersetzung mit eigener Sterblichkeit, die Entwicklung eigener Sterbebilder, die sich also nicht abhängig machen lassen von den Vorstellungen der Allgemeinheit, für eine lebenswerte Gestaltung des Sterbens in der vorwegnehmenden Phantasie so unbedingt notwendig ist. Als Pflegekraft ist eine fast grenzenlose Offenheit und Toleranz nötig, damit der Mensch sein Sterben lebenssatt sterben kann. Hier wären alle dogmatisch vorgeprägten Sterbebilder sehr hinderlich, wie ja bereits am Wandel der Sichtweisen und am Verhältnis zu Schmerzen und Angst verdeutlicht werden konnte.

Sterben ist kein körperlicher, sondern ein psychosozialer Vorgang. Das Erleben des Sterbens wird offenbar aus einem Zusammenspiel und aus der Wechselbeziehung von Leib, Persönlichkeit und sozialem Umfeld gebildet. Unzulänglichkeiten auf einem dieser Gebiete verhindern »Identität« (vgl. Kap. C.2.2), Unversehrtheit der Person und eine »angenehme« Formung des persönlichen Todes. Gegen diese Tatsache dürfen wir uns nicht wehren und dem Leib allein die Schuld an unserem Sterben geben. Fixiert auf die Betrachtung der körperlichen Veränderungen in Todesnähe geben wir dem Herrschaftsanspruch der somatisch-physiologischen Betrachtungsweise Raum, wie sie gerade eine pharmazeutische und technische Medizin zu fordern scheinen. Unsere Identität als »*Rollenträger*« aber ist auch im Sterben durch soziale Bezugsfelder bestimmt, in denen wir je anders sterben, als Elternteil, Kollege, Nachkomme, Eigenheimbesitzer oder Mieter, Clubmitglied, Autofahrer usw. Nun aber werden wir als Kranke auf unsere Identität mit den jeweils geschädigten Organen reduziert, indem z. B. von der »Lunge in Zimmer 12« gesprochen wird; wir haben keine Rolle mehr, sondern nur noch Organe. Zur Versorgung von Organen aber reicht das »Nötigste«; das psychosozial »Notwendige« kann dann getrost vergessen werden. Man konnte diesen Vorgang sehr kraß bei der Einführung der digital-

anzeigenden Thermometer in die klinische und pflegerische Praxis verfolgen, die nämlich mit folgendem Reklametext verbunden war: »Wirklich exakt läßt sich das neue digitalanzeigende Elektronik-Thermometer in der täglichen Routine einsetzen. Es bietet erhebliche Arbeitsersparnis. Die Meßzeit wird erheblich verkürzt.« – Weder wird also die Routine hinterfragt noch auch ein Zweck für die Arbeitsersparnis oder die Meßzeitverkürzung angegeben; vom Patienten, dem die gewonnene Zeit zufließen sollte, dem ja die Zeit des sonstigen Fiebermessens (3 – 10 Minuten) auf 30 Sekunden verkürzt wird, ist nicht die Rede. Häufig war das Temperaturmessen Anlaß für intensiven Pfleger-Patient-Kontakt; wohin werden die gewonnenen Sekunden fließen?

Im Sterben erleben wir erneut unsere Geburt. Wir haben ausführlich von diesem Übergang des Menschen aus dem Noch-Nicht-Sein zum Menschsein durch den Geburtsakt gesprochen. In der Geburt wurden wir aus der Geborgenheit des Mutterleibes in die Ungeborgenheit des kalten, sterilen Kreißsaales »ausgetrieben«; im Sterben verlassen wir mehr oder weniger freiwillig die kalte und oftmals sterile Lebenswelt und hoffen auf neue Geborgenheit jenseits der Todespforte. Angst wird in uns wach als Reaktion auf erlebte »Enge« im Geburtsgeschehen; so wird verständlich, daß im Blick auf das Sterben dieser Geburtsakt in die bewußte Erinnerung eintritt mit seiner Schmerzlichkeit und Brutalität, die dann vielfach die Erinnerung an vorausgegangene Geborgenheit übertönen. Es sollte also möglichst keine Zwangsläufigkeit dieses »Brutalen« für unser Sterbensbild geben: Unsere Geburts- und Sterbezimmer müssen ja keineswegs so kühl und steril sein; gedämpfte Wohnlichkeit könnte bedrückende Leere ersetzen. Allein diese veränderte Äußerlichkeit würde dazu führen, daß wir im Sterben nicht mehr als psychosoziale Leichen gewissermaßen den engen Geburtskanal, die Atemnot, den Sauerstoffmangel und die Kälte erwarten, sondern ganz dicht an die Liebe anknüpfen, durch die viele von uns im Lustakt der Zeugung ins Leben kamen und von der wir durchschnittlich neun Monate umfangen waren.

Sterben ist wie Orgasmus in umgekehrtem Sinne. Diese Verbindung von Sexuellem mit dem Sterbeerlebnis kommt einer Tabu-Kombination gleich, die von vielen Menschen heftig zurückgewiesen, von anderen dagegen stürmisch begrüßt wird. Vom französischen Dichter BAUDELAIRE stammen die Worte: »Ausschweifung und Tod sind zwei liebenswürdige Mädchen ... und die Bahre und das Bett an Lästerungen furchtbar, bieten uns eins um das andere, wie zwei barmherzige Schwestern, schreckliche Lüste und graue Zärtlichkeit.« Derartigen Gedanken ist man in jüngster Zeit durch die Anwendung des Orgasmusmodells auf das Sterben bzw. durch den Vergleich von Todesnähe-Erfahrungen (Near-death-experiences) mit Orgasmuserlebnissen nachgegangen: Sichauflösen, Zergehen, Erregung, Ausdehnung und Zusammenziehen, Einatmen und Ausatmen, Sichverlieren, Zerschmelzen, Öffnen und Schließen – das alles sind nicht nur parallel verwendete Worte, sondern offenbar auch parallel verlaufende Erlebnisse. Nur sind sie trotzdem nicht dasselbe; denn die Energien bauen sich im Sterben nicht auf, sondern ab; der Rhythmus der Ereignisse unterwirft sich kaum mathematischen Gesetzen; die Pausen zwischen den Atemstößen werden z. B. beim Sterbenden länger, im Orgasmuserleben jedoch kürzer. Trotzdem scheinen beide Erlebnisse zumeist ohne Angst, ein Glücksgefühl oder ein Zustand der Erlösung zu sein. Es gibt also Verbindungslinien zwischen dem »süßen« und dem »bitteren Tod«; vielleicht kann dann auch eine geistige Nachbereitung erlebter Orgasmen Vorbereitung für erwartetes Sterben sein. Denn

beide Erlebnisse haben etwas Ekstatisches, ein »Außer-Sich-Geraten«, das Schmerzfreiheit und Zeitlosigkeit vermittelt, Ekstasen gibt es aber auch im Tanz, im Gebet, in meditativer Stille; also gibt es noch mehr vergleichbare Parallelen.

Der Körper macht keinen Strich durch unsere Lebensrechnung, sondern ist Partner unseres Sterbens. Wir sind auf dem Wege, ein neues, kameradschaftliches Verhältnis zu unserem Körper zu entwickeln, das sich in unseren Überlegungen zur Schmerzlosigkeit, zur Orgasmusparallele und anderem widerspiegelt. Mit einem neuen Körperverhältnis lasten wir diesem nicht mehr die Alleinschuld an unserem Sterbenmüssen an. Wenn vielmehr Funktionen des Körpers in Todesnähe versagen, wenn man uns Körperteile durch Amputation nehmen muß, wenn man Organe ersetzt, wenn wir als Pflegefall nicht mehr selbständig essen können, unsere Ausscheidungen nicht mehr willkürlich kontrollieren, dann begreifen wir dies als den Beginn der Lösung des Ich, des Selbst von diesem Körper. Dann können und dürfen wir ihn nicht mehr verachten, sondern werden ihn vielleicht einbeziehen in unser Sterben wie einen Freund, der uns verloren zu gehen droht.

Soziales Leben kann in Hygiene und Sauberkeit ersticken. Der pädagogische Kampf des JANUSZ KORCZAK für einen eigenen Tod und ein eigenes Sterben seiner Kinder war zugleich ein Kampf gegen übertriebene Hygiene, gegen die Sterilität einer für Kinder vorfabrizierten Atmosphäre ohne jenes Abenteuer das den Kindern durch Unordnung, Schlamperei und Höhlenexistenz zuteil werden kann. Diese Sehnsucht nach einem unklinischen Leben und Sterben verläßt die Menschen nie, ist vielmehr auch bei alten Menschen durchaus beschreibbar. Zu oft schon wurde mit Hilfe von Hygienevorschriften den Menschen das Recht auf einen zeitigen, auch »vorzeitigen« Tod entzogen. KORCZAK schreibt: »Die heiße, einsichtige und ausgeglichene Liebe der Mutter zu ihrem Kind muß diesem das Recht auf einen frühzeitigen Tod zugestehen, das Recht zur Beendigung des Lebenslaufes nicht nach sechzig Umdrehungen der Erde um die Sonne, sondern nach einem oder auch nur drei Frühjahren. Ein grausames Ansinnen an jene, die Mühen und Kosten eines Kindbettes nicht öfter als ein- oder zweimal auf sich nehmen wollen .... Ein Kind findet um so ungünstigere Bedingungen für seine körperliche und geistige Entwicklung vor, je mehr eine Mutter aus vermögenden Kreisen durch den Gedanken an einen möglichen Tod des Kindes erschreckt wird.«

Es ist die gleiche Angst vor einem möglichen Tod, die uns zur übertriebenen Hygiene greifen läßt, womit wir den Menschen einen wesentlichen Teil des Lebens vorenthalten. Aus Hygienegründen gibt es in vielen Pflegestationen keine Topfblumen oder Haustiere aller Art; wohnlich gestaltete Räume für Angehörige, normalisierte Besuchsmöglichkeiten (ohne Schutzmasken soweit es geht) und weitestgehende Zulassung von Kindern gibt es noch keineswegs bei allen Intensivstationen; nicht abwaschbare Polstermöbel für Angehörige an Betten Sterbender, Spiele für Patienten, Kinder, Enkelkinder gibt es selten, weil die Desinfizierung Probleme macht; Pflegekräfte dürfen sich vielleicht nicht auf das Bett eines Patienten setzen, Angehörige nicht bei ihm im Zimmer übernachten usw. Hygiene um jeden Preis ist sicher eine jener Ideologien, durch welche Humanität aus Krankenanstalten, Pflegeheimen u. a. oftmals verschwunden ist (vgl. Kap. B.5.4).

Besser der Sterbende wird geliebt, als daß er die richtige Medizin bekommt. Dieser sehr spitz formulierte Satz könnte in seiner Widersprüchlichkeit zu einem Leitsatz werden. Denn das Wachstum der sterbenden Persönlichkeit ist ja mehr an die nebenwirkungsfreie Zuwendung seitens seiner Umwelt als an die oft nebenwirkende Medizin gebunden. Zwar kann sich die Liebe auch »medizinisch« äußern, aber sie kann sich nicht im Medikament erschöpfen.

4. Übungen zur Selbstfindung

Die folgenden Ausführungen über verschiedene Möglichkeiten, dem eigenen Sterben und der eigenen Rolle als Sterbebeistand zu begegnen, sind aus zahlreichen Seminaren und Ausbildungsgängen entstanden; mit ihnen soll in der Mitte des Studienbuches selbst, also gewissermaßen als Angelpunkt versucht werden, eine Brücke zwischen der Theorie von der Wechselwirkung des Sterbeerlebnisses mit der Hilfe für Sterbende und der Praxis eigener Sterbevorbereitung und Sterbebegleitung zu schlagen. Oftmals wurden die Todesverdrängung und das Tabu des Sterbens darauf zurückgeführt, daß die Menschen unserer Zeit nur wenig »Todkontakte«, Umgangsmöglichkeiten mit Sterben und Tod haben, weil diese der Arbeitsteilung oder dem Spezialistentum zum Opfer gefallen sind.

Diese Übungen versuchen nun, jenen Kontakt wenigstens mit dem Sterben zu vermitteln, über welchen auch Todeserfahrung in das Leben des Sterbebeistandes gelangt; wer Todesnähe oder sterbliche Verluste erfahren hat, gewinnt Empathie, Kraft zur **Einfühlung** in die seelischen Vorgänge bei sterbenden Menschen, die sich ohne derartige Zwischenglieder dem Einblick des fremden Sterbebeistandes verschließen. Übungen können selbstverständlich nicht die unmittelbaren Erfahrungen und den direkten Umgang ersetzen; aber ein solcher läßt sich auch nicht erzwingen; deshalb wählen wir hier also diese vermittelnde Form. Damit sind die Grenzen solcher Übungen auch angedeutet: Sie können und sollen kein Allmachtsgefühl aufkommen lassen, so als habe die pflegende Person nun »das Sterben im Griff«; Sicherheiten und Antworten auf Patientenfragen können und dürfen so nicht vermittelt werden; das Einzigartige jeden Sterbens gerät nicht aus dem, sondern ins Blickfeld.

Vor allem aber können Übungen keine Ausbildung für Spezialpflege, Pflegeprozeß und Pflegedokumentation bei der Terminal-Pflege ersetzen; der selbsterzieherische Ansatz des Für-Sich-Übens kann nicht an die Stelle der Fremderziehung treten, kann nicht den Erfahrungsaustausch mit Kolleginnen/Kollegen ersetzen oder Fortbildung, Supervision, Stationskonferenzen und dergleichen erübrigen. Andererseits aber darf es ja auch keinen »spezialisierten Sterbebeistand« als besondere pflegerische Ausbildung und Profession (vergleichbar der Kinderpflege, Intensivpflege oder OP-Schwester) geben; einer solchen Spezialisierung können die folgenden Übungen geradezu entgegenwirken, da sie der unterschiedlosen Kompetenz aller Pflegekräfte dienen. An jedem pflegerischen Arbeitsplatz können wir mit dem Sterben derart konfrontiert werden, wie uns der Tod überall und zu jeder Zeit einzuholen vermag.

Zugleich aber muß eine dringende **Warnung** ausgesprochen werden. Es ist ein gewaltiger Unterschied, ob wir daran gehen, das Leben einschließlich seiner Sterblichkeit oder das Sterben zu lernen. Reinkarnationsgesellschaften und deren Geheimsekten haben sich vieler Übungen zur Identifikation mit dem Sterben bedient, in der Hoffnung, daß an deren Ende ein Status der Erleuchtung und Einwei-

hung stehen könnte. Diese Tod-Wiedergeburt-Rituale haben einen direkten Zusammenhang mit hierarchischer Gesellschaftsordnung, wo Eingeweihte den Noch-Suchenden gegenüberstehen und gesellschaftliche Ungerechtigkeit oder Totalitarismen als hinzunehmende Zwischenstufen angesehen werden. Deshalb sollten diese »Psycho-Übungen« überhaupt nicht begonnen oder sofort abgebrochen werden, wenn folgende *Alarmsignale* auftreten (ein Signal sollte schon ausreichen!):

– bei der Durchführung einer Übung werden Todeswünsche oder eine Form von Todessehnsucht spürbar, vielleicht auch nur ein gesteigertes Interesse, »den Ernstfall kennenzulernen«;

– bei der Übung verändert sich spürbar das seelische und körperliche Wohlbefinden; die Aufmerksamkeit fixiert sich auf deutliche Reaktionen des Körpers: Herzschlag, Atmung, Wärme/Kälte, Nervosität oder ungewöhnliche Ruhe u. a.;

– im Laufe der Übung verliert sich die Bereitschaft zur Ehrlichkeit gegenüber sich selbst, der Übende versucht sich selbst zu betrügen;

– eine gewisse Selbstgenügsamkeit und Selbstzufriedenheit tritt ein, so daß kein Wunsch mehr vorhanden zu sein scheint, mit anderen Menschen über das während der Übung Erlebte sprechen zu wollen;

– nach Abschluß einer Übung wird eine gewisse Unruhe, ja vielleicht auch Angst spürbar, was die nächste Übung wohl bereithalten mag; es herrscht nicht die Bereitschaft vor, die nächste Aufgabe »auf sich zukommen zu lassen«.

Die folgenden Übungen sind zwar nicht »gefährlich« im eigentlichen Sinne, soweit der Übende nicht sich selbst als »selbsttötungsgefährdet« betrachtet oder bereits sich in psychotherapeutischer Behandlung befindet. Und doch sollten wir die Übungen immer nur mit der Frage beginnen und abschließen: *Möchte ich vielleicht meine Erfahrungen mit einer Gruppe „Gleichgesinnter" besprechen?* Bei einer negativen Antwort sollten die Übungen beendet werden. Eine zweite Frage könnte unser Augenmerk auf eine wichtige Alternative lenken, sobald ich eine solche Aufgabe gelesen habe: *Möchte ich diese Übung überhaupt ausführen, oder versuche ich mir besser nur vorzustellen, was es für mich bedeuten würde, wenn ich sie ausführen würde?* Tauchen hier Bedenken zur Ausführung der jeweiligen Übung auf, sollte wirklich nur zur geistigen Vorwegnahme ihres erwarteten Ergebnisses geschritten werden; insofern bezieht sich die »Warnung« vor allem auf die Ausführung, weniger jedoch auf die Lektüre der Übungen.

4.1   Einübung im Sterben

4.1.1 Selbstgespräche: Meinem Sterben begegnen

– Sprechen Sie zunächst laut folgende Sätze: »Ich bin sterblich«; »ich muß sterben«; »eines Tages bin ich tot«. – Geben Sie sich Rechenschaft, was Ihnen besonders schwer gefallen ist. Waren es die Worte, oder war es die Tatsache, daß Sie es sind, welche die Worte sagen? Erscheinen Ihnen die Worte hart, traurig, belastend, oder sind sie nur ungewohnt? Welches Wort fällt schwerer: »ich« oder »sterben/sterblich/tot«?

– Führe ein Selbstgespräch über die nächsten zwei Stunden, die du leben möchtest! Beginne damit, daß du dich beim Namen nennst.

– Gleichgültig wie du dich z. Zt. fühlst, ob du glücklich bist oder Angst und Schmerzen hast: leg dich auf ein Bett oder den Fußboden; leg dich auf die Seite und zieh die Knie an deinen Körper. Dann umfasse dein Gesicht mit beiden Händen. Nun versuche an einige der schönsten Stunden oder Minuten deines Lebens zu denken. Nimm dir dafür nicht zu wenig Zeit! Wenn es dir genug ist, so strecke langsam deine Glieder und dreh dich auf den Rücken.

– Lies folgenden Satz im Anschluß an Worte von H. G. WELLS: »Nun, da ich sterben muß, komme ich mir vor wie ein Kind, dem man eben schöne Spielsachen gegeben hat, und das zu Bett geschickt wird; ich habe aber nicht die geringste Lust, meine Spielsachen wegzuräumen.« Versuche dir nun klar zu machen, welche Spielsachen du mit ins Bett, mit ins Grab nehmen würdest. Auf der Ile d'Oléron an der französischen Atlantikküste liegt der Schriftsteller PIERRE LOTI begraben, seinem Wunsch gemäß zusammen mit Schüppchen und Eimerchen aus der Kindheit.

– Schlag dich einmal selbst, oder tu dir auf andere Weise weh! Was beschäftigt dich eigentlich mehr, die Entstehung oder das Nachlassen des Schmerzes?

– Halte ein möglichst distanziertes Selbstgespräch! Beginne z. B. mit: »Na, Herr/Frau ..., wie geht es uns denn heute? Sie machen so einen unausgeglichenen Eindruck!« – Beende diese Ansprache erst, wenn Du dich selbst nicht mehr ausstehen kannst.

– Lies zunächst leise, dann aber auch nochmals laut folgendes Gedicht: »Tod, sei nicht stolz, hast keinen Grund dazu, / bist gar nicht mächtig stark, wie mancher spricht: / Du tust uns nichts; auch mich tötest du nicht. / Die du besiegt wähnst, warten nur in Ruh. // Wenn schon der Schlaf, dein Abbild, Freude leiht, / welch hohe Lust muß aus dir selbst gedeihn. / Und gehn auch unsre Größten zu dir ein – / die Asche fault, die Seele ist befreit. // Du Sklav des Fürsten, des Verzagten Knecht, / der falsch durch Gift, durch

Krieg und Krankheit siegt: / Wenn schon ein Schlaftrunk uns in Schlummer wiegt, / und besser als dein Streich, wie prahlst du schlecht! // Nach kurzem Schlaf erwachen wir zur Ruh –/ und mit dem Tod ist's aus: Tod, nun stirbst du.« (JOHN DONNE)

– Male ein Bild zu der Frage, wie du dir im Augenblick dein Sterben nicht vorstellen möchtest. Dann bitte einen Freund/Freundin, dir zu helfen, indem er/sie dir Dinge anbietet, bis du zu verstehen gibst, daß du dich nun wohler fühlst. Dein Freund/Freundin sollte versuchen, dir Folgendes zunächst anzubieten: einen Ball, einen Apfelbaum, ein Gewehr, das Gezwitscher der Vögel ...

– Denk dir einen Rhythmus aus, mit dem du folgende Sätze klopfen könntest: »Ich liebe dich«; »Ich fühle mich sehr allein«; »Ich hasse dich«; »nun würde ich gern an einem Strand wandern, wenn die Brandung rollt«.

– Versuche, einen Tag lang ohne Uhr, nur nach deinem inneren Rhythmus zu leben; falls du »rückfällig« wirst, versuche es an einem anderen Tag noch einmal, dann aber nicht mehr.

– Schreibe für deinen Partner/Partnerin oder für eine andere Person aus Vergangenheit oder Gegenwart einen Abschiedsbrief von dir; versuche also von dir selbst Abschied zu nehmen, so als verabschiede sich die betreffende Person von dir. Möchtest du dem gedachten Schreiber den Abschiedsbrief vorlesen?

4.1.2 Lebensrückschau: Das war's denn wohl

– Leg dich irgendwo ausgestreckt hin; laß deine Arme entspannt neben dir liegen. Nun versetze dich gedanklich in verschiedene Gegenden oder Räume: Du liegst im Wald, auf einem Marktplatz, im Regal eines Supermarktes, im Krankenhaus, auf einem Kirchturm ... Was wünschst du dir jetzt, weil es dir fehlt?

– Wenn du jetzt keine Arme, keine Beine hättest, würdest du dich in diesem Augenblick anders erleben?

– Wie weit geht eigentlich deine früheste Erinnerung zurück? Welcher Art war das betreffende Ereignis? – Aus welchem Lebensjahr stammt deine erste Begegnung mit Sterben oder Tod? – Nun vergleiche diese Erfahrungen und versuche dir klar zu werden, welche Qualität die Zeit dazwischen gehabt hat. Ist alles aus deinem Leben verschwunden, was ohne die Sterbeerfahrung ausgekommen war?

– Versuche mit einem Kind ein Gespräch über folgende Fragen: Wo geht das Leben eigentlich hin, wenn die Bäume und Pflanzen im Herbst absterben und verwelken? – Warum springt ein Ball nur, wenn man ihn schlägt oder tritt; du springst doch auch ohne einen Schlag oder Tritt?

– Spiel einmal in einem Kreis von Freunden das »Wahrheitsspiel«: Jeder darf jeden fragen, was ihn an dem Gefragten gerade interessiert; der Gefragte muß wahrheitsgemäß antworten und hat dann selbst das Fragerecht; er darf aber nicht zurückfragen, sondern muß sich einen anderen Gesprächspartner suchen. Warum aber gibt es wohl Fragen, die wir nicht stellen möchten, obwohl uns die Antworten sehr interessieren würden? Warum kann es wohl einen Punkt in diesem Spiel geben, bei dem wir besser das Spiel abbrechen?

– Beginne den nächsten Tag mit dem Versuch, ihn so zu leben, als wäre er dein letzter Tag. Versuche dann am morgigen Abend eine kleine Besinnung was an diesem Tag anders gewesen ist als an anderen Tagen: Wieviel Liebe ist dir gelungen? Hast du überhaupt gemerkt, daß es dein letzter war? Wenn du dein Leben unverändert weitergeführt hast,

so gib dir Rechenschaft, ob du das aus Bequemlichkeit, dem Wunsch, Letztes zu vermeiden, oder aus einem »echten« Grund getan hast!
- Denke und besinne dich auf folgende Sätze hin, die von ARNOLD WANNER stammen; an jedem Gedankenstrich lasse einen Gedanken von dir persönlich einfließen; mindestens überlege, ob von dir selbst die Rede sein könnte: »Man sagt, die UV-Kamera fotografiere den vorher dagewesenen Menschen. Ein Rest von Wärme genüge, den Film zu belichten. – Man sagt, der Verstorbene sei in seinem Haus noch einige Zeit spürbar. Die Atmosphäre, die um ihn war, gehe nur langsam davon. – Man verschweigt, daß die UV-Kamera an einem Gesicht nicht interessiert ist. – Man verschweigt, daß die Atmosphäre des Verstorbenen nicht nur angenehm war.«
- Halte in einem Selbstgespräch eine Ansprache über dein Leben mit dem Titel: »Das *war* mein Leben; das *war* ich.« Diese Ansprache kann in einen Nachruf münden oder auch in die Formulierung der eigenen Grabinschrift. Sie darf aber auch durchaus »lustig« oder »unernst« werden, denn kein Leben erschöpft sich in Tragik und Ernst. Deshalb könnte dieser Nachruf auch in der schönsten Anekdote deines Lebens bestehen; mindestens dann solltest du sie aber auch anderen Menschen mitteilen.
- Überlege: Wenn du entscheiden könntest, welche Jahreszeit, welches Zimmer (in welchem Haus), welchen Platz möchtest du für dein Sterben wählen und warum? Die Fragen lassen sich erweitern auf: welches Land; welche Menschen sollten dabei sein; welche Kleider möchtest du tragen, usw.?

4.1.3 Abschied: »Auf Wiedersehen« – ich geh denn wohl

- Suche dir einen Gegenstand, der zwar einen kleinen Teil deines Lebens ausmacht, von dem dir jedoch trotzdem eine Trennung möglich wäre, allerdings ohne daß damit dein weiteres Leben an Sinn und Wert verlieren würde (also z. B. einige Erinnerungsfotos, Briefe, Erbstücke, Schmuck, ein Buch). Nun trenne dich von diesem Gegenstand, indem du ihn verschenkst, wegwirfst oder anders aus deinem Zugriff entfernst. Beobachte den kleinen Stich, den du dabei in deinem Innern spürst. »Wohlan denn, Herz, nimm Abschied und gesunde!« (H. HESSE)
- Male ein buntes Bild von dir, auf welchem du krank in deinem Bett liegst; die Umgebung solltest du so gestalten, daß sie etwas von dem widerspiegelt, was dir in dieser Situation wichtig wäre. – Nun betrachte dein Bild: Welche Farben (und warum) hast du gewählt? Sind andere Menschen, Dinge usw. auf dem Bild? Warum hast du diesen Blickwinkel gewählt und weniger den Blick aus dem Bett heraus? – Könntest du dieses Bild verschenken? Und wem?
- Leg dich entspannt irgendwo hin und atme tief ein und aus. Versuche zu erfassen, daß du Leben aufnimmst und Leben von dir gibst. Könnte einer dieser Atemzüge dein letzter sein? Dann erlebe den nächsten Atemzug einmal ganz anders! – Nun betrachte deine Arbeitshand und strecke sie hoch über dich; stelle dir vor, du lägest im Grab; was sollte diese Hand dann noch tun, wenn sie es tun könnte?
- Bist du ein aufbrausender, leicht erregbarer oder eher ruhiger oder ein eher lustig lebhafter oder doch ein leicht niedergeschlagener Mensch? Wenn du dir darüber klar geworden bist, so stell dir vor, du habest plötzlich viel Geld verlo-

ren. Nun reagiere, wie du eigentlich nicht reagieren würdest!

- Baue in Gedanken einen hohen Turm aus einem dir bedeutsamen Material (Bücher, Kästchen, Stühle, Kissen u. a.). Nun setze dich darauf, bevor der Turm umstürzt. Fehlen dir nun die anderen Menschen oder fühlst du dich wohl dort oben?
- Zerreiße ein Erinnerungsfoto von dir oder von einem anderen Menschen. Hast du nun ein Stück von dir oder von diesem Menschen zerrissen, oder war es nur ein Stück Papier?
- Höre ein Musikstück deiner Wahl an, aber höre es nicht zuende. Was klingt in dir weiter, wenn du unterbrichst, die Musik oder dein Unbehagen über den Abbruch? – Stell dir vor, du liest ein spannendes Buch, und zum Schluß, wo eigentlich das Schönste noch kommen müßte, fehlen plötzlich 10 Seiten. Wie lange brauchst du, um wieder ein neues Buch zu lesen?
- Stell dir vor, ein guter Freund/Freundin sei plötzlich gestorben. Nun schreib einen kurzen Brief an den Lebenspartner/-partnerin dieses Menschen und an dessen ca. 8jähriges Kind.
- Mach einen Spaziergang über einen Friedhof und suche dir einen Grabstein aus, der zu dir passen würde. Nun stell dir vor, du lägest darunter. Wenn du keinen Grabstein findest, dann entwerfe dir einen!

4.2 Einübung ins Helfen

4.2.1 Ich will helfen – Aber wie?

- Denke über folgenden Text nach, sprich ihn, laß andere ihn für dich sprechen: »Herr, Wir sind ärmer denn die armen Tiere, / die ihres Todes enden, wenn auch blind, / weil wir noch alle ungestorben sind. / ... Denn dieses macht das Sterben fremd und schwer, /

daß es nicht unser Tod ist, einer der / uns endlich nimmt, nur weil wir keinen reifen. ... Und also heiß mich meiner Stunde warten, / da ich den Tod gebären werd, den Herrn: / allein und rauschend wie ein großer Garten, / und ein Versammelter aus fern.«

- Versuche, die nächsten sechs Personen, die dir begegnen, anzulächeln; wenn sie zurücklächeln, versuch mit ihnen zu sprechen z. B. von deiner Fröhlichkeit ... – Versuche, mit einem Handzeichen oder mit deinem Gesichtsausdruck (vielleicht vor einem Spiegel) folgende Worte auszudrücken: Wahrheit, Liebe, Tod, Schmerz, Frage, Garten, Schlaf!
- Stell dir vor, du kommst bei einem Spaziergang fröhlich singend plötzlich an eine Stelle, wo deine Stimme laut widerhallt. Bist du erschrocken oder froh über dein Echo? Kommt dir deine Stimme fremd vor oder vertraut?
- Schreib folgenden Text auf ein Blatt Papier und füll ihn sinngemäß aus: »Ich, ..., bin im Falle meines unwiderruflichen Todes mit der Entnahme aller Organe / mit der Entnahme folgender Organe: ... aus meinem Leib einverstanden / nicht einverstanden, wenn damit ein anderes Leben gerettet werden kann. Folgende Organe sollen jedoch auf jeden Fall unangetastet bleiben: ...«
- Was du mit diesem Bogen Papier nun anstellen möchtest, entscheide möglichst sofort!
- Suche dir einen schönen Stein und versuche diesen »zum Leben zu erwecken«. Man kann das vielleicht durch Farben, durch Einbettung des Steins in ein Blumengesteck, indem man den Stein zertrümmert u. a.
- Geh für einige Minuten mit geschlossenen Augen durch die eigene Wohnung oder durch andere, dir bekannte Räume. Warum stößt du so wenig an? Nimm nun dieses Buch, und versuche damit tastend dich durch fremde Räume zu bewegen!

– Sprich laut folgenden Text, der von einem Sterbenden geschrieben wurde: „Was seht ihr, Helfer, was seht ihr, sagt? Denkt ihr, wenn ihr mich anschaut: Ein mürrischer kranker Mensch, nicht mehr schnell in seinem Handeln, unsicher in seinen Gewohnheiten, mit abwesendem Blick, der nicht mehr antwortet, wenn ihr meckert; ein Mensch, der nichts mehr sieht und merkt, der alles willenlos mit sich machen läßt: füttern, waschen und vieles sonst. Öffnet die Augen, Helfer, schaut genauer hin. Ihr seht nicht nur einen kranken Menschen. Kommt näher und seht: MICH!« – Dann horche still hinter den Worten her!

4.2.2 Der andere Mensch – Wer bist du?

– Suche dir einen Partner für ein ernstes Gespräch über folgende Frage: »Was würdest du mit mir tun, wenn du wüßtest, daß du bald sterben mußt?« – Versucht dabei so ehrlich miteinander zu sein, wie es eben geht!

– Schreibe einen Wunschzettel, wie ihn die Kinder für Weihnachten schreiben, und benenne jeden Wunsch mit einem Namen, von dem du den Wunsch erfüllt haben möchtest; die Namen können lebende, verstorbene, nahe oder ferne Menschen bezeichnen. – Wärest du noch derselbe Mensch, wenn nun alle Wünsche erfüllt wären?

– Nimm eine Hand, einen Arm oder ein Gesicht, die sich dir bieten, und berühre dieses mit deiner Hand! Nun versuche einmal die innere Bewegung, das »Gespür« von der anderen Haut her zu erfahren! – Suche dir einen Partner, der bereit wäre, dich zu waschen, obwohl du dies auch selbst tun könntest. Laß dich dann auch wirklich waschen, z. B. morgens in deinem Bett. Fällt es dir schwer, dich nicht zu beteiligen? Ist dir

das angenehm? – Versuche einem nicht-verwandten Menschen anzubieten, daß du ihn/sie an einem Morgen im Bett waschen möchtest. Was fühlst du dabei? – Kann man sich eigentlich gegenseitig waschen?

– Male einen Stern auf ein Blatt Papier und gib jeder Ecke deines Sterns einen Namen, der für dich etwas bedeutet. War es dir gleichgültig, welche Ecke du mit welchem Namen versehen hast? – Fordere jemanden auf, mit dir ein Bild zu malen; ihr malt also zusammen (nicht mehr als vier Personen) ein einziges Bild, worüber ihr vorher keine Verabredung getroffen habt. Fangt einfach an; es wird schon etwas daraus werden!

– Besorge dir Darstellungen vom gekreuzigten Christus aus verschiedenen Jahrhunderten (als Nicht-Christ kannst du darin Darstellungen des geschundenen Menschen überhaupt sehen). Erkennst du die Ruhe in einigen Bildern, den verzerrten Schmerz in anderen, oder den Stolz, den Ernst, die Erniedrigung? Was siehst du wirklich? Sprich mit anderen über deine Betrachtung!

– Ein 9jähriges Kind hat dir geschrieben: »Gestern ist mein Großvater gestorben. Wir haben alle geweint. Das hat sehr wehgetan. Sag mir, ob es für Großvater gut ist, wenn wir uns weh tun!« – Schreib dem Kind einen Antwortbrief.

– Bastele dir zwei Fingerpüppchen aus Papier, alten Flaschenverschlüssen, Eierwärmern oder anderem Material; diese Püppchen müssen leicht über einen Finger zu stülpen sein und vielleicht sogar mit einem Gesicht versehen werden können. Nun überlege ein schweres Problem für deine linke Hand (eine schwere Krankheit, einen Verlust oder anderes); nun sprich mit der rechten Hand zur linken und versuche, das Problem zu lösen; beschränke dich aber nicht auf das Sprechen, sondern bewege deine Finger; begleite deine Worte, begleite die Bewegungen mit Worten!

4.2.3 Weisen des Helfens – Methodik?

- Fertige dir ein Tagebuch an, in das du eine Woche lang jeden Tag eine für dich unübliche Äußerung deines Lebens, deiner Zärtlichkeit einträgst. Dabei ist es gleichgültig, wen du mit deiner Zärtlichkeit meinst und wie du sie äußerst. Beschreibe die dir eigene Form des Liebens!

- Streichele liebevoll deinen eigenen Kopf, deine Schultern, dein Knie mit beiden Händen.

- Laß dir auf deinen nackten Rücken eine Botschaft (Zahl, Worte) schreiben!

- Zeichne mit dem Zeigefinger einen Baum auf eine Glasscheibe, auf ein Stück Stoff, in eine Fläche Wasser. Hast du den Unterschied bemerkt? Welche Fläche war dir angenehmer?

- Nimm ein Stückchen Eis oder auch Schokolade; halte es so lange in der geschlossenen Hand, bis es geschmolzen ist. Hast du Wärme gegeben oder verloren?

- Wir versuchen ein Rollenspiel: Ein Kollege, ein Freund »spielen« die Rolle eines Schwerstkranken, und du versuchst, darauf zu reagieren, indem du die Worte deines Spielpartners mit eigenen Worten zurückzugeben versuchst. Vermeide dabei, zu viel in den Worten zu vermuten oder hinein zu geheimnissen. Nehmt das Ganze auf Kassette oder Tonband auf und hört es euch an. Der Kranke beginnt damit, daß er/sie sich vorstellt: »Mein Name ist …; ich bin schwer krank und weiß, daß ich nicht mehr lange leben werde.« Antworte du darauf: »Du bist dir sicher, daß dein Leben bald zuende geht.« … Wechselt schließlich eure Rollen!

- Es gibt viele Arten zu töten, mit der Axt ebenso wie z. B. mit zu viel Worten oder einer kalten, ungeeigneten Wohnung. Die eine Art gilt als verboten, die andere als erlaubt, gebilligt. Suche nun wenigstens 10 Formen des erlaubten und des unerlaubten Tötens eines fremden Menschen. Wie könnte man die gebilligten Formen aus der Welt schaffen?

- Prüfe dich, ob du bereit wärest, eine geliebte Person zu erschießen, wenn diese es von dir erbitten würde, weil sie von dir den Tod empfangen möchte, den sie sich selbst nicht zufügen will oder kann. Warum entscheidest du dich so?

- Nimm ein Blatt Papier und male es von den Rändern her allmählich ganz schwarz. Hat dir das restliche Weiß zwischendurch leid getan? – Nun durchlöchere das ganz schwarze Papier an einigen Stellen und halte es gegen das Licht. Ist dieses wenige Licht für dich eine Freude, oder tut es deinen Augen weh?

- Versuche einmal im Beisein anderer, dir bekannter Menschen ohne Vorbereitung ein Lied zu singen. Fällt dir das schwer, und warum? Das tut doch nicht weh, oder?

- Öffne das Fenster deines Zimmers, und atme tief die hereinströmende Luft ein!

- Wenn du viele der Übungen bis hierher erfüllt hast, und nun an diesen Punkt gekommen bist, dann lies das Buch nicht weiter, bevor das nächste Mal die Sonne auf- oder untergegangen ist.

5. Vom Protest gegen das Sterben zu seiner Umwandlung

Wenn dem Menschen die Zugehörigkeit des Sterbens zu seinem einzigartigen Leben wieder klar geworden ist, ja selbst wenn wir die Bedrohung durch die angebliche Endgültigkeit des Todes für uns zurückgewiesen und so ein Verhältnis zur Macht über Sterben und Tod wiedergewonnen haben, bleibt doch die *Unausweichlichkeit* des Sterbens für uns schmerzlich und leidvoll. Wenn wir also dieses Leid nicht wegdiskutieren oder wegtherapieren können, so bleibt angesichts der Unausweichlichkeit unser Handeln doch darauf gerichtet, uns und jedem Menschen die Tatherrschaft über das eigene Sterben zurückzugeben bzw. zu sichern. Das aber ist nicht leicht und zugleich vielen Mißverständnissen ausgesetzt. Denn »Tatherrschaft« betont nicht nur Täterschaft, sondern auch Eigenheit und Personalität des Sterbens. Sie unterscheidet sich aber deutlich von der »Antäterschaft«; sie weist also nicht nur das bloße Zugeständnis der Selbsttötungsrechte in ihre Schranken, sondern leitet sich einzig von der Integrität des Menschen ab.

5.1 Das Leid des Sterbens

Das Sterben hält für den Menschen eine leidvolle Erfahrung bereit, das Sterbenmüssen, seinen Zwangscharakter. Darauf reagieren die Menschen in zweifacher Weise: entweder sie sagen ihm den Kampf an (mit Medizin, Politik u. a.), oder sie denken über die Weise nach, wie man bei einem Sterbenden, bei dem der Kampf an sein Ende gekommen ist, aushalten, ausharren kann. Am deutlichsten vielleicht wird dieser Spannungsbogen zwischen Kampf und Ausharren am Phänomen des Leids, das mit Sterben, Tod und Trauer so eng verbunden ist.

Viele Menschen verstehen *Leid* gleichbedeutend mit Schmerz, Ungerechtigkeit, Leidenschaft, Krankheit. Sie unterscheiden nicht zwischen den Wirkungen aus der Tatsache, daß uns Menschen Grenzen gesetzt sind, und der Möglichkeit des Menschen, nahezu alle Grenzen zu überschreiten. Aber das Leid, das daraus entsteht, daß unser Leben durch Geburt einerseits und Sterben/Tod andererseits begrenzt ist, daß wir, die Natur, die Technik, das Wachstum nicht unbegrenzt sind, sondern gerade in unserer Zeit an die tödliche Grenze stoßen, daß wir nun von der Grenze des Fortschritts und der Grenze des Erlaubten sprechen müssen (bezogen auf alle Lebensbereiche), das daraus entstehende Leid unterscheidet sich wesentlich von dem Leid der Grenzenlosigkeit. Von dem einen erleben wir zunehmend, daß wir es dankbar entgegennehmen, daß wir ihm begegnen; von dem anderen erleben wir die Erschütterung, erst jetzt seine zerstörerische Kraft zu verstehen.

Das *Geschenk der Grenze* steht der *Bedrohung durch die Grenzenlosigkeit* gegenüber. Grenzenlos ist das Leid, das Menschen Menschen antun können und angetan haben in den Konzentrationslagern, im Krieg, mit Foltern, durch die Gen-Manipulationen, durch die Innen- und Außenweltverschmutzung; grenzenlos scheint die Phantasie, welche von Menschen für die Zufügung solchen Leids aufgebracht wurde. Gering dagegen muß der Aufwand eingeschätzt werden, der bislang auf den Wert der natürlichen Grenzen und auf deren Schutz verwandt wurde. Man vergleiche nur den Aufwand für Quälereien und deren Verfeinerung mit dem Aufwand für Zärtlichkeiten, Ruhe, Sterben. Immer wird dem Aufbruch mehr Aktivität gewidmet als dem Ankommen, mehr dem Überwinden einer Grenze als deren Erreichen.

Die Betrachtung des Leids macht uns bereits sprachlich auf den Unterschied und das Zugleich aufmerksam. Denn das »Leid« ist keineswegs identisch mit dem »Leiden«, das eine ist nicht einmal die Einzahl des anderen; vom »Leid« gibt es keine Mehrzahl, sondern nur vom »Leiden«: das Leiden, die Leiden. Das Leid ist unzählbar, die Leiden sind zahlreich. Das trifft auch für den Bereich des Sterbens zu: das Leid des Sterbens ist einzigartig, unzählbar; die Leiden beim Sterben aber sind sehr zahlreich. Nun muß selbstverständlich mit dem Unzählbaren auch anders verfahren werden als mit dem Zahllosen; mit Leid müssen wir anders umgehen als mit den Leiden, Schmerzen, Ungerechtigkeiten, Zumutungen, den grenzenlosen Angriffen auf die Integrität des sterbenden Menschen.

Die *Tatherrschaft* macht den Unterschied nochmals sehr deutlich: denn wir können uns und anderen Menschen viele Leiden und Schmerzen »antun«; das ist »Antäterschaft« auch dann, wenn wir ihnen den Tod zufügen (z. B. Tötung auf Verlangen oder Mord); aber wir können uns nur einmal, bei erfolgreicher Selbsttötung »ein Leides tun«. In der Tötung eines anderen kann deshalb niemals weniger als Antäterschaft liegen; nur in der Selbsttötung könnte Tatherrschaft realisiert sein, wenn nicht diese Tat von Außen beeinflußt ist (durch Schmerzen, Depressionen, Hoffnungslosigkeit, also durch »Leiden«).

Wir bezeichnen deshalb »Leid« als ein Existential, ein Grundmerkmal des Lebens; wir *sind* in gewisser Weise als Menschen »Leid«, wir *haben* allenfalls Schmerzen oder Leiden. Wenn wir also wahrhaft Mensch sind, kommen wir zur Beherrschung des Leids; denn nicht daß mein Sterben abläuft, einfach geschieht, getan werden kann, ist wichtig, sondern daß *ICH* es tun kann, daß *ICH MEIN* Sterben leben kann. Neben der *Unzähl-*

barkeit ist deshalb aber auch die *Unteilbarkeit* ein Merkmal des Leids und somit auch des Sterbens. Geteilte, mitgeteilte Leiden können halbe, also erleichterte, gemilderte Leiden werden; das Leid läßt sich nicht teilen, oftmals auch nicht mitteilen; es ist sprachlos, still und einsam. Anteilnahme ist also für das Leid des Sterbens nur dadurch möglich, daß ein fremder Mensch sich dieses Leid zum eigenen Leid macht, nicht jedoch durch Mitgefühl, Mitleid, Trost; diese erreichen allenfalls die das Leid oftmals begleitenden Leiden und Schmerzen.

Leid ist also ein mir Gehörendes, Leiden sind immer etwas Zugefügtes. Der Leidende ist demnach immer *Opfer*, der Leid-volle dagegen bleibt *Täter*. Deshalb ist es ein Unterschied, ob ich »etwas leide« oder »an etwas leide«, ob ich unter und an einer Krankheit leide, oder ob ich diese bestimmte Krankheit bereit bin zu leiden. Im einen Fall bin ich Opfer: »ich leide an etwas«; im anderen Fall bin ich in die Aktivität gehoben, habe die Tatherrschaft, bin mächtig, nicht ohnmächtig: »ich leide diese Krankheit«, bin bereit, diese Krankheit, ja selbst mein Sterben zu einem Teil meines Wesens zu machen.

5.2 Unser Handeln als Protest

Unsere Aufgabe hat also viele Gesichter:
- Gegen die das Sterben begleitenden und es niederdrückenden Leiden und Schmerzen gibt es nur den Protest, den Kampf zum Schutz des Sterbenden z. B. auch vor der Inhumanität mancher Behandlungsfehler, der Behandlungssucht und der Behandlungseuphorie; all dies gilt es zu überwinden; und darauf muß viel Energie der Wissenschaft, der Praktiker und Initiativgruppen gerichtet werden.
- Falls aber und insoweit dieser Protest vergeblich bleibt, müssen wir bei den Leidenden bleiben, sie mit zärtlicher

Liebe und wohnlicher Atmosphäre begleiten, als »Freund dem Freunde«; denn das Leid des Sterbens ist zu schützen; es hat ein Lebensrecht.

- Vielleicht aber kann es auch noch ein Handeln geben, das sich der Umwandlung der Leiden in Leid, der Ohnmacht in Macht, der Opferschaft in Täterschaft widmet.

Also kann sogar die Leidensstruktur des Sterbens einen Sinn haben, der geradezu in der *Herausforderung unseres Protestes,* der Subversion gegen totalitäre Institutionen gefunden wird. Die furchtbaren Leiden der Menschen in der Dritten Welt, in den Konzentrationslagern, in den Reservaten der zur Ausrottung freigegebenen Völker sind mit allen Leiden des Sterbens vergleichbar: sie fordern unsere Revolution für das Leben derer, die nicht leben dürfen, und für das Sterben derer, die ihr eigenes Sterben nicht leben können. Hier wie dort sind die Elemente des Kampfes gleich: Wir verlangen die Überwindung von Entfremdung, Leiden und Schmerzen; wir verlangen aber mit dem Lebensrecht zugleich auch, daß die Menschen sich ihr Sterben und ihr Leid selbst wählen und gestalten dürfen. Im Kreißsaal des Sterbens werden wir zu einem fremden Sterben gezwungen; Freunde, Familie, Eigentum Macht werden uns genommen; wir erwarten einen grausamen, fremden Leidensakt.

Betrachten wir deshalb die Schattenseite des Sterbens einmal näher, so ergeben sich einige Leidensmerkmale gegen die unser Protest vor allem gerichtet sein sollte: Vereinsamung, Ängste, Verunsicherungen, Schweigen, Resignation und Verzweiflung. Beginnen wir mit der Betrachtung der **Vereinsamung.** Seit vielen Jahren findet in Wissenschaft und Praxis ein unermüdlicher Kampf gegen die Tendenzen zur Ghettoisierung, Isolation, sozialen Tötung und Vereinsamung schwerkranker, alter und sterbender Menschen

statt. Aber dieser Kampf ist noch keineswegs gewonnen, wie die Probleme im Umgang mit AIDS-Patienten gezeigt haben. Trotzdem kommt es nicht mehr sehr häufig vor, daß sterbende Patienten in Badezimmer verlegt werden, weil angenommen wird, daß die genesenden Mitpatienten das Sterben nicht aushalten könnten; oftmals wird bereits der Mitpatient verlegt, wenn er derartige Äußerungen tut. Vereinsamung geschieht nicht mit dem Menschen, sondern an ihm, gegen ihn; es ist die Leidensseite der Rückverwiesenheit jedes Individuums auf sich selbst besonders angesichts des Todes; Vereinsamung ist für das Individuum schmerzhaft und bedrohlich. Der Mensch wird aus dem sozialen Zusammenhang gerissen, die Beziehungen zu anderen Menschen brechen ab, er stirbt einen vorzeitigen, weil sozial zugefügten Tod. Deshalb neigt der vereinsamte Mensch zu Selbstverletzungen und zur Selbstaufgabe. Selbsttötungswünsche resultieren vielfach aus vorangegangenen Vereinsamungen. Gegen die Vereinsamung kann therapeutisch, planerisch, pädagogisch vorgegangen werden (vgl. Kap. D.1.).

Auch die **Ängste** sind schmerzvoll, medikamentierbar, therapierbar, denn sie sind auf ganz konkrete Ursachen bzw. Objekte zurückzuführen; mit der Distanz des Menschen zu diesen Ursachen und Objekten verringern sich auch seine Ängste. Eine ältere Frau brach in den Abendstunden, wenn die Station zu schlafen beginnen sollte, immer in laute Angstschreie aus, Drachen und Ungeheuer wollten sie verschlingen, bis man ihr mit einem Medikament zur Ruhe verhalf und damit auch der ganzen Station einschließlich der Nachtwache. Erst als erkannt wurde, daß der nächtliche Autoverkehr vor ihrem Fenster tatsächlich Ungeheuer und Drachen an die Zimmerdecke malte, und neue Vorhänge diese Lichtspiele unterbanden, waren die Ängste plötzlich unnötig und überflüssig; nun konnte sich die Patientin wieder ihrer wirklichen »inneren Welt« zuwenden.

Angesichts des Sterbens wird für viele von uns alles unsicher; derartige **Verunsicherungen** sind den Patienten und ihren Helfern (nur auf unterschiedlichen Ebenen) durchaus gemeinsam; der Sterbende wird seines Lebens, der Helfer seiner Hilfe, seiner Maßnahmen, seines Könnens unsicher. Verunsicherungen haben also einen zumeist unmittelbar erkennbaren Anlaß und führen häufig zu großer innerer wie äußerer Unruhe oder sogar Hektik. Die routiniert erscheinenden Schnelligkeiten, mit welchen gerade sterbende Menschen oft »behandelt« werden, sind ein Ausdruck dieser Verunsicherungen.

Ängste, Verunsicherungen und dergleichen haben oftmals Sprachlosigkeit zur Folge, die sich in der aufgeregten Anhäufung von Worten ebenso äußert wie im Versagen der Stimme. Für das fehlende oder abgetötete Wort verwenden wir häufig den Ausdruck **»Schweigen«** oder »Verstummen«. Hier ist etwas Lebendiges zu einem unnatürlichen Ende gekommen. Zwar geht das Schweigen bereits weit über das bloße Verstummen hinaus; der Zustand, in dem der Mensch gerade zufällig nichts sagt oder sagen kann, weil ihm die Worte oder die Stimme »versagen«, ist immer noch weniger als das seelische Wortemachen des Schweigens, das nur zufällig nicht hinaustreten kann. Und trotzdem ist es eine äußerlich gesteuerte, passive oft sogar ohnmächtige Wortlosigkeit; sie ist nicht selten durch Übermaß der Aufmerksamkeit verursacht, die unseren Worten (z. B. am Krankenbett) gewidmet wird.

Schmerzen, Vereinsamung, Leiden, Ängste, Verunsicherungen und Schweigen angesichts des drohenden Lebensendes und des ungewissen Hinübergangs gipfeln oft in *verzweifelte Resignation*, angesichts derer das Leben und vor allem sein sterblicher Teil endgültig sinnlos und niederschmetternd erscheinen. Hier scheint der Mensch zur Kraftlosigkeit und zum Verlust des Widerstandes verdammt; der Kampf kommt zu seinem ungewollten, entfremdeten Ende. Der Mensch stirbt nicht, er verendet.

5.3 Bewahrung des Leids

Die Auflistung solcher Leidensposten der sterblichen Existenz kann und darf nicht das letzte Wort haben, da sie nur die Schattenseite zeigt: die Ohnmacht, Passivität, Fremdheit, Behandlungsbedürftigkeit. Sterben zeigt ein Doppelgesicht, dessen andere Seite sich aus Macht, Aktivität, Eigenheit und Bewahrungsbedürftigkeit zusammensetzt. In einem schematischen Überblick zeigt sich folgendes Gesamtbild:

Ohnmacht	Macht
Passivität	Aktivität
Fremdheit	Eigenheit
Behandlungsbedürftigkeit	Bewahrungsbedürftigkeit
Leiden/Schmerzen	Leid
Vereinsamung	Einsamkeit
Ängste	Furcht
Verunsicherung	Anfechtung
Schweigen	Stille

Das Leid muß Leid bleiben dürfen (vgl. Kap. C.51); als therapeutisch herbeigezauberte Bejahung, Akzeptation, Hinnahme usw. wäre es kein Leid mehr. Deshalb kann man die verschiedenen Leiden des Sterbens nicht methodisch, therapeutisch zurechtbiegen, bis sie einem Sterbensbild des Patienten entsprechen, das im Kopf des Helfers, nicht aber im Leben des Patienten entstanden und verankert ist. Das authentische Leid des Sterbens ist keineswegs notwendigerweise »leidenschaftslos«, widerstandslos, sozial integrativ usw.; es ist auch nicht notwendigerweise an die Anerkennung eines nachtödlichen Lebens gebunden. Und doch gibt es ein klares Gegenüber zu den Leiden, worauf sich unser behutsames Augenmerk richten sollte.

Es geht also zunächst um Wahrnehmung der Gegenseite, dann aber auch um eine Transformation (Umformung) der Leiden in Leid, Vereinsamung in Einsamkeit, Ängste in Furcht, Verunsicherung in Anfechtung, Schweigen in Stille, Verluste in Trennungen (vgl. dazu Kap. D.6.). Solche Transformation ist also nicht therapeutisches Ziel, sondern individuelle und personale Sehnsucht. Die mächtige, aktive, eigene Gegenseite ist in allem unverdorbenen Menschenleben präsent; sie kann deformiert werden, wenn wir ihr nicht unseren Schutz, also bewahrende Hilfe anbieten.

Noch verhängnisvoller vielleicht als der Vorwurf, sterbende Menschen würden vereinsamen, ist die Feststellung, den Menschen würde vielfach die **Einsamkeit** verboten, ihnen würde unmöglich gemacht, ihre Einsamkeit zu leben, also »identisch« zu sterben. Um ihre Vereinsamung zu verhindern, werden viele Sterbende gezwungen, an den stationären Festen teilzunehmen; ihr In-Sich-Gekehrt-Sein wird mit einem Wortschwall beendet: »Seien Sie doch nicht so trübsinnig; wir sind doch bei Ihnen!« Das ist nicht notwendigerweise falsch, aber es könnte

an unserer eigentlichen Aufgabe vorbeigehen. Denn in der Einsamkeit hat der Mensch geradezu die Chance zu leidvollem Bei-Sich-Sein. In der Einsamkeit wird der sterbende Mensch seiner selbst »inne, seiner inneren Welt mächtig«. Und das bedeutet nun nicht nur, daß keiner da wäre, weil Einsamkeit nicht notwendigerweise Alleinsein beinhaltet; gerade die Einsamkeit zu zweit kann Liebe ausdrücken. Vielmehr bedeutet Einsamkeit geradezu etwas Positives: »das Einsam-Sein; eins mit sich und dem lebendigen Gegenpol zum All«, wie ROMANO GUARDINI es ausdrückte. In solcher Einsamkeit gewinnt der Mensch mit seinem Sterben Gestalt und ein Verhältnis zu sich selbst und seinem Gott. Diese Einsamkeit ist leidvoll; Vereinsamung ist nur schmerzlich und bedrohlich. Der einsame Mensch gewinnt auch ein neues Verhältnis zu seinem *Leib,* der ja dem menschlichen Ich bleibt, wenn sich der *Körper* durch zunehmende Schwäche zu verabschieden beginnt; der Mensch erhält jenseits des körperlichen Sterbens seine leib-haftige Einheit zurück.

In gleicher Weise steht den vielen Ängsten die eine **Angst** gegenüber, ohne die wir nicht zu leben und zu sterben in der Lage wären. Diese Angst setzen wir oft mit der (wie das Leid) auch nur in der Einzahl bekannten *Furcht* gleich; sie ist eine Energie, die eine Bereicherung, ein stolzes Unterfangen des Menschen werden kann (vgl. Kap. B.3.1). Die Frau, deren Ängste man in der Nacht mit beruhigenden Medikamenten und Schlafmitteln bekämpfte, hatte dadurch auch diese Kraft zur Furcht eingebüßt, jene Triebkraft der Seele, wo Existenzangst und Gottesfurcht ineinanderfließen. Der Mensch braucht dieses »furcht«-bare Leid in der Auseinandersetzung mit Nichtigkeit des Lebens, mit Endgültigkeit des Sterbens und mit der Sündhaftigkeit. Ohne sie können wir weder hier noch vor Gott bestehen.

An den Verunsicherungen merken wir, daß sie trotz ihres Zusammenhangs mit dem Sterben nur etwas Vorläufiges beanspruchen, nämlich die doch sehr weltlichen, immer schon unzulänglichen Sicherheiten. Demgegenüber geht es in der **Anfechtung** immer ums Ganze. Durch den Tod wird uns nicht allein ein an beliebigem Ort unseres Lebenslaufes einsetzendes Versagen irgendwelcher Funktionen bewußt, sondern nun stehen wir selbst auf dem Spiel, und das als Patient nicht weniger denn als Helfer. Schmerzen, Atemnot, Störungen in Organfunktionen bringen große Verunsicherungen; das bevorstehende Sterben aber »ficht uns an« in allen Dimensionen, in der Ganzheit unseres Lebens. Wenn eine Behandlung nicht »anspricht«, wird der Helfer unsicher; ist aber die akute Behandlung gänzlich an ihr Ende gekommen, weil das Sterben mehr Raum im Leben des Patienten beansprucht als die Heilung oder Genesung, so sind wir als Ärzte, Pflegekräfte usw. vor die Sinnlosigkeit unseres beruflichen Könnens gestellt. Nun können wir uns »nur noch« dem Versagen stellen. Wer jetzt seine Verantwortung nicht abwälzt, sondern sich der Schwere des Augenblicks dieser Anfechtung stellt, erlebt so etwas wie eine Gottesbegegnung; wer sich sein Versagen eingesteht, öffnet sich dem Zuspruch eines Anderen.

Mit der **Stille** ist es ganz ähnlich. In ihr wird das Innere des Menschen wieder aktiviert, während es im Schweigen nur verkümmert: »Stille des Menschen, der sich aufstützt und nachdenkt, der fortan ohne Aufwand empfängt und dem Gehalt seiner Gedanken eine Form gibt. Stille, die ihn erkennen läßt. Stille, die dich bei der Entfaltung deiner Gedanken behütet. Stille, die sich selbst die Gedanken erfüllt« (A. DE SAINT-EXUPERY). Aktiv lauscht der stille Mensch in sich hinein, wird innerlich schöpferisch, so daß er zur Gestaltung seines Sterbens kommt. Dazu muß der Helfer selbst innerlich still geworden

sein, muß der lauten Welt entkommen dürfen, muß in das Mysterium der Feier des Todes eintauchen. – Derart gefühlsbetonte Worte sind nur hier angebracht; aber gerade in unserem Widerstand gegen sie wird das Leidvolle dieser Stille deutlich, das Unangenehme, dem wir alltäglich zu entfliehen versuchen (vgl. Kap. E.4.).

5.4 Umwandlung der Destruktion

Das leidvolle Sterben kann und darf nicht umgewandelt werden zu Angenehmem, Schönem usw. entsprechend einem Euthanasie-Begehren; aber das Zerstörerische, das mit mir im Widerspruch Stehende, das Verschuldete und Verursachte in allem Schweren, die Unterwerfung unter fremde Sterbeansprüche muß verwandelt werden in etwas, das mit mir in Einklang steht, was ich mit meinem ganzen Wesen verantworten kann, auch wenn es die Form des Aufbegehrens und sterblichen Lebenswillens annimmt. Die Illusionen müssen ja auch von Wissen und Hoffnung abgelöst werden.

Deshalb ist selbst die **Resignation** nur dann verdammungswürdig, wenn sie sich von der Hoffnung abkoppelte; im Angesicht der unendlichen Hoffnung darf jeder Mensch verzweifeln und resignieren. »Ich will mir diese Hoffnung nicht vermiesen lassen durch die, die meinen, solcher Trost sei ein billiges Analgetikum gegen die Wahrheit«, schrieb KARL RAHNER; »steckt so nicht in der Hoffnung selber, damit sie wirklich Hoffnung und nicht etwas anderes sei, nochmals eine ganz eigentümliche Resignation, die nichts zu tun hat mit dem verärgerten und kopflosen Aufgeben, das wir Resignation nennen und doch der Resignation verzweifelt ähnlich sieht, mit der wir uns Gott bedingungslos ergeben? Vielleicht ist unsere so schäbig sich zeigende Alltagsresignation letztlich doch nur der weise und liebevolle Kunstgriff Gottes, durch den er uns jene Resignation schenkt, die frei von uns selbst und selig macht.« Vielleicht kann es sogar so etwas geben wie eine Hinführung, Übung zur Resignation. Jedenfalls haben wir wohl keine Berechtigung, den Menschen ihre Resignation zu nehmen. Das gilt sogar für die *Verzweiflung* um die MANFRED HAUSMANN in einem Gedicht ausdrücklich zu bitten wagte: »Nur wenn ich ganz verzweifle, kann ich wirklich verstehen«.

Aber damit ist das schwierigste Problem noch nicht gelöst, sondern nur angedeutet: Gibt es eine Brücke zwischen Destruktion und »Konstruktion« des persönlichen Sterbens? Wenn z.B. ein alter Mensch durch Partnerverlust und Rückzug der Familie vereinsamt ist und ein Wiedergewinnen des sozialen Zusammenhangs unmöglich erscheint, kann es dann einen Weg geben aus der Vereinsamung zur Einsamkeit? Lassen sich die vielen Ängste wandeln, damit sie die Furcht umso besser zulassen? – Die folgenden Kapitel gehen dieser Frage nach. Sie versuchen, die Fähigkeit zuzulassen, zu bewahren und zu hüten so weit zu fördern, damit sich darin das Sterben wirklich bilden kann. Wir werden keine Methoden oder gar Tricks vermitteln können, durch die Negatives zu Positivem, oder gar das Lebensende rückgängig gemacht würde. Deshalb wäre es gut, wenn die hier aufgeworfene Frage bis zum Ende des Buches »unbeantwortet« bliebe; besser, ein Leser hat am Ende eines solchen Buches mehr Fragen, als daß er das Gefühl hätte, all seine Fragen seien nun beantwortet.

6. Vor dem Nichts oder vor neuem Leben

Ein Studienbuch für die Krankenpflege kann sicher kein Ersatz für eine religiöse oder gar theologische Auseinandersetzung mit dem Sterben liefern; vielmehr soll es wohl auch dem religiös wenig oder unkirchlich orientierten Helfer Möglichkeiten zur Besinnung über die Wurzeln seines Handelns bieten. Deshalb wird hier versucht, die theologischen Fragen in einem Kapitel abzuhandeln bzw. wenigstens anzudeuten. Dies Kapitel kann und sollte eigentlich nicht überschlagen werden; und doch hätten also die übrigen Aussagen dieses Buches auch ohne das Kapitel zur Theologie Gültigkeit. Sterbebeistand kann sich keinem Schmerz eines Sterbenden verschließen; und neben den körperlichen, seelisch-psychischen, sozialen und historischen Schmerzen treffen ihn die spirituellen besonders tief. Sie einfach den »theologischen Profis« zu überlassen, würde dazu führen, daß wir unser Geleit sofort unterbrechen müßten, wenn spirituelle oder religiöse Dimensionen tangiert sind. Aber es gibt überhaupt kein Sterbegeleit ohne diese Dimension.

Wir werden uns also zunächst nach Ziel und Sinn des Sterbens fragen, um daraus Aspekte für eine Theologie des Helfens abzuleiten; einige praktische Hinweise zum spirituellen Sterbegeleit sollen das Kapitel abschließen.

6.1 Zur Theologie des Sterbens

Noch bis vor wenigen Jahren begann alles theologische Reden vom Sterben und Tod mit der Feststellung des Gegensatzes von Vorläufigkeiten im Leben und Endgültigem im Sterben, wobei letzteres sogleich in eine *Gerichtsbotschaft* mündete:

»Christlich gesprochen heißt das: auf den Tod folgt oder mit dem Tod geschieht das Gericht«. So begab sich Kirche vielfach mehr mit einer Drohung als mit einer Heilsansage auf den Lippen an das Krankenbett; die Angst öffnete das Herz des Sterbenden für die kirchlichen »Tröstungen«, aber verschloß es zugleich vielfach für die Liebe des liebenden Gottes, der sich dann gegen diese Angst Zugang verschaffen mußte. Und das ist kein Spezifikum des christlichen Umgangs mit dem Sterben, sondern eine Vorgehensweise überall dort, wo Macht über Menschen zum Motor des Handelns wird. Deshalb gleicht sich die Weise des Sterbens oftmals in allen Kulturen und Religionen; und deshalb suchen die Menschen dort nach kurzfristigen Vertröstungen.

Des Menschen Hoffnung geht dahin, es möge sich immer alles irgendwie und wenigstens am Ende zum Guten wenden. Aber diese Hoffnung wird durch den Tod scheinbar letztlich enttäuscht. Oder gibt es eine Möglichkeit, dem Sterben einen **Sinn** abzugewinnen, der sich mit der Hoffnung und mit einem liebenden Gott vereinbaren ließe? Läßt sich unsere Empörung gegen die Knechtschaft des Todes mit einer Sinnstiftung vereinbaren? – Viele religiöse Vorstellungen versuchen, das Problem dadurch zu lösen, daß sie die Sterbens-Unausweichlichkeit dem Wirken *böser Mächte* oder eigener und fremder *Schuld* zuschrieben; Sünde und Schuld haben den Tod zur Folge. Aber damit verfehlen sie gänzlich die Frage nach der Sterbensnot des Unschuldigen; und einfach alle Menschen mit einer Erbschuld zu belegen ist dafür sicher auch keine Lösung.

So wird denn das Sterben selbst zu einem *Ausdruck des Lebens*. Denn das Leben ist vergänglich; gerade dadurch zeichnet sich menschliches Leben gegenüber dem tierischen und pflanzlichen aus, daß es stirbt; eine Form der Versöhnung mit der Sterblichkeit besteht also in der Akzeptanz der Notwendigkeit und »Natürlichkeit«. Hier würde sich die Frage: Warum muß ich sterben?, überhaupt nicht stellen können, da es keine sittliche Wertung des Selbstverständlichen geben kann. Aber damit ist die individuelle **Tragik** noch nicht aufgehoben. Für sie bieten die Religionen vielfältige Lösungen an: Die persönliche *Wiedergutmachung* für persönliche Schuld, Sterben also als ein Akt der Sühne; die jedem Menschen unterschiedslos auferlegte *Prüfung* für den Grad seiner auf Gott bezogenen Reifung; für Wiedergutmachung und Prüfung ist die freudige Annahme der Sterbepflicht durch den Sterbenden von großer Wichtigkeit; das Sterben kann aber auch als *Brückenschlag* zwischen Gott und den Menschen, zwischen Jenseitigem und Diesseitigem betrachtet werden, eine Brücke, an deren Errichtung von beiden Seiten gearbeitet wird.

Eine einseitige Versöhnung mag jedoch in der **Zuwendung Gottes** zu den Menschen gesehen werden, durch welche die Schuld überwunden oder abgetragen wird. Dafür aber ist zunächst die Entzweiung zwischen Mensch und Gott Voraussetzung, deren äußeres Merkmal das Sterben des Menschen ist. Die Zuwendung Gottes nimmt dann verschiedene Grade an bis zur Selbstopferung Gottes aus Liebe zu seinem Geschöpf. So betrachtet aber wäre der Mensch in seinem Sterben passiv und ohnmächtig, dem natürlichen Sterbegesetz unterworfen und von Gottes Rettung abhängig.

Betrachten wir jedoch ernsthaft Gott selbst als einen leidenden, werdenden und sich sorgenden, der sich seiner Allmacht entäußerte, sich ins Risiko des Scheiterns und in den Tod begab, so wird das Handeln und also auch das Sterben des Menschen zu einem **Beitrag zur Vollendung Gottes;** sein Gutsein ist vereinbar mit der Existenz des Übels; und also ist Gott nicht allmächtig (vgl. H. JONAS, Der Gottesbegriff nach Auschwitz. Frankfurt

1987). Nicht Gott trägt mehr die Hauptverantwortung für die Menschen, sondern diese tragen Verantwortung für Gott; er hat sich in die werdende und vergehende Welt begeben, und nun müssen wir ihm geben, was wir zu geben vermögen. Unser Sterben wird zu einem Akt der Hin-Gabe an die Macht-Entsagung desselben Gottes, der uns in seiner Macht erschuf. Gott leidet und stirbt in uns.

In der Theologie der rechten Rede vom Sterben und Tod geht es also um die Freiheitsgeschichte Gottes und der Menschen, die auf eine Endgültigkeit und Vervollkommnung angelegt ist und also Macht und Ohnmacht gleichwertig enthält. Im Tod des Menschen kommt seine freie Lebensgeschichte zum Ende und erfüllt Gottes Entäußerungs-Geschichte. Im Sterben entfliehen wir nicht ins Nichts, sondern münden in die Endgültigkeit. KARL RAHNER spricht deshalb von einer *Bleibendheit,* von dem einen Menschen, der in Sterben und Tod bleibt und endgültig wird. Alle anderen Lösungen des Problems (Karma-Lehre, Seelenwanderung, Fortleben in den Kindern u. a.) entfliehen der radikalen Verantwortung vor Gott und den Menschen. Der Mensch spricht also im Sterben sein eigenes Urteil, allerdings im Vertrauen darauf, daß sein Versagen in Gottes Heilswillen aufgehoben ist und »Heilung« erfährt. Insofern gibt es kein Sterben ohne Hoffnung und ohne Anteilnahme am Schicksal Gottes selbst.

6.2 Zur Theologie des Helfens

Bislang war von Jesus Christus und seinem Werk noch nicht die Rede. In der Besinnung auf eine Theologie der Hilfe kann aber sein Verhältnis zu Sterben und Tod in dreifacher Hinsicht hilfreich sein: Er ist selbst durch das Sterben hindurch gegangen, hat Menschen aus dem Sterben hinaus und einen ins Sterben hinein begleitet. Sein Sterbegeleit war vor allem ein *Führen aus dem Sterben hinaus.* Alle, die er »vom Tode erweckt« hat, sind später wieder gestorben; aber ihr erstes Sterben war eben ein von Schmerzen, Krankheit, Unfreiheit her, das zweite war ein auf Freiheit, Liebe, Wahrheit zu. Solch Sterbegeleit geschieht parallel zum Leben, zu einem Leben aus Liebe; wen Gott vom Tode erweckt, der braucht auch keine Wiedergeburten.

Einmal hat Jesus Sterbebegleitung vollzogen, ein *Führen zum Sterben hin,* aber Parallel zu eigenem Sterben: den Schächer am Kreuz, dem er sagte »Heute noch wirst du *mit mir* ...«. Wirkliche Hilfe für Sterbende kann also nur entweder aus einem vollen Leben mit und in der Liebe, oder parallel zu eigenem Sterben, der äußersten Form von Solidarität also, oder schließlich aus dem Sterben in das erneuerte Leben hinaus erfolgen.

Deshalb spricht EBERHARD JÜNGEL von zwei Dimensionen des biblischen Hilfeverständnisses im Sterben, vom Herausgeleiten aus dem Zwang der Verhältnisse (Zeit, Raum, Gesellschaft, Natur, Geschichte u. a.) in *Verhältnislosigkeit* und vom Aufmerksammachen auf die *Angebote* Gottes, die glaubend und hoffend angenommen werden wollen. So lange der Mensch lebt, müssen wir der Verhältnislosigkeit für und mit ihm entgegentreten, neue Verhältnisse schaffen, alte Verhältnisse (wieder)beleben. Dann aber müssen wir deutlich werden lassen, daß das Ende der Verhältnisse nicht in ein Vakuum mündet, wo eben einfach nichts mehr ist, sondern daß gerade dort Gottes Angebot aufleuchtet, mit welchem er den Tod besiegte und verspottete.

Die Aufgabe des Christen in der Sterbebegleitung ist also einerseits der leidenschaftliche *Kampf* gegen das entfremdende Ausgeliefertsein an die vielen Verhältnisse, an Medikamente, Ärzte, Strukturen, Zeiteinteilungen usw., aber auch gegen einen vorzeitigen Verlust dieser Verhältnisse, also gegen unzeitgemäße Verhältnislosigkeit. Damit dies überhaupt möglich wird, müssen weitestgehend die Assoziationen des Sterbens mit Strafe, Schuld, Gericht u. a. vermieden werden; was im und nach dem Tode mit dem Menschen geschieht, das möge Gott allein entscheiden; aber am Sterben und an dem zum Sterben gehörenden Leben tragen wir die Entscheidungsgewalt als Sterbende und Entscheidungs-Mitwirkung als Helfer.

Im biblischen Sinne stirbt am angenehmsten, wer »lebenssatt« stirbt wie Abraham (1 Mos. 25,8). Das ist vielleicht die förderste Aufgabe, den gesellschaftlichen und politischen Auftrag ernst zu nehmen, daß wir Christen mithelfen bei der Für- und Vorsorge für eine bessere, lebenswertere Welt, in deren *Lebenssättigung* zu sterben sich lohnt. Denn lebenssatt kann ja nur sterben, wer auch hat leben dürfen; erfülltes Leben verdient auch einen lebenssatten Tod. Also bedarf es des unduldsamen Kampfes auch der Christen gegen alle Verhältnislosigkeit im Leben und Sterben, gegen Unfreiwilligkeiten, Unnatürlichkeit, Unwürdigkeit und Lieblosigkeit. Das führt zu einer politischen Theologie der Hilfe und Liebe.

Dann erschließt auch der religiöse Sinn der *Auferstehung* uns zweierlei: das Bemühen des Menschen, sein Sterben, seinen Tod und das Sterben seiner Mitmenschen durch das Leid hindurch einem Sinn zuzuführen; und die Hoffnung auf die Stimmigkeit der Liebe und Gerechtigkeit Gottes. Die eine Richtung ist die einer politischen, die andere die einer »erotischen« Theologie. Denn die nicht enden wollende und können de Liebe Gottes läßt sich in ihrer ganzen Zärtlichkeit nicht erschüttern durch die Unzulänglichkeit des menschlichen Lieben-Könnens, weil eben Gott sich auch dann noch zum Menschen verhält, wenn die menschlichen Verhältnisse den Sterbenden endgültig haben allein lassen müssen. Das Sterben des Gottessohnes am Kreuz ist mit dem reaktionären Verständnis keineswegs befriedigend ausgedeutet, es sei ein Symbol für hinnehmendes, duldendes Leiden oder für Wiedergutmachung nach den Methoden der Reparation; vielmehr steht daneben der subversive Charakter des Kreuzes, insofern es noch im Scheitern ein Akt des Kampfes ist: Gott steht auf der Seite der Verfolgten, aber er gibt den Verfolgern kein Recht und keinen Vorteil.

Eine Theologie der Hilfe setzt also ein bei dem helfenden Gott, dessen *erotischer Sinn* den Beistand aus Wahrhaftigkeit, Sättigung in Freuden, wonnevolle Begleitung und mildem Leiten sich bilden läßt: »Du gibst mein Leben der Unterwelt nicht preis, lässest nicht zu, daß dein Frommer die Gruft erschaut; du lehrest mich die Pfade des Lebens: *Sättigung mit Freuden vor dir, Wonne und Milde zu deiner Rechten immerdar*« (Ps. 16; übers. v. M. BUBER). Hiermit sind die Psalmen als die kostbarsten Medien des Beistandes bereits angesprochen. Die gleiche erotische Theologie der Hilfe meint auch wohl Paulus, wenn er den Zusammenhang von Tod und Auferstehung innerhalb des Erlösungswerkes Gottes betrachtet: »Wir wissen ja, daß die gesamte Schöpfung bis zur Stunde seufzt und in Wehen liegt. Und nicht nur das, auch wir, die wir die Erstlingsgabe des Geistes besitzen, auch wir seufzen in uns selbst in der Erwartung der Kindschafts-Annahme und der Erlösung unseres Leibes. Denn auf Hoffnung sind wir gerettet« (Röm. 8, 22–24).

6.3 Das spirituelle Geleit

Das Geleit eines Sterbenden kommt in der christlichen Welt also kaum an der *Rechtfertigung* des Sünders vorbei; vielmehr kann es getrost (d. h. »getröstet«) auf die Bilder vom Gericht und Schuldspruch verzichten; denn christlicher Glaube weiß um die unerschütterliche Gewißheit des

Heils, um Gottes Vergebungsbereitschaft. Also gilt es, an jeglicher Erleichterung des Sterbens mitzuwirken, den Sterbenden in seinem Leid aufzurichten und hoffenden Trost zu spenden.

Das göttliche Heil erfährt der Mensch in der Beziehung, wo das ge-»heil«-igte Leben als erlöstes und soziales Leben vorerfahren wird. Der Sterbende wird dadurch eingeladen, sein reduziertes Leben im Angesicht des Endes als biblisch überliefert zu erleben: »Du wirst getragen«, »du bist geschaffen«, »du bist niemals allein«, »du hast eine Zukunft«. Auf der Grundlage solchen *Erlebens* gelingt es dem Sterben-

den vielleicht, sein Leben einzuordnen und den bevorstehenden Teil zu verstehen: Er ist mit uns aufgefordert, geschenkweise zu leben (»Ich muß nichts mehr leisten«), die noch geschenkte Zeit intensiv zu leben für sich, seine Umwelt und für seinen Gott (»Ich kann es mir leisten, so zu sein, wie ich bin«), das Angewiesensein auf die Hilfe anzuerkennen und auf die Stunde des Todes hin zu reifen (»Gott läßt mir Zeit«).

Die Hilfe zu solcher Spiritualität geschieht durch das Medium der *Gemeinschaft* auf der Grundlage von Zuwendung und Beziehung.

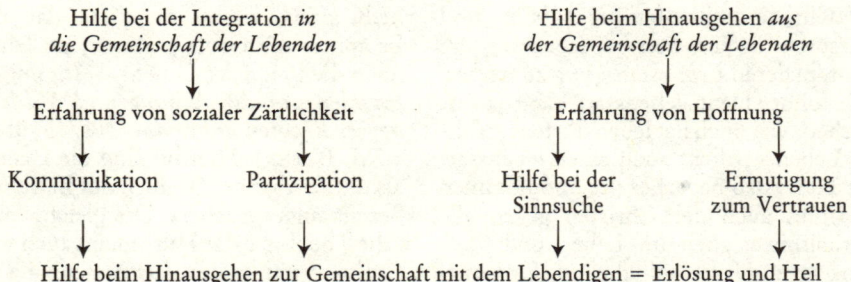

Im Blick auf dieses Schema spritueller Hilfe kann z. B. die Wahl von Sterbegebeten, meditativen Elementen, Musik oder auch Gesprächsthemen erfolgen. Die Zielrichtung spiritueller Angebote nach der Aufteilung »in die«, »aus der« und »zur Gemeinschaft« macht jeweils gesonderte Überlegungen und viel schöpferische Phantasie nötig. Teilnahme an Festlichkeiten durch Sterbende sind ein Beitrag zur Integration; das Aufhängen meditativer Bilder hat etwas mit dem Hinausgehen zu tun oder mit der Sinnsuche; Wegzehrung oder Krankensalbung sind Angebote des Heils.

Die Verrichtung der spirituellen Hilfe ist keineswegs nur Aufgabe der Seelsorger, sondern kann gerade von der jeweils begleitenden Person, von der Pflegekraft

oder vom »Freund« erwartet werden. Deshalb müßten alle Menschen, die sich zu einem Sterbegeleit verpflichtet fühlen, zur Besinnung auf die spirituellen Möglichkeiten bereit sein. Jeder Mensch kann stellvertretend »vergeben«; jeder kann den Sinn biblischer Texte erschließen; jeder kann singen, beten, sich erinnern, lachen und weinen.

Allerdings sind wir moralisch verpflichtet, den Sterbenden an jenem spirituellen Standort abzuholen, den er für sein Leben und Sterben gewählt hat. Sofern er kein Anhänger des Fehlens jeglicher Bedeutung für das Sterben und den Tod ist (der Tod ist das Ende, jenseits des Todes ist Nichts), gibt es gewissermaßen drei Grundformen des Bekenntnisses: **Exkarnation** als »Verlassen des Körpers« in der

Form fortlebender Seele im Jenseits bis zur Reifung für die Gottbegegnung (*Islam*), als Fortsetzung der bewußten Tendenzen des vorangegangenen Lebens in traumhaftem Zwischenzustand(*Buddhismus*) oder als Rückkehr des individuellen Geistes aus dem vergänglichen Körper in die geistige Welt zur Vorbereitung einer Wiederverkörperung (*Anthroposophie*); **Transfiguration**, d. h. Umgestaltung des individuellen Wesens zur Aufbewahrung im Gedächtnis Gottes (*Zeugen Jehovas*) oder des ganzen Menschen in einen anderen Bewußtseinszustand zur wahren Erkenntnis Gottes (*Christl. Wissenschaft*) oder als Verwandlung der Hinfälligkeit und Verweslichkeit in Verherrlichung, Unverweslichkeit, Freude (*Katholizismus*); **Ganzheitlichkeit** als Hinübergang des ganzen menschlichen Wesens in die Gemeinschaft mit Gott durch sein erlösendes Eingreifen *(Protestantismus)* und als Eingehen des Menschen in ein geistiges Dasein bei Gott (*Judentum*). An dieser Auflistung von Grundaspekten wird deutlich, daß die religiösen Empfindungen durchaus eng beieinander liegen. Dem entsprechen auch die angebotenen Hilfen durch die religiösen Gruppierungen.

Sie reichen von menschlicher Zuwendung und heiterer Gelassenheit, dem Verzicht auf bewußtseinstrübende Mittel (*Buddismus*) über äußerste Reinlichkeit und Keuschheit (*Islam*) und der großen Bedeutung der Lebensgemeinschaft am Sterbebett (*Judentum*) bis zur Reichung des Abendmahls und der Krankensalbung (*Christentum*). In allen Gemeinschaften wird die menschliche Nähe und Anteilnahme betont, sollen die Bedürfnisse des Sterbenden wahrgenommen und ihnen entsprochen werden, sind zum Beistand besonders Befähigte hinzuzuziehen (Seelsorger, Priester) und sollte auf Texte zurückgegriffen werden, welche von der Glaubensgemeinschaft angeboten werden. Seitens der christlichen Kirchen wird der Freisprechung von Sündenschuld ein besonderes Gewicht gegeben; andere Gruppen legen großen Wert auf die Einhaltung ihrer rituellen Vorschriften (Verzicht auf Bluttransfusionen bei den *Zeugen Jehovas*, Einhaltung der Speisegesetze und der Sabbatweihe im *Judentum* oder die besondere Scheu vor Exkrementen und Urin im *Islam*).

7. Vom politischen Ort unserer Reflexion

Das pflegerische Handeln hat auch einen politischen Standort, selbst wenn dieser nur selten in pflegerischen Handbüchern zur Sprache kommt oder gar diskutiert wäre. Es mag deshalb befremdlich wirken, daß ausgerechnet an der Thematik des Sterbebeistandes politische Dimensionen wenigstens angesprochen werden, ohne daß sie zugleich auch ausdiskutiert werden könnten. Allein die unbestreitbare Tatsache, daß das Sterben und der Tod einer berechenbaren Anzahl von Menschen zum *politischen Kalkül* des Alltags zählen, muß nachdenklich stimmen.

7.1 Politische Zusammenhänge

Alle politischen Prognosen für die Zukunft rechnen mit einer bestimmten Sterberate der Menschen und hinter vorgehaltener Hand damit, daß es zu wenige sind, und daß zu langsam gestorben wird, damit Kostenfragen sinnvoll gelöst würden. Nicht allein, daß bei der Berechnung künftiger Renten der Anteil älterer Menschen zu hoch ausfällt, daß aber für notwendige Organtransplantationen an jüngere Menschen zu wenig Organspender verfügbar sind; es wurde schon der Vorschlag ausgesprochen, ältere und pflegebedürftige Menschen sollten doch jüngeren den Lebensraum freigeben (Senatsmitglied der USA) oder die Geschwindigkeitsbegrenzung in geschlossenen Ortschaften solle wieder aufgehoben werden (ein bekannter Herztransplanteur). Auch in der umgekehrten Argumentation, z. B. »die Deutschen bekämen zu wenig Kinder« liegt ein politischer Tötungswunsch an andere verborgen. Bei der Suche nach den wirklichen Gründen für neue Euthanasie-/Sterbehilfe-Gesetze stieß z. B. A. EBBINGHAUS auf den Zusammenhang mit der Kosten-Nutzen-Diskussion; die Kosten einer Intensivbehandlung soll in Relation zum volkswirtschaftlichen Nutzen oder zur ökonomischen Leistungsfähigkeit eines Patienten gebracht werden. Für jene, die dann herausfallen, kommen die neuen Gesetze zur Anwendung, nachdem es gelungen ist, ihnen deren angebliche Humanität einzureden: »Und ich wünsche mir, daß man nicht Zyankali nehmen muß, sondern daß sich die Familie um den zum Erlösungstod Strebenden versammelt, daß man dem Sterbenskranken eine Fusion anlegt und er unter Kerzenbeleuchtung und vielleicht sogar in Anwesenheit eines Priesters für immer einschläft« (ein deutscher Arzt).

Die Zahl der dauernd auf Pflege angewiesenen Mitbürger über 65 Jahre wird im Jahre 2030 schätzungsweise in der BRD 2,1 Millionen betragen. Eine einfache Herzoperation kostet bereits bis zu 20000,– DM. 1978 kostete ein Intensivbett pro Jahr bereits 250000,– bis 1,2 Millionen DM; was kostet ein nicht durchgängig belegtes Bett? Was kostet ein zu viel belegtes Bett? 50% der 1973 befragten Bevölkerung der BRD sprach sich für »aktive Euthanasie« aus und 38% für die Tötung »Geisteskranker«. 66% der Bevölkerung waren 1986 für die Straffreiheit der Tötung auf Verlangen. – Das sind nur einige der immer wieder auch von Politikern, aber zumindest in der politischen Diskussion aufgeführten Zahlen. Dabei wird dann z. B. verschwiegen, daß die Zahlen bei todkranken oder sterbensnahen Menschen völlig entgegengesetzt ausfallen und daß nahezu kein einziges Beispiel eines ernsthaft geäußerten Verlangens nach z. B. der erlösenden Spritze einer Überprüfung und dem kontrollierten Ausführungsangebot standhielt.

Die politischen Zusammenhänge unserer Reflexion aber sind bedeutend vielfältiger und zugleich mit diesen das schlechte Gewissen beim Verfassen eines Buches wie dem vorliegenden. Denn während wir komplizierte Überlegungen anstellen, wie und unter welchen genau abgegrenzten Voraussetzungen ein Mensch in unseren Breitengraden sterben darf, soll oder kann, gibt es eine überwiegende Anzahl von Menschen, die bis heute nicht einmal haben leben dürfen und deren Leben täglich beendet wird, bevor es als ein »menschliches« überhaupt hat beginnen können. Die gleiche Politik, die Angst vor Sterbensverlängerungen, Apparatemedizin, totalen Institutionen des Sterbens usw. erzeugt, ist auch verantwortlich für Rüstung und Kriege, für den Hunger in der »einen« Welt. Sie benutzt die verschiedenen Formen kollektiven Sterbens (Epidemien, AIDS, atomare Verseuchungen usw.) zu ihren Zwecken.

Über Andeutungen hinaus kann hier kaum gegangen werden; und doch muß deutlich werden, daß ein bestimmtes Medizinverständnis in seiner Übertragung auf die Pflege politisch begründet ist und darin fatale, d. h. für die Menschen zerstörerisch wirkende Folgen zeitigt. Lange, vielleicht zu lange war die Medizin in ihrem Selbstverständnis auf das *curative Ziel* (Heilung, Genesung, Rehabilitation) fixiert, auf symptomatische Behandlung und die Sorge für die Gesundheit des Patienten; sie unterwarf sich dabei den Gesetzen der Diagnostik und der naturwissenschaftlichen Denkweise. Die Pflege war einzig für sie Unterstützung und Hilfe ohne selbständiges Bewußtsein. Dies war politisch so begründet und erwartet, weil in der arbeitsteiligen Gesellschaft so zugewiesen. Nun aber sind Veränderungen eingetreten, die einen Abschied von der einseitigen Therapie verlangen: z. B. die Verlängerung des durchschnittlichen Lebensalters und die Erhöhung der Lebenserwartung, der drastische Rückgang der Kindersterblichkeit, die weitgehende Ausrottung der dezimierenden Epidemien, das Nebeneinander von Bevölkerungswachstum, erhöhtem Lebensstandard und entsprechend geforderter Lebensqualität, das explosionsartige Auseinanderdriften von Armut und Reichtum, schließlich die drohende Vernichtung der Lebensgrundlagen.

Daraus entwickelte sich die politische Forderung nach *vorsorgender und verhütend planerischer Medizin;* und gegen dieses Resultat darf nichts eingewandt werden. Nunmehr könnten wir an der Schwelle eines neuen politischen Auftrags an die Medizin stehen, nämlich teilzunehmen an *Selektion und Auslese,* was einen neuartigen Umgang mit dem Leben, aber auch mit dem Töten verlangt. Kürzlich gemachte Vorschläge zur Gesetzesänderung des § 216 lassen deshalb politische Verdächte aufkommen.

7.2 Politische Verdächte

An einem Beispiel aus den Jahren seit 1986 soll in aller gebotenen Kürze der Verdacht erhärtet werden. Der in Kap. B.6.2 aufgeführte § 216 des Strafgesetzbuches (StGB) soll z. B. folgendermaßen abgeändert werden: »Die Einwilligung des Getöteten schließt die Rechtswidrigkeit der Tötung nicht aus, es sei denn er leidet an einer unheilbaren Krankheit, die das weitere Leben für ihn wertlos macht« (N. HOERSTER). Diese komplizierte Formulierung soll eine Fremdtötung legitimieren, wenn jemand an lebenswertlosem Leben leidet. Zwar wird ein Zusammenhang mit der »Einwilligung des Getöteten« hergestellt, jedoch – im Gegensatz zum Sterbehilferechts-Entwurf von 1939, der das »ausdrückliche Verlangen« vorsah – auch eine mutmaßliche Einwilligung eines zur Einwilligung nicht mehr Fähigen zugestanden. Ausdrücklich sagte HOERSTER, er plädiere für *alle* Formen der Sterbehilfe, die der Bedingung genügen, »von einer tatsächlichen oder mutmaßlichen Einwilligung des betreffenden Kranken getragen zu sein«. Zudem verzichtet er noch ausdrücklich auf das Handeln des Arztes und gesteht damit jedem derart Tötenden Straffreiheit zu.

Derartige Argumentationen sind möglich, wo das gesellschaftliche Bewußtsein das Vorhandensein lebensunwerten Lebens akzeptiert. Demgegenüber muß heute ausdrücklich betont werden, daß es lebensunwertes Leben nicht geben kann, weil es allenfalls Umstände, Ereignisse, Zusammenhänge gibt, die das Leben eines Menschen so erschweren, daß er persönlich die Qualität eines bestimmten Sterbens der Quantität eines derartigen Lebens vorzieht; die Einschätzung würde sich mit jeder auch kleinsten Änderung dieser Umstände ebenfalls ändern. Und die Aufgabe der Medizin wie der Pflege und jedes mitmenschlichen Handelns (also auch des Handelns von Juristen) müßte darauf gerichtet sein, diese Umstände tatsächlich zu ändern.

Demgegenüber soll das Bewußtsein der Verantwortlichen durch den Gesetzentwurf darauf gerichtet werden, daß »die Tötung für denjenigen, auf den es ankommt, kein Übel, sondern eine Wohltat ist« (HOERSTER). Damit wird Tötung für den medizinisch-pflegerischen Zusammenhang zur Heilbehandlung umdefiniert, wie es die geistigen Väter des Euthanasieprogramms der Nationalsozialisten vorgedacht hatten (BINDING und HOCHE). Aber solche Versuche, *Tötung als Heilbehandlung* gesellschaftlich hoffähig zu machen und dann vielleicht sogar entsprechende medizinisch-pflegerische Aus- und Weiterbildung zu verlangen, könnten dazu gedacht sein, das Bewußtsein der Bevölkerung stillschweigend darauf einzustimmen, damit sie es zu gegebener Zeit hinnimmt. Denn die Atomenergie ist im kriegerischen wie im friedlichen Einsatz beispielsweise nicht so gut kontrollierbar, daß nicht eines Tages doch die medizinisch »gekonnte« Tötung von Verseuchten notwendig werden könnte; die Zerstörung der Umwelt ist eben doch bereits so weit fortgeschritten, daß lebensbedrohende Krankheiten in bereits absehbarer Zeit auftreten werden, die wir nur noch durch Tötungs-Heilbehandlung bekämpfen können; die erlaubten Genmanipulationen sind eben doch bereits so weit fortgeschritten, daß wir uns bald schon nur mit Tötungstechnik der leidenden Monster erwehren können; die AIDS-Erkrankung zeigt ja bereits jetzt schon, daß die anderen Heilbehandlungen weitgehend versagen.

Dieses Szenario muß deshalb mit solcher Schärfe vorgetragen werden, damit nicht eines Tages all jenen, die sich um die Humanität des Sterbens, um persönliche Todesprägung und angemessenen Beistand ehrlich bemühen, der Vorwurf gemacht wird, sie seien Handlanger politischer Endzeitvorbereitung gewesen. Dem Konzept einer therapeutisch angestrebten *Todesaneignung* kann der Verdacht entgegenschlagen, die späteren Opfer sollten bereitwilliger sterben; die an einigen Orten bereits vorgetragene Fachausbildung z. B. in »Aniato-, Geronto- und Thanato-

therapie« oder die Schaffung von Spezialeinrichtungen wie den Hospizen könnte den Verdacht nähren, es müsse eines Tages wie für Spezialkrankheiten, für die Onkologie, Dialyse u. a., so auch für Spezial-Sterbeformen Therapeuten geben. Indem wir das vorliegende Konzept einer Sterbebegleitung durch Pflegekräfte (und andere bereitwillige Menschen) so sehr an das Leben und an das individuelle Bewußtsein anbinden, soll dem Verdacht entgegengewirkt werden, wir wollten eines Tages dankbar sein für jeden Krieg, damit Thanatotherapeuten zu tun bekämen, oder man solle die Thanatotherapeuten eines Tages in die Massenvernichtung schicken, damit die Vernichteten sich weniger bei der Vernichtung beklagen.

Also ist der pflegerische Sterbebeistand und die pflegerische Sterbebegleitung besonders dadurch auch politisch, daß sie weiß, welchem Sterben sie niemals dienen wird, und daß sie weiß, wem gegenüber sie allein Rechenschaft abzulegen hat: gegenüber jedem einzelnen sterbenden Menschen, gegenüber seinen Mitmenschen, gegenüber sich selbst als einem selbst jederzeit Sterbenden und gegenüber Gott. Insofern sei hier nochmals ausdrücklich zurückverwiesen auf die Ausführungen zur Lebenssättigung als dem wahren Maßstab, dem ein angemessener Sterbebeistand zu folgen habe. Also ist Sterbegeleit Lebenshilfe, insofern es einen Beitrag zur Sättigung dieses Lebens leistet.

Das Schlußwort unserer Selbstbesinnung darf nicht lauten: »Schreiend bist du in diese Welt gelangt, schreiend sollst du sie auch wieder verlassen, sprach der passionierte Folterer zu seinem verständnislosen Opfer« (B. BRUSCHA). Sondern schon vor deinem Schrei warst du in der Welt und hast die Welt »erkannt«; im Loslassen der Welt kannst und darfst du sie auch »segnen«.

D. Unser Vorverständnis vom Sterben der Sterbenden

Wir haben im vorangegangenen Abschnitt C. uns selbst als Sterbende erfahren, die Gleichartigkeit von uns selbst und unseren Patienten; wir haben einen Blick auf das Sterben von Innen her getan und es als ein jeweils einzigartiges, individuelles Geschehen begriffen, das vor allem in der Einsamkeit (nicht Vereinsamung) des Sterbenden gebildet wird. Wenn aber bereits das menschliche Leben nicht in der Einsamkeit allein, sondern in der Zweisamkeit der Zeugung gestiftet wird, um wie viel mehr müßte auch das Sterben an die sozialen Bedingungen und die Kommunikation zwischen Menschen gebunden sein. Indem das menschliche Ich in das Wir einer Partnerbeziehung hinein stirbt, wird Leben; indem menschliches Du in den Tod hinein lebt, wird »angemessenes« Sterben.

Wir nähern uns nun also dem Sterben der uns Anvertrauten gewissermaßen von Außen, aus einer beobachtenden analysierenden und lernenden Distanz, ohne allerdings unsere eigene Beteiligung an und in diesem Prozeß zu vergessen oder zu unterschlagen. In vielen Dimensionen ist das Erleben des Sterbens durch den sterbenden Menschen unserem Erleben des Lebens vergleichbar; und insofern sollte niemand diesen dritten Teil ohne den zweiten lesen. In vielen Dimensionen aber gibt es auch unaufhebbare Unterschiede. Z. B. hat ein kranker Mensch die gleichen Gefühle und Bedürfnisse wie ein gesunder; aber durch die Krankheit erhalten seine Gefühle und Bedürfnisse eine außerordentliche, spezifische Prägung. Oder: auch wir gesunden Lebenden müssen uns immer wieder von Geliebtem trennen; aber der Sterbende muß es eben ohne zeitlich bemerkbare Verzögerung.

1. Vom sozialen Ort des Sterbebeistandes

Der Helfer begegnet dem Hilfebedürftigen gewissermaßen auf drei Sinnebenen: der Unmittelbarkeitsebene, der Ebene der Distanz und der Ebene der »Beziehung« (M. Buber, Urdistanz und Beziehung). *Unmittelbarkeit* bedeutet hier einen elementar-sympathischen, auf emotionaler und spontaner Zuwendung beruhenden Umgang mit dem Hilfebedürftigen; da ist also nichts zwischen die Personen gerückt. Elementare Sympathie bedeutet nicht, daß der Helfer den Hilfebedürftigen anderen vorzieht, aber auch nicht, daß er seine eigene Empfindungs- und Gefühlswelt gänzlich an den Patienten preisgibt, ja sogar diesem unterwirft. *Di-*

stanz ereignet sich vor allem in der Haltung des »Experten«, des Fachkompetenten, des Helfers, der sein berufliches Können und Geschick »zur Anwendung bringt«; auf dieser Ebene vollziehen sich die sachgerechte Diagnose und Therapie, der jeweiligen pflegerischen Ausbildung entsprechende Hilfe (gewissermaßen nach Fachbuch), methodisches Handeln, »Behandeln«. Solche Distanz ist keineswegs für den Sterbebeistand etwas Unehrenhaftes, oder zu »Kaltes«; sie ist vielmehr unbedingt gefordert, wenn fachliche, ethische und methodische Fehler vermieden werden sollen. Aber aus der Anwendung methodischer Fachliteratur zur »Einzelhilfe« oder »Fachberatung« geht hervor, daß methodengerechtes Handeln keineswegs per se ohne Wärme und Zärtlichkeit geschieht; vielmehr ist die Distanz gerade Bedingung für eine den Hilfeempfänger lassende und nicht erdrückende Zuwendung oder personale und solidarische Beziehung.

Beziehung, Begegnung, therapeutische Einfühlung und vorbehaltloses Akzeptieren des Sterbenden sind jedoch nur möglich aufgrund einer »Haltung der Wahrheit« auch gegenüber dem eigenen Tode und Sterbenmüssen. Für sie reichen nicht z. B. Nachdenken über den Tod oder die Fähigkeit, mehr oder weniger geistreiche Worte darüber fomulieren zu können, sondern nur die Integration des Sterbens in das Leben, in das soziale Leben überhaupt, das bewußte Annehmen der verfügten Bestimmung, welche in Freiheit beantwortet werden will.

Die *sozialen Fehlhaltungen* des Helfers entstammen nahezu alle der einen Wurzel: *seiner Furcht* vor Tod und Sterben, sich über seine Kräfte etwas aufzuladen, die eigenen Grenzen eingestehen zu müssen, auf die eigene Ohnmacht zu stoßen. Aber derartige Befürchtungen sind unangebracht, da wir wissen, daß sterbende Menschen bereit sind, dem Helfer bei seiner Hilfe gerade behilflich zu sein, so daß

er dem sensiblen Auftrag nie hilflos gegenüberstehen muß; der Helfer hat einen sozialen, solidarischen Partner seiner Hilfe im Hilfeempfänger. Eine krebskranke Frau sagte: »Ich warte sehnsüchtig auf den Tod, und was ist natürlicher, als daß ich mit einem Menschen darüber sprechen möchte? Aber die Ärzte und die Schwestern und sogar der junge Pastor fahren mir über den Mund: Wer will denn an so etwas denken, Sie werden gesund! – Was sollte ich tun?« (W. LINDENBERG, Der verdrängte Tod. 1974).

1.1 Die zwischenmenschliche Beziehung im Sterben

Im Verlauf eines Sterbebeistandes bzw. einer Sterbebegleitung treffen Menschen aufeinander, die sich ohne das nahe Sterben des einen nicht oder völlig anders begegnet wären. Diese *Begegnung* wird oftmals entweder allgemein und appellativ beschrieben (»der Arzt/die Schwester sollte ...«) oder mit therapeutischen »Techniken« (aktives Zuhören, Gesprächsführung nach ROGERS, Kommunikation u. a.) ausgestattet. Da sich wohl kaum ein Helfer zu dem Sterbenden ins Bett legen wird, um ihn zu wärmen, hat sich die »Zuwendung« immer mehr zu liebevollem Umgang, körpersprachlicher Hinwendung und sogar zur »finanziellen Hilfe« entwickelt (z. B. Forderung nach mehr Personal, Pflegeversicherung).

Für eine **zwiesprachliche Begegnung** sind demgegenüber fünf Bedingungen grundlegend:

– *Gegenseitigkeit:* »Ich bin, indem Du bist«

– *Andersheit:* »Du bist anders als ich;« (Respekt vor der Intimität, Beibehaltung der Grund-Distanz).

– *Unmittelbarkeit:* »Wir sind aufeinander bezogen: direkt, leibhaftig, konkret und rückhaltlos.«

- *Ausschließlichkeit:* »Dich und mich gibt es jetzt nur in der Einzahl«; »Jetzt bin ich nur für Dich da«; »Ich behalte alles vor der Neugier anderer geschützt.«
- *Verantwortung:* »Ich versuche rückhaltlos auf die Frage Deines Lebens zu antworten« (auch die nicht gestellten Fragen bedürfen der Ver-Antwortung).

Solche Begegnung kennt im Sterben nur eine wesentliche Grenze, nämlich das Nicht-Mitgehen-Können des Helfers. Das biblische »Heut noch wirst du *mit mir* ...« (Lk. 23, 43) sprengt den Rahmen des Sterbegeleits (vgl. Kap. C.6.2), obwohl der Begleiter sowohl das Recht des Menschen aufrechterhalten muß, nicht allein sterben zu müssen, als auch das Recht, einem anderen das eigene Sterben zumuten zu dürfen. Ein wirklich »zwiesprachlicher« Sterbebeistand kann weder durch die beruflichen Helfer noch durch die Angehörigen *garantiert* werden; alle Fachleute stimmen aber auch darin überein, daß eine Spezialisierung oder »Professionalisierung« der Sterbebeistandsrolle für diese Probleme keine Lösung darstellen können und dürfen. Denn die Angehörigen sind in ihrer eigenen Lebensthematik derart stark betroffen, daß sie zu schnell sich selbst zum alleinigen Gegenstand der Hilfe machen; das muß zwar nicht so sein, aber die Gefahr besteht. Und die **beruflichen Helfer** (Pflegekräfte, Ärzte, Seelsorger und Sozialarbeiter) haben häufig eine geradezu undialogisch definierte Helferrolle, zumindest ohne:

- *Gegenseitigkeit:* sie erhalten ihre Definition unabhängig vom Gegenüber durch Qualifikation, Stellung in der Hierarchie u. a.
- *Unmittelbarkeit:* ihr Handeln ist oft an Mitteln (Spritze, Medikamente, technische Hilfsmittel u. a.) gebunden,
- *Ausschließlichkeit:* sie müssen unterschiedslos für alle Patienten in gleicher Weise verfügbar sein,

- *Verantwortung:* ihre Antworten können nicht rückhaltlos den gestellten und nicht gestellten Fragen entsprechen.

In diesem Sinne braucht der soziale Ort des Sterbens also eine andere Definition als die des »Helfers«; deshalb bezeichnen wir sie als die Rolle des »**Freundes**«. Diese Rolle erfüllt einerseits die dialogischen Ansprüche und ist zugleich so umfassend gestaltet, wie es eine Helferrolle allenfalls in der Annäherung erreichen könnte:

- *warm*, weil ohne künstliche Distanz,
- *direkt*, also nicht durch indirekte Kommunikation (in Stationszimmern und Konferenzen oder mit Hilfe von Datenträgern) ergänzt und gefährdet,
- *vertikal*, d. h. am Besonderen der individuellen Person mehr interessiert als an den typischen Merkmalen einer Krankheit, eines Sterbeverlauf-Modells oder an anderen Toden,
- *symmetrisch*, ohne irgendwelche Vorteile, Spezialkenntnisse, Stärken besonderer Art, an welchen der sterbende Freund keinen Anteil hätte,
- *analog* (im Gegensatz zum »Digitalen«, vgl. Kap. E.3.), also vielseitig, unpräzise, nicht lexikalisch entschlüsselbar, zugleich nonverbal wie verbal, reichhaltig, zärtlich, still und sogar »erotisch«.

All das kann man von einem beruflichen Helfer nicht, von einem »Freund« in der Sterbestunde aber sehr wohl verlangen. – Häufig wird angenommen, man könne die berufliche Helferrolle einfach durch die Angehörigen ergänzen und erhielte dann jenes Milieu, in dem ein persönliches, freies und zärtliches Sterben möglich wird. Aber das ist nicht selten ein verhängnisvoller Irrtum, da die *Familie* (zumal in ihrer modernen Form) eigenen Belastungen ausgesetzt ist, die dem Sterbegeleit nicht zuträglich sein können. Der soziale Organismus der Kleinfamilie ist durch den Tod eines Mitglieds bedroht; die Angehörigen stehen vor Erschütterungen, die selbst therapeutische Maßnahmen erforderlich machen. Insofern haben Angehörige zwar ihre unverwechselbare Bedeutung im Sterbeprozeß und sollten an diesem auch mit ihrem wesentlichen Beitrag beteiligt sein, aber mit der sozialen Freundesrolle sind sie zumeist überfordert.

1.2 Der Freundschaftsvertrag

Vor einiger Zeit wurde deshalb versucht, die Beziehung zwischen einem Schwerkranken (meist mit ihm bekannter infauster Diagnose) und der wichtigsten sozialen, kommunikativen und emotionalen Bezugsperson neu zu regeln, so daß diese Beziehung auch in schweren Stunden Bestand haben kann. Zu oft wird die Beziehung derart großen Belastungen ausgesetzt, daß sie gegenüber Bedrohlichkeiten von Außen oder im Augenblick des totalen Zusammenbruchs nicht standhält. Besonders das Sterben von gesellschaftlich geächteten Patienten (Drogen, AIDS, gesteigerte Verwirrtheit, Selbsttötung u. a.) sowie sozial zerbrochenen oder an sozialer Rückmeldung gehinderten Menschen (Querschnittslähmung, Aphasien, Gerontopsychiatrie u. a.) fördert einerseits Vereinsamung der Betroffenen und andererseits den Rückzug des behandelnden Personals. Daß solche Patienten Selbsttötungswünschen Ausdruck verleihen oder sich selbst zu den »Tötung auf Verlangen« als Lösungsmöglichkeit Akzeptierenden zählen, verwundert niemanden. Wenn jedoch derartigen Selbsttötungs- bzw. Getötetwerdens-Wünschen nachgegangen bzw. entsprochen wird, ohne daß alle Möglichkeiten einer sozialen Lebensgestaltung durch »Zuwendung« und »Beziehung« ausgeschöpft wurden, geschieht zumindest ein Verstoß gegen die Menschlichkeit, wenn nicht gar antipersonale »Euthanasie«.

Seit Anfang der 70er Jahre gibt es aber eine Entwicklung im Bewußtsein zu mehr Akzeptanz für die Rechte, Bedürfnisse, Verhaltensweisen und Gefühle sterbender Menschen: 1973 erschienen die Patientenrechte der *American Hospital Association* und 1976 der *Natural Death Act,* durch welchen der Wille des Patienten bezüglich lebensverlängernder Prozeduren geschützt werden sollte (in Deutschland erstmals 1978 durch W. UHLENBRUCK als sogn. *Patienten-Testament* vorgestellt). Dadurch wurde der Sterbebeistand ergänzend zu den verschiedenen Regelungen für das ärztliche Verhalten nunmehr von der anderen, der Patientenseite allerdings auch wieder nur einseitig geregelt. 1979 taucht erstmals in einer amerikanischen Studie von L. FEIGENBERG der Begriff »Freundschaftsvertrag« auf. Die Betonung dieses therapeutischen Methoden-Vertrages lag auf der Ausschließlichkeit, d. h. dem ausdrücklichen Ausschluß Dritter (Verwandter, Pfleger) von der helfenden Beziehung mit dem Sterbenden. Jeglicher Kontakt darf diesem Vertrag nach nur noch über den benannten Freund (Therapeuten) laufen. Ein solcher Vertrag war nicht für alle Sterbenden vorgesehen, sondern für Patienten mit Problemen, die sich nicht allein aus der Sterbesituation ergaben.

Seit 1985 wird nun versucht, dem Aspekt einer sozialen Lebenshilfe mit einem anderen Freundschaftsvertrag zu mehr *Verbindlichkeit* zu verhelfen. Die Partner einer Sterbebegleitung sollten einander rückhaltlos vertrauen und über die eingegangenen Verpflichtungen sich gegenseitig Rechenschaft ablegen können (Entwurf erhältlich bei OMEGA e. V.). In dem Vertragsentwurf (jede Beziehung formuliert ihren eigenen Vertrag abschließend anhand dieses Entwurfes) wird der Helfer »Freund« und der sterbende Mensch »Freundschaftsnehmer« genannt; das legt nahe, daß die Hauptlast beim »Freund« liegt; eine Hauptlast widerspricht aber einwenig der dialogischen Freundschaft. Sieht man den Vertrag jedoch als den Beginn einer Beziehung an, die vertragliche Bindungen zunehmend nachrangig werden läßt, so wird der Vertrag zum Samenkorn der Zwischenmenschlichkeit. Denn der dialogischen, unverbindlichen Beziehung soll ja eine gewisse Rechtsverbindlichkeit gegeben werden. Da das Recht vornehmlich das äußere Verhalten von Menschen ordnet und keinen Einfluß auf die innere Einstellung der Beteiligten nehmen soll, kann ein solcher Vertrag nur die Willkür in jeder Beziehung einschränken. Dazu ist eine Werteabschätzung und für beide Vertragspartner ein Überblick über die Konsequenzen erforderlich.

Deshalb stellt der Vertrag *Verpflichtungen* des »Freundes« zusammen, deren Umfang und Wirkung zwischen den Partnern eingehend beraten werden müssen; vollständige Verschwiegenheit, jederzeitige Verfügbarkeit, Verzicht auf größere Reisen/Urlaub u. a., jederzeitige Erreichbarkeit, bestimmte Beistandsleistungen, Kooperationsbereitschaft. Für viele Menschen, die sich aus einem diffusen Idealismus für die Mitarbeit in einer Sterbebegleitung bereitfinden, kann mit Hilfe eines solchen Vertrages auch der eigene Verpflichtungsrahmen klarer werden; sie erfahren etwas über den Ernst und die persönlichen Einschränkungen, denen sie sich bereitwillig stellen wollen; Helfersyndrome werden eingeschränkt.

Dieser Vertrag unterscheidet sich wesentlich von dem Prinzip der Ausschließlichkeit bei FEIGENBERG; in unserem Verständnis wird die *Ausschließlichkeit* nach innen in die dialogische Beziehung verlegt; es erfolgt ausdrücklich keine Ausgrenzung nach Außen, weil sich die dialogische Ausschließlichkeit ja gerade im Zusammenwirken mit den medizinisch-pflegerisch Verantwortlichen bewähren soll (z. B. bei der Vorbereitung bestimmter Maßnahmen oder beim Abbruch solcher Maßnahmen, also bei der passiven Sterbehilfe). Eine Verpflichtung Dritter kann es allerdings nicht geben, aber Dritte sind in den Vertrag involviert. Insofern ergänzt der Freundschaftsvertrag alle evtl. vom Patienten bereits vorliegenden »Patienten-Verfügungen« an die Adresse der Behandelnden, indem nun der Freund als »Interpret« des (mutmaßlichen) Willens eines Sterbenden herangezogen werden kann und sich zur Verfügung hält (z. B. bei geplanten Eingriffen).

1.3 Vom Umgang mit der Freundschaft

Es wäre eine völlige Fehldeutung unseres Freundschaftsvertrages, wenn nun jede Sterbebegleitung durch einen solchen geregelt werden sollte und könnte. Der Vertragsabschluß ist vielmehr in erster Linie ein willkommener Anlaß, die bei uns aufgrund der Krankheit entstehenden Begegnungen zwischen Menschen anders zu überdenken. Die Erfahrung lehrt bereits, daß keineswegs in allen Fällen, in denen ein möglicher Vertragsabschluß zur Sprache kam, auch wirklich ein solcher erfolgte. Vielmehr wird der *vertragslosen Freundschaft* im Sterbegeleit geradezu ein Weg bereitet, indem die möglichen Partner über eine Rechtsform ihrer Beziehung sprechen; sie durchdenken dadurch offen die Probleme des Kranken und die Rolle des Helfers; danach regeln sie ihre Beziehung, indem sie wissend gerade auf eine vertragliche Form verzichten. Jede Freundschaftsbeziehung im Sterbegeleit, und also auch der Freundschaftsvertrag verlangt geradezu eine ausführliche geistige Vorwegnahme künftiger Bewußtseinstrübung, Sprachstörung, Ängste, Vereinsamung und Trauer bei beiden Partnern. In vielen Selbsthilfegruppen um den Sterbebeistand (z. B. OMEGA – Mit dem Sterben leben e. V.) werden Kontakte angeboten, um sich im Umgang mit dem Vertrag und darüber hinaus im Umgang mit Sterbenden überhaupt einzuüben, Erfahrungen auszutauschen und sich als möglicher Freund gegenüber anderen zu erkennen zu geben; dann wird der Freundschaftsvertrag nicht zur Trickkiste in der Hand des Sterbebeistands, sondern zu einer Chance zu verbindlicher »Patientenzentriertheit«, zur Humanisierung und Normalisierung der Beziehung. Die Tendenz zur Ausgliederung des Sterbenden aus der sozialen Gemeinschaft, zur Institutionalisierung und Professionalisierung wird so durchbrochen, ohne daß der fachlichen Hilfe ein Hindernis in den Weg gelegt würde.

Wer aber käme als »Freund« in Frage? Prinzipiell jeder Mensch, also auch der bereits beruflich mit dem Sterbenden befaßte; allerdings erscheint es zumindest problematisch, unter den beruflichen Helfern (es sei denn außerhalb ihres unmittelbaren Arbeitsfeldes) oder unter den Angehörigen nach einem Freund zu suchen; denn deren Beziehung zum Kranken ist ja bereits in eigenständiger Weise vorgeprägt. Freundschaft soll nicht bestehende Beziehung neu akzentuieren, sondern allenfalls bestehende Freundschaft auf das Sterben hin verdichten bzw. eine neue, andersartige Verbindung begründen. Wenn Freundschaft nur bestehen kann zwischen Personen mit denselben Interessen, so meint AUGUST STRINDBERG die Freundschaft zwischen den Geschlechtern ausschließen zu müssen; im vorliegenden Fall des Sterbegeleits bewahrheitet sich dies keineswegs; vielmehr scheinen uns gerade die *Andersgeschlechtlichen* für einen kranken Menschen als »Freund/-in« geeignet zu sein – übrigens auch, wenn bereits eheliche oder sexuelle Beziehungen bestehen.

Schließlich sei darauf verwiesen, daß Freundschaft *Zeit zum Reifen* braucht. Deshalb sollte sie niemals unter Zeitdruck abgeschlossen, also möglichst zu einem frühen Zeitpunkt einer (vielleicht tödlichen) Erkrankung eingegangen werden. Der Mensch lebt solange und in dem Maße, wie er Zeit gestalten kann; Hoffnung ist ein Ausdruck des Lebenssinns in der Zeit. Insofern ist Freundschaft eine Stütze für die Hoffnung, für eine ehrliche, zärtliche und sozial verbindliche Hoffnung.

2. Wie findet der Sterbende einen Zugang zu seinem Sterben?

Das Sterben überkommt unsere Patienten nur selten gänzlich unvorbereitet und »wie ein Dieb in der Nacht«. Vielmehr geht in allen Sterbenden dem Beginn des Sterbens eine schrittweise Auseinandersetzung voraus, für die es allerdings keine Gesetzmäßigkeiten gibt, sondern allenfalls unbewußte und bewußte Formen und Weisen individueller Annäherung. Deshalb werden wir auch nicht von »Phasen« oder »Verlaufsformen der Anpassung« sprechen; wir wollen keine falschen Erwartungen stiften, aus denen heraus die Pflegekraft meint, erkennen zu können, was im jeweiligen Augenblick in dem sterbenden Patienten vorgeht. Andererseits aber brauchen wir Anhaltspunkte, um dem individuellen Erleben jeweils gerecht werden zu können.

2.1 Verfügungen zu Lebzeiten

Für viele Menschen beginnt die Auseinandersetzung mit ihrem Lebensende an dem Tag, an dem sie bewußt für den Zeitpunkt ihres Sterbens Vorsorge oder Verfügungen treffen. In solchen Augenblicken durcheilen wir alle Ebenen und Dimensionen möglicher Reflexion; und deshalb ist es außerordentlich wichtig, von unseren Patienten zu erfahren, ob sie derartige Verfügungen getroffen haben. Dazu gehören vor allem ein *Testament* (last-will), eine *Organspende-Erklärung* (donorcard) oder eine sogn. *Patienten-Verfügung* (living-will). Ich habe Menschen erlebt, die zu einem bestimmten Augenblick ihres durchaus rüstigen Lebens die Angehörigen zu sich riefen und diese aufforderten, zu bestimmen, an welchen Gegenständen, Möbeln usw. sie Interesse hätten; alles wurde dann mit kleinen Klebeschildern versehen, auf denen der Name des Wünschenden stand.

Bei solchen Vorgängen erlebt sich der Mensch zwar noch keineswegs als sterbend, aber als loslassend; er erlebt die Menschen und Gegenstände seiner Umgebung als wichtig und sich selbst als wichtig im (Ver-)Gehen. Manche Menschen haben heimlich irgendwo ihren letzten Willen hinterlegt, ja sie überarbeiten in regelmäßigen Zeiträumen diese Willenserklärung. So vollziehen sie eine Annäherung an das Unausweichliche. –

Mein Organspende-Ausweis lautet: »Hiermit verfüge ich, daß nach meinem Tode folgende Organe zur Transplantation verwendet werden dürfen: ...«; und dann werden diese Organe benannt: die Nieren, die Augen, das Herz, die Leber, der Magen usw. oder es besteht die Möglichkeit, »jeden Teil meines Körpers« anzustreichen. Dieser Ausweis trägt die Überschrift: »Ich möchte jemandem helfen, nach meinem Tode zu leben.« Bei den Überlegungen, welche der Möglichkeiten ich anstreichen sollte, erlebte ich plötzlich erstmalig wirklich meine Nieren ...; und ich empfand, daß sie – die einen mehr, die anderen weniger – ein Teil von mir sind. Ich erfuhr, daß meine Augen tatsächlich als »Fenster der Seele« von mir anders bewertet werden als die Leber; daß mein Herz tatsächlich anders mythisch besetzt ist als der Magen. Meine Organe begleiten mich auf dem Weg zu persönlichem Sterben.

Viel diskutiert wurden in den letzten Jahren die sogn. *Patienten-Verfügungen* (oft auch Patienten-Testament genannt), allerdings mehr im Zusammenhang ihrer Rechtsverbindlichkeit als in ihrer Bedeutung für eine Annäherung an das Sterben. Rechtlich sind sie auch dann nicht verbindlich, wenn sie regelmäßig erneuert wurden, weil sie ja doch das reale Sterben nicht antizipieren konnten, und der Lebende nur bedingt mit dem Sterbenden »identisch« bleibt; aber als Instrument zur Sterbe-Annäherung sind solche Verfügungen wichtig:

»Ich erkläre und verfüge, daß ich im Falle eines unheilbaren Leidens nicht mit künstlichen Mitteln am Leben erhalten werden will. Ich gebe diese Erklärung nach sorgfältiger Überlegung und zu einer Zeit ab, da ich im Vollbesitz meiner geistigen Kräfte bin. Für den Fall, daß ich einmal nicht mehr über meine eigene Zukunft entscheiden kann, soll diese Erklärung als meine letzte Verfügung gelten. Sofern keine Aussicht auf meine Gesundung von körperlicher oder geistiger Krankheit oder von einer schwere Leiden verursachenden Schädigung besteht, fordere ich, daß man mich sterben läßt.« –

So oder ähnlich lauten die Texte derartiger Verfügungen. Unschwer läßt sich erkennen, daß hier lediglich ein – allerdings gewichtiger – Anlaß gegeben wird, über »unheilbare Leiden«, »keine Aussicht auf Gesundung« und »Sterben lassen« intensiv nachzudenken und vielleicht andere daran zu beteiligen.

2.2 Entwicklung und Prozeß

Wir können davon ausgehen, daß der Patient bezüglich seines Sterben-Müssens eine *Entwicklung* durchmacht, ohne daß diese notwendigerweise einer Gesetzmäßigkeit folgt oder einem fest definierten Ziel entgegenläuft; insofern können wir auch nur sehr bedingt von einem Wachstum sprechen, da zu schnell mit den Vorstellungen von unreif/reif oder unklar/klar oder vorläufig/endlich hantiert wird. Z. B. meinen viele Fachleute, am Ende eines optimalen Verlaufs stünde immer so etwas wie Bejahung, Annahme, Zustimmung; aber das ist zu einfach und zu sehr dem Wunschdenken entsprungen, am Ende solle etwas Angenehmes, Schönes, Harmonisches stehen. Sehr viele Menschen beginnen ihren Zugang zum Sterben damit, daß sie klar und außerordentlich »reif« bejahen, annehmen, zustimmen; und dann stellen die Helfer ihre Hilfe ein, richten ihr Engagement auf die »Noch-nicht-so-weiten« oder stellen diesen Menschen mit seiner »Krisenadaption« anderen als Vorbild hin. Aber eine Entwicklung ist keineswegs nur davon gekennzeichnet, daß das Woher, Wodurch und Wohin bereits feststeht; vielmehr ist Entwicklung Veränderung als Funktion der Zeit; und wir können nur das jeweils Andere kennzeichnen oder beschreiben.

Sicher gibt es so etwas wie einen »*vorsymptomatischen Zustand*« des Menschen, der ohne explizites Wissen um ein Tödliches oder Sterbliches in sich lebt, der vielleicht an sich Beobachtungen macht, ohne diese mit dem möglichen Ende des Lebens in Verbindung zu bringen, ja der sogar offensichtliche Bedrohlichkeiten leugnet oder verdrängt. Aber wenn der Mensch weiß, den lebensverkürzenden Impuls in sich entdeckt, wenn das »Symptom« sichtbar wird, dann ändert sich sein Leben, weil sein Blick nach Außen plötzlich auf Grenzen stößt, und sein Blick nach Innen den Wesenskern entdeckt; das hat es vorher nicht gegeben, das ist »ganz anders«.

Die sachlichste Beschreibung dessen, was nun mit dem Menschen geschieht, unterscheidet drei Abschnitte:
– Vom Symptom zur Diagnose
– von der Diagnose zur terminalen Schwächung
– der Verlauf nach Ende der terminalen Behandlung. –

Stellen Sie sich nun ein Koordinatensystem vor (wir zeichnen es ausdrücklich nicht auf, da solche Schemata immer zu Vereinfachungen und Trickvorstellungen verführen), auf dessen senkrechter Achse diese drei Abschnitte stehen, auf dessen waagerechter, bis ins Unendliche reichender Achse aber die möglichen Veränderungen eingetragen werden; die sich daraus bildenden »drei mal unendlichen« Felder müßten wir mit unsern Berichten und Bildern aus den Biogaphien unserer Patienten füllen, und daraus Handlungsanweisungen ablesen können. Dann hätten wir das Optimum eines angemessenen Sterbebeistandes und angemessener Krisenbewältigung; dann hätten wir die Gefahr gebannt, die persönlichen Ausdrucksformen der Menschen, die sie ihrem Ringen um einen Zugang zum Sterben verleihen, als Zwischen- oder Endstufen der Entwicklung endgültig zu definieren.

Welches aber sind die möglichen *Veränderungen*, die uns bereits bekannt geworden sind? Wir können diese gewissermaßen zwei Gruppen zuordnen: einerseits mehr auf Anpassung und Bewältigung gerichtete, andererseits mehr auf Abwehr gerichtete Veränderungen der menschlichen Person. **Anpassungsvorgänge** sind Zustimmung, Bejahung, Adaption, Annahme, Akzeptanz, Wiederherstellung eines Lebensgefühls im Sterben, Neukonstruktion eines Sinns, Gewinnen eines Verhältnisses zur Realität, Reintegration; sie sind z. B. erkennbar an einer Kooperationsbereitschaft des sterbenden Menschen mit der Umwelt, an einer gewissen Unterwürfigkeit gegenüber den vorgegebenen Normen z. B. einer Station und ihrer Ideologien, an Äußerungen erkennbarer Willenskraft, an einem erkennbaren Ziel. Der Patient ändert sein Verhalten je nachdem, mit wem er es gerade zu tun hat, zeigt also eine gewisse Verhaltens-Flexibilität. Er hält rationale Erklärungen bereit und unterscheidet zwischen hilfreichen und hemmenden Zuwendungsformen in seiner Umwelt.

Veränderungen sind auch erkennbar im Verhältnis zur Zeit; Abwehrmechanismen sind gegenwartsbezogen, Anpassungsmechanismen dagegen beziehen die Vergangenheit und Zukunft mit ein; der Sterbende pflegt seine Erinnerungen und denkt/fühlt sich in das bevorstehende Sterben konkret ein. Welche Veränderungen tatsächlich eintreten, das läßt sich nicht bzw. nur ungefähr vorhersagen, da sie von drei Faktoren abhängig sind:

– vom Krankheitsgeschehen und -verlauf,
– von Persönlichkeitsfaktoren (individuelle Geschichte, sozialer Status, religiöse Bindungen, erlernter Umgang mit Angst usw.),
– von der Gesamtsituation (Krankenhausmilieu, anwesende Personen, ökonomische Absicherung u. a).

Je mehr wir über die Biographie unseres Patienten wissen und dort von seinen früheren Umgangsformen mit bedrohlichen Situationen erfahren konnten, desto genauer wird unsere Annäherung an seine eigene Zugangsform zum Sterben.

Abwehrvorgänge sind vielfältig diskutiert und teilweise sogar in Reihenfolgen gebracht worden (z. B. bei E. Kübler-Ross). Aber das erleichtert nicht den sehr individuellen Umgang; denn die »Leugnung« ist beispielsweise gegenüber den Symptomen, der Diagnose, den Mitmenschen, der zuende gehenden Behandlung usw. jeweils völlig verschieden und tritt jeweils keineswegs mit Sicherheit auf. Solche Abwehrvorgänge sind: der Ausdruck von Schock; die Verleugnung jeglichen Hinweises auf die Sterbevorgänge; Dissoziationen, d. h. das Zerfallen der langjährigen Sicherheiten und Beziehungen; das Nicht-Wahrhaben-Wollen der tödlichen Diagnose; der Rückzug und die Isolierung von der Umwelt; Zeichen außeror-

dentlicher Beunruhigung; Aggressivität, Wut, Zorn, Auflehnung; Verzweiflung, Depression, Defätismus, Resignation; Versuche, sich hinauszumogeln; Verhandlungen mit neuen Ärzten, dem Schicksal, Gott; der Ausdruck des Zusammenbruchs und des Scheiterns.

Für jedes dieser Stichworte gibt es umfangreiche psychologische Verlaufsskizzen. Immer aber weist der Mensch die Wirklichkeit seines Sterbens und Sterbenmüssens von sich; er leugnet die Bedeutung dieses bevorstehenden Lebensabschnitts für sich. Und das geschieht nicht selten auch dadurch, daß der Mensch eine nur scheinbare Akzeptanz an den Tag legt, fröhlich, heiter erscheint und das Bevorstehende unglaublich »locker« nimmt. Wie schnell kann also die »Annahme des Sterbens durch den Patienten« fehlinterpretiert werden! Angst, die Triebfeder der Abwehr, kann so viele Ausdrucksformen annehmen – bis hin zu lautem Lachen und gespielter Freude.

Wir sollten dem sterbenden Menschen erlauben, sich im Prozeß der Auseinandersetzung mit seinem Sterben immer wieder zu verändern, d. h. immer wieder er selbst zu sein. Denn diese Abwehr- und Anpassungsformen haben einen großen Wert für den Menschen: *er kann im Sterben tatsächlich er selbst bleiben.* Und je mehr er dies erreicht, desto größer ist die Chance, im Sterben über sich hinauszuwachsen, wieder »aktiv« zu werden, sein Sterben nicht nur zu erleiden, sondern es »zu tun«, und dabei andere Menschen »an die Hand« zu nehmen bis zur »Solidarität mit den Lebenden«. Ein solcher scheinbarer Anspruch an den Sterbenden scheint das Prozeßhafte zu sprengen. Wie können solche Erwartungen überhaupt geäußert werden? Aber wie kann denn auch verhindert werden, daß die Erwartungen der Lebenden an die Sterbenden falsch dimensioniert werden?

2.3 Modelle zur Erklärung des Sterbens

Wenn der Mensch um seinen bevorstehenden Tod weiß, und jeder »weiß« darum, so kommt es darauf an, wie er dieses Wissen verarbeitet. Solche *Wissens-Verarbeitung* kann dadurch erfolgen, daß sich der Mensch der kollektiven Ritualisierung des Sterbens unterwirft. Wenn wir davon ausgehen, daß das Menschengeschlecht stetig voranschreitet, so kann mein Sterben in diesem kollektiven Reifungsprozeß eine Funktion erhalten; dies aber geschieht weniger bewußt als durch eine »natürliche Einfühlung«. Demgegenüber kann der Mensch auch in einer persönlichen Entscheidung den eigenen Tod und das eigene Sterben als Individuum suchen und finden. Dazwischen gibt es Menschen, die innerhalb der kollektiven und subjektiven, unbewußten und bewußten Möglichkeiten nicht zur persönlichen Lebensgestaltung auf den Tod hin gelangen und also beispielsweise in neurotische Erkrankungen ausweichen.

Sterbende entwickeln eben eine sehr breite Skala gefühlsmäßiger *Einstellungen* gegenüber Sterben und Tod, die sich als Entfremdung (Tod als Strafe, Vereinsamung, Feindschaft, Angsterreger, Schuld) oder als positive Sinngebung (Tod als Erfüllung, Erlösung, Erwartung, Frieden) darstellen lassen. Dem entsprechen je eine negative Annäherungsweise und eine eher Ordnende gegenüber dem Unausweichlichen; letzlich ergibt sich eben die Sinngebung erst im Eintreten des tatsächlichen Todes. Jede andere Sinngebung seitens der Helfer oder seitens des Sterbenden selbst ist zwar notwendig als Bereitstellung eines inneren Raumes, in dem sich die persönliche Sinnfindung des letalen Augenblicks ereignen kann; sie bleibt jedoch vorläufig und unzureichend.

Wir, die wir von Außen dieses Ringen unserer Patienten beobachten, benötigen Modelle, die uns die Aufklärung über alles, was sich vor uns abspielt, erleichtern. Einige Modelle seien in Kürze genannt, nicht ohne gleichzeitig vor ihrer erklärenden Kraft nachdrücklich zu warnen; sie können und dürfen eben nur Hilfsfunktion übernehmen; sie passen nie wirklich und ganz auf einen unserer Patienten. Ein erstes Modell ist das der **Hoffnung der Unheilbaren** (H. PLÜGGE). Es unterscheidet zwischen der an bestimmte, genau definierte Objekte gerichteten Alltagshoffnung und der »Hoffnung der Unheilbaren«, die unbestimmt, objektlos, nur subjektiv die einfache Zukunft, den Fortbestand meint; letztere ist auch bei Suizidanden spürbar. Dazwischen liegen die »zerstörte Hoffnung« und die »falsche Hoffnung«; beide können durchaus zum Impuls für die eigentliche »Hoffnung der Unheilbaren« werden. So kann ein Patient über die falsche Hoffnung, welche vom Arzt mit genährt wird, zur eigentlichen Gewißheit vom nahen Ende gelangen, die ja ohnehin eine Leistung des Sterbenden selbst ist; und nicht selten wurden der völlige Zusammenbruch und die Verzweiflung zur Voraussetzung für eine selbständige Haltung des Menschen zu seinem Sterben.

unbrauchbar	*Übergangsimpulse*		*wertvoll*
Alltagshoffnung	zerstörte ⌣ falsche Hoffnung		Hoffnung der Unheilbaren

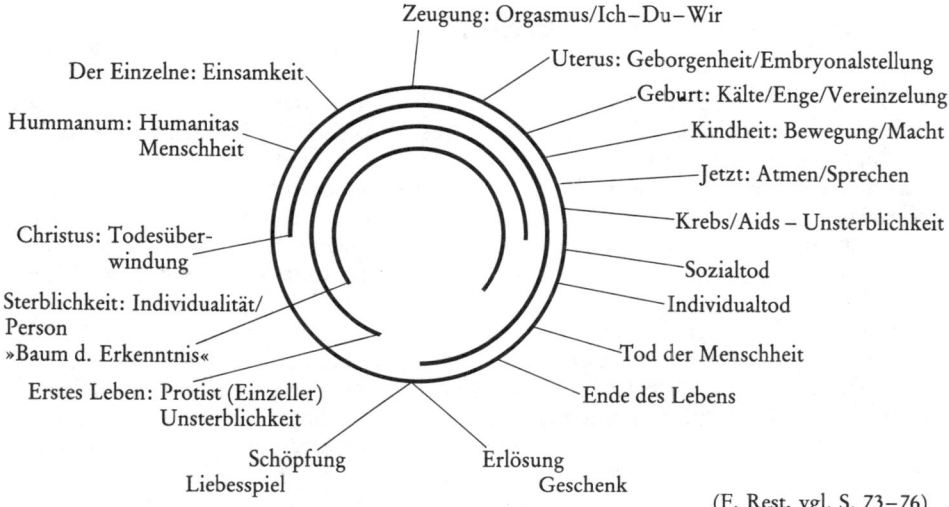

Zeugung: Orgasmus/Ich–Du–Wir

Der Einzelne: Einsamkeit

Hummanum: Humanitas
Menschheit

Uterus: Geborgenheit/Embryonalstellung

Geburt: Kälte/Enge/Vereinzelung

Kindheit: Bewegung/Macht

Jetzt: Atmen/Sprechen

Christus: Todesüber-
windung

Sterblichkeit: Individualität/
Person
»Baum d. Erkenntnis«

Erstes Leben: Protist (Einzeller)
Unsterblichkeit

Krebs/Aids – Unsterblichkeit

Sozialtod

Individualtod

Tod der Menschheit

Ende des Lebens

Schöpfung
Liebesspiel

Erlösung
Geschenk

(F. Rest, vgl. S. 73–76)

Ein weiteres Modell könnte das der fünf Formen der *Annahme* und der fünf Formen des *Vollzugs* des Sterbens bilden (A. MAUDER). Sie beziehen sich auf die eigentliche Sterbephase und versuchen, diesen letzten Augenblick klarer zu erfassen (vgl. Kap. 9). Ein anderes Modell beschreibt das **Wachstum im Angesicht des Todes** (J. ZINKER / S. FINK). Gegen die bisherige negative Orientierung der Psychopathologie des Todes, die sich mit den Unfähigkeiten, Abhängigkeiten und Ablehnungen des Sterbens durch die Sterbenden beschäftigte, wird die Beobachtung tragend, daß viele Menschen gerade in Gefahrensituationen und Krisenzeiten zu größtem persönlichem Wachstum gelangen. Daraus wurden dann regelrechte Verlaufsmodelle mit einer gewissen Vorhersagbarkeit erstellt. (Vgl. auch die Ausführungen in Kap. 3)
Das bekannteste Modell ist die **Phasenlehre** von E. KÜBLER-ROSS, auf die hier jedoch nicht näher eingegangen werden soll, da sie einerseits bereits zu bekannt ist, und andererseits inzwischen als unzureichend und ungenau bezeichnet werden muß. Viele neuere Modelle haben das Phasenmodell z. B. ergänzt (P. SPORKEN; E. SCHUCHARDT u. a.): Hier gibt es ein Wachstum von der Unwissenheit über die Unsicherheit / Ungewißheit, die implizite Leugnung, die Gewißheit, Aggression, Verhandlung, Depression und Annahme bis zur Aktivität und Solidarität. Diese Stichworte und ihre Beschreibungselemente werden dann drei Stadien zugeordnet:

– Eingangsstadium (kognitiv, Kopf),
– Durchgangsstadium (emotional, Herz) und
– Zielstadium (aktional, Hand).

Ein ganz anderes Modell orientiert sich an der *erlernten Hilflosigkeit* (M. E. P. SELIGMAN):
– Eine Situation wird als unkontrollierbar wahrgenommen,
– die Person führt dies auf eigene Unfähigkeit, diffuse Situationen oder chronische Defizite zurück;
– das Selbstwertgefühl ist reduziert, weil auch für die Zukunft keine Änderung erwartet wird;
– das Ganze schlägt in Angst oder Ohnmachtsgefühle um.

Daran orientiert sich dann ein bestimmtes Therapiekonzept, welches die einzelnen Hilflosigkeiten jeweils einer Änderung zuführt und das Selbstwertgefühl des Menschen auch in seinem Sterben fördert.

All diese Modelle sind nur bedingt hilfreich, können jedoch unseren Blick für das schärfen, was im Sterben mit unseren Patienten geschieht. Mindestens zeigen sie uns, daß wir mit vorschnellen Schlüssen außerordentlich vorsichtig sein sollten. Zudem sind ja unsere Wahrnehmungen von dem, was mit unseren Patienten vorgeht, immer rückverbunden mit unseren eigenen Lebens- und Sterbensbildern, da sich diese jeweils als Spiegelbilder der anderen erweisen.

115

3. Bedürfnisse Sterbender

In den ethischen Vorüberlegungen zur Pflege Sterbender (Kap. B.3.) wurde darauf hingewiesen, daß Ethik abhängig ist von den Grenzen einer freien Wahl; im pflegerisch verantwortlichen Handeln aber ist die freie Wahl eingeschränkt durch die ethisch-rechtlichen Grundnormen und durch die menschlichen Grundbedürfnisse, die auch im Sterben unverändert nach Befriedigung verlangen. Um diese Zusammenhänge für das praktische Handeln des Pflegenden durchschaubar und anwendbar zu machen, bedienen wir uns im Folgenden einerseits einfacher Rechtsnormen und andererseits einer Bedürfnisskala. Wir nutzen dabei einige Quellen, die wir neu interpretieren und ergänzen, aufeinander beziehen und voneinander abhängig machen: die Darstellung der Grundrechte jedes Menschen nach J. Korczak (vgl. Kap. A.3.2 und B.6.1), die Grundbedürfnisse aus der Selbstverwirklichungs-Theorie A. Maslows (vgl. Kap. C.1.2).

3.1 Die Bedürfnisse entdecken

Die Bedürfnisse des Menschen realisieren sich jeweils im Bezug auf seine **Grundrechte** verschieden. Die drei Menschenrechte nach Korczak lauten:
– Das Recht des Menschen auf Tod.
– Das Recht auf den heutigen Tag.
– Das Recht, so zu sein, wie der Mensch gerade ist.
Mit dem ersten, dem *Sterbensrecht* ist gemeint, daß dem Menschen zunächst einmal nicht im Bemühen um einen hinausgezögerten und als unangemessen erlebten Tod das Leben sinn- und wertleer gestaltet wird; oder anders ausgedrückt: das Recht des Menschen auf einen Tod, der seinem Leben entspricht, und aus diesem

Leben fließt, der das Leben zu einer Zeit abschließt, wo der Mensch zu sterben bereit ist.

Diesem eigenen Sterben stehen Hygiene-Ideologie, unsinnige Arbeitsplatzbeschreibungen für Pflegekräfte, ausschließlich somatisch, körper-orientierte Medizin und Pflegewissenschaft, unzureichende psychisch-kulturelle Ausbildung der Mediziner und Pflegekräfte und vieles andere entgegen. Indem wir immer wieder bemüht sind, den Tod durch falsche Versprechungen, Vertröstungen, Vermeidung von Verlust- und Trauerarbeit zu verhindern, lassen wir die Menschen nicht richtig leben.

Das *Recht auf den heutigen Tag* und auf den jeweils unwiederbringlichen Augenblick existiert in vielen Häusern ebenfalls nicht mehr. Denn die Zeitstrecken erscheinen hier oft nur noch als institutionell verplante Intervalle, die keiner schöpferischen Gestaltung mehr offenstehen (vgl. Kap. E.5.). Aber gerade dieser heutige Tag entscheidet über die Lebensqualität des Sterbens, nicht das Gestern oder Vorgestern nach dem Motto: »Laßt ihnen ihre Erinnerungen und stört sie nicht darin«; auch nicht ein vorgegaukeltes Morgen hilft nach dem Motto: »Nicht doch, Oma, Sie haben doch noch so viel vor sich«. Das Jetzt, diese Minute und Sekunde streckt sich aus nach Vor und Zurück, nach Rechts und Links, und auch nach Innen, dorthin, wo das Gemüt und die Anmutungen wohnen. Alles, was diesen heutigen Tag gestalten hilft, ist wichtig: Besuche, Gespräch, Musik, Gebet, Stille u. a.

Und schließlich haben alle das *Recht, so zu sein, wie sie gerade sind*. Es haben sich zwar die Betrachtungsweisen der Medizin und Pflegewissenschaft inzwischen so sehr erweitert und zugleich verengt, daß eine allgemeine Pathologisierung sozialer

Auffälligkeit und abweichenden Verhaltens befürchtet werden muß; aber die »Verrücktheiten« sind gerade angesichts des Sterbens ein »heiliger Besitz« des Menschen. Mit diagnostischen Begriffen wie dem der »Cerebralsklerose« in der Gerontopsychiatrie werden oft recht rational, aber eben anders handelnde Personen als verwirrt, als konstant sinnlos handelnd eingestuft, damit über einen derart medizinisch klingenden Begriff verminderte Kommunikation und geringerer Personalaufwand gerechtfertigt erscheinen kann. Deshalb darf der Patient eben auch nicht als ein Handlungsobjekt, als Ziel einer therapeutischen Maßnahme, als »Klient« oder »Patient« etikettiert werden; er ist nie beschädigtes Organ oder beschädigtes Bewußtsein, sondern ein Mensch mit einem Namen und einem unverwechselbaren Charakter.

Die mit diesen unveräußerlichen Rechten ausgestatteten Menschen haben nun unverwechselbare Bedürfnisse, an denen sich eine sittlich vertretbare Versorgung orientieren muß. Die Realisierung der Bedürfnisse unter dem Blickwinkel der genannten Grundrechte ist das Ziel, dem wir uns nun widmen werden; und dabei ist das Sterbensrecht nur die Mitte, die ohne ihr Umfeld nicht bestehen kann. Aber was müssen wir unter »Bedürfnis« verstehen? Wie ist es abzugrenzen?

Ein **Grundbedürfnis** ist dann vorhanden, wenn z. B. das Fehlen dessen, was der Mensch hier erstrebt, bei ihm einen körperlichen oder seelischen Schaden hervorruft (z. B. kann unzureichende Mundpflege bei Sterbenden zu Fäulnis oder Erstikkung führen; zu harte Unterlagen führen zu Dekubitalgeschwüren; Rückgang der zeitlichen Intensität der Pflegeranwesenheit führt zu Vereinsamung). Man kann dementsprechend das Grundbedürfnis auch daran erkennen, daß das Vorhandensein des Erstrebten derartige Schäden vermeiden hilft (z. B. verhindert das Vorhandensein einer kontinuierlichen Pflege-

person nicht nur beim Kind Hospitalismuserkrankungen), oder daß die Wiederherstellung des Erstrebten vorhandene Schäden heilen hilft (zu denken ist z. B. an die Heilung psychosomatischer Schäden unter dem Einfluß regelmäßiger leichter Bewegungen bei Pflegebedürftigen oder unter dem Einfluß individualisierter Grundpflege und Ernährung).

Nun aber ist zu unterscheiden zwischen den *Bedürftigkeiten*, den *subjektiven* und den *objektiven Bedürfnissen*, sowie dem übergeordneten *Interesse*. Die Grundbedürfnisse (Kleidung, Nahrung usw.) sind unveränderbar bei jedem Menschen, also auch beim Sterbenden vorhanden, sind gewissermaßen »Naturnotwendigkeiten«. Wenn nun tatsächliche Bedürftigkeit besteht, muß ohne Bedenken eine Befriedigung erfolgen. Bedürftig ist jemand, der einen erkennbaren Mangel leidet und die Behebung dieses Mangels braucht zur Sicherstellung seiner körperlichen, seelischen und sozialen Gesundheit. Derartige Mangelerscheinungen sind auf allen Bereichen der menschlichen Existenz möglich. Diese Bedürftigkeit ist entweder direkt erkennbar oder wird als *subjektives Bedürfnis* vom Kranken geäußert; oberhalb der tatsächlichen Bedürftigkeit besteht aber für niemanden ein rechtlicher oder sittlicher Zwang, dem geäußerten Bedürfnis zu entsprechen.

Das mag sehr befremdlich klingen besonders im Bereich der Versorgung Sterbender, da diese noch in absehbarer Zeit keine Gelegenheit mehr haben werden, ihren subjektiven Bedürfnissen Ausdruck zu verleihen; aber diese Unterscheidung sollte uns zu differenzierender Aufmerksamkeit führen. Z. B. braucht jeder Mensch zu seinem Leben intensive soziale Kontakte zu Mitmenschen, ja er braucht sogar »soziale Zärtlichkeit«; wer von Angehörigen, Freunden und anderen Bezugspersonen verlassen wurde, ist sozial tatsächlich bedürftig; aber daraus ließe sich keine Verpflichtung zu einer Personalausstattung von 1:1 ableiten, damit jeder sterbende Pflegebedürftige nun eine soziale Ersatzperson erhält. Es kann für einen Menschen eine unabdingbare Notwendigkeit bestehen, in seinem Sterben von seinem Hund oder seiner Katze »begleitet« zu werden, weil er nur dort die ganze Liebe hat; aber deshalb sollte eine Station mit sterbenden Menschen nicht in ein Tierasyl verwandelt werden, selbst dann nicht, wenn viele dieses wünschen würden. Es kann sein, daß schwerkranke Kinder oder auch Erwachsene nach vielen Spielsachen in ihrem Bett verlangen; aber gerade diese können auch eine Ablenkung vom Ernst der Situation sein und einem falschen »Luxus« dienen.

Das subjektive Bedürfnis kann aktuell nachgefragt werden oder der Bedarf wird vom Patienten direkt oder indirekt signalisiert z. B. durch Unruhe, Symbole u. a.; die *objektiven Bedürfnisse* sind dem Menschen in der aktuellen Situation vielleicht überhaupt nicht bewußt oder gar nicht bekannt; sie entsprechen vor allem unserem objektivierten Wissen von der Lage des Menschen in der jeweiligen Situation und unserer gedanklichen Vorwegnahme der möglichen Zukunft dieses Menschen, sei sie nun eine tödliche oder eine sterblich lebendige. Subjektives kann man u. U. erfragen oder erspüren; Objektives dagegen muß man kennen, um überhaupt handeln zu können und zu dürfen; hier fließen also die Kenntnisse aus der Medizin und Pflegewissenschaft unmittelbar ein, die dem Patienten unbekannt sind.

Über diese »Objektivität«, die mein Handeln also der freien Wahl entzieht, hinaus gibt es noch eine Ebene von Notwendigkeiten, an denen ich als Pflegeperson nicht vorbei kommen kann und darf; wir nennen sie das *Interesse.* Ein Kind z. B. gefragt, was es jetzt am liebsten hätte, würde vielleicht viele, teure, nicht erreichbare Spielsachen benennen; aber von seiner künftigen Berufstätigkeit wird es nicht sprechen. Verlangt es einen Panzer oder

ein Weltkriegsspiel mit Opferstatistik, würde ich es ihm versagen, gleich wie groß die Lautstärke wäre, mit der es danach verlangt. Mein Recht dazu beziehe ich aus dem Wissen um die Möglichkeit einer friedlichen, gerechten Welt, die besser ist als die gegenwärtige. Selbstverständlich versuche ich, dem Kind mein Interesse an seiner Entwicklung verständlich zu machen, damit ihm dieses Interesse selbst zum Bedürfnis werde, und es den Frieden aus eigenem Antrieb suchen wird. Dieses den Menschen übergeordnete Interesse ist die Übereinstimmung mit der allgemeinen Bestimmung des Menschenwesens gegenüber sich selbst und gegenüber seinem Gott.

Es ist also nicht die Folge meines willkürlichen Gutdünkens oder des Fehlens eines klaren Willens in diese Richtung, wenn ich meinen Kindern statt des Spielens mit dem Panzer den Zugang zu Kunst und Musik verschaffe; oder wenn ich den Wunsch, getötet zu werden nicht erfülle und statt dessen z. B. von einem Leben ohne Schmerzen und ohne Tod erzähle. Wir alle müssen für unsere gesellschaftliche und demokratische Ordnung ein erhebliches Interesse daran haben, daß alle Träger von Verantwortung an der Mehrung der Lebens- und Sterbensqualität mitwirken; der Wunsch eines Menschen tot zu sein oder getötet zu werden ist immer ein Ausdruck fehlenden Lebenssinns und mangelnder Kommunikation oder pfleglich-zärtlicher Atmosphäre. Erst wenn diese Bedürftigkeiten und Bedürfnisse keinen Mangel mehr aufweisen, lassen sich hinter dem Selbsttötungswillen eines Menschen Interessen der ganzen Menschheit erkennen, nämlich so sterben zu dürfen, wie es dem eigenen innersten Menschsein entspricht. Das Bedürfnis nach Schöpfertum und Verantwortung im Sterben, nach Bewährung in einer schwierigen Situation, nach bestätigender Rückmeldung für das Richtige des jeweiligen Tuns im Ablauf des Sterbens, nach Teilnahme an einem nicht enden wollenden sozialen Leben, nach Vielseitigkeit des inneren und äußeren Erlebens, das alles und noch viel mehr entspringt nur selten dem Wollen des Einzelnen, aber einem Wollen für den Einzelnen als dem verdichteten Menschenwesen im Individuum.

3.2 Die Bedürfnisse im Überblick

Wir haben also gesehen, daß man die Bedürfnisse sterbender Patienten nicht einfach aufzählen kann, sondern genau hinterfragen muß. Und trotzdem gibt es Orientierungen, die uns helfen in der Vielzahl ein wenig Ordnung zu bringen. Deshalb benennen wir nun sechs Grundbedürfnisse in einer wichtigen, also keineswegs willkürlichen Reihenfolge: Sie bilden gewissermaßen eine *Hierarchie*, wobei die erstgenannten die Grundlage für die letztgenannten sind; gelangt die Versorgung aber nicht bis zu diesen letzten Bedürfnissen, wird der Mensch auf »primitiver« Ebene festgehalten.

– **Bedürfnisse des Körpers:** Es geht um einen möglichst geringen körperlichen Verfall, um Beherrschung der Ausscheidungsprozesse, Erhaltung des Atems und Freihaltung der Atemwege, das Bedürfnis nach ausreichendem Schlaf, Durststillung, Bedürfnis nach Anregung für die Sinne (Farben, Musik, Wärme u. a.), Linderung der Schmerzen, ausreichende und richtige Nahrung; es geht aber auch vielleicht um den Wunsch nach sexuellem Erleben des Sterbens, ebenso wie nach Möglichkeiten, die noch verbliebenen Fähigkeiten und Kräfte einzusetzen und zu nutzen. Der Respiratorpatient hat vor allem noch das Bedürfnis, die Möglichkeiten eines Aussetzens der Beatmung ausgeschlossen zu wissen, und er äußert dieses Bedürfnis vor allem körperlich mit Unruhe und Angst.

– Dieses ist das Basisbedürfnis, das zur Voraussetzung für alle anderen Bedürfnisse wird.

– **Bedürfnis nach Sicherheit:** Es geht um einen möglichst hohen Grad des Überleben-Könnens, um die Verfügbarkeit von Personen im Notfall; der Patient möchte, daß »die Welt gewissermaßen nicht unter seinen Füßen auseinanderbricht«, daß alle quälenden Fragen und Gedanken besonders zur Krankheit, zum Allgemeinbefinden und zum Sterben ehrlich beantwortet werden; er wünscht bis in die letzte Minute eine gute Versorgung, die Beibehaltung der Dinge, die ihm im Leben gehörten, die »sein Leben ausmachten« (z. B. die Ringe an der Hand, die persönliche Kleidung); er wünscht Schutz vor körperlichen Leiden, hofft, »daß alles getan wird, was getan werden kann« und daß zugleich »nicht zu viel getan wird«, möchte spüren, daß er in kompetenten Händen ist. Den Herzpatienten müssen wir z. B. schützen vor dem Miterleben fremden Sterbens, damit sein belastetes Herz wenigstens sein eigenes Sterben komplikationslos wird vollziehen können. Für derart mehr Sicherheit können technische Hilfsmittel ebenso hilfreich sein wie die Rationalisierung der Arbeit und die Einführung mobiler Dienste oder kompetenter Selbsthilfe.

– **Bedürfnis nach Liebe:** Es regt den Patienten an, zeigen zu wollen, daß er sich Sorgen macht, daß er Gefühle der Sorge und Zärtlichkeit mit anderen teilen und anderen mitteilen möchte; er will Freundschaften bis in den Tod hinein (und evtl. darüber hinaus) fortsetzen und möchte eine Geliebte, einen Geliebten haben, auch noch neue Beziehungen knüpfen, Liebe verschenken und sich geliebt fühlen; er verlangt Zuneigung, möchte die wirkliche Sorge des Personals spüren können und möchte sich von diesem akzeptiert fühlen, gleich was er tut. Der Körper ist sein primäres Organ der Liebe, weil die Körpersinne eben als letzte schwinden; und die besten Personen der Liebe sind die Familienangehörigen und Freunde – aber oftmals müssen diese erst befähigt werden, ihre eigenen Qualen zu überwinden und ihre Liebe zu zeigen. Dazu bedarf es der Ehrlichkeit; wir dürfen von der Familie nicht verlangen und erwarten, unehrlich sein zu müssen. Die sozialen Kontakte der Liebe und Geborgenheit sind der Weg, Vereinsamung zu verhindern.

– **Das Bedürfnis nach Achtung:** Es gibt keine Patienten, die nicht noch Ziele hätten; und der sterbende Patient hat eines der bedeutsamsten Ziele des Lebens, nämlich die Suche nach einer persönlichen Todesprägung. Aber sein Bedürfnis nach Achtung verlangt, daß dieses Ziel auch be- und geachtet wird; all seine Handlungen und Gedanken möchte er als angemessen geltend wissen. Er möchte auch im Sterben eine wichtige Person sein, die Prestige und Status nicht verloren hat, die einen »guten Ruf« besitzt und mit diesem auch im Äußeren ein gutes An- und Aussehen (Kleidung, Frisur, Körperpflege u. a.); er möchte also gewürdigt werden und Anerkennung finden, u. a. als einer, der allen anderen seine Nähe zum Tode voraus hat, welche diese anderen eben erst noch finden müssen. Er ringt dabei um Unabhängigkeit und Freiheit, um Respekt als Person. Er möchte aber auch die Selbstachtung, die Beherrschung und Zuversicht nicht einbüßen. Deshalb ist der evtl. von ihm geäußerte Todeswille ernst zu nehmen (ohne daß ihm deshalb auch gleich nachgegeben werden müßte), darf es keine stationären Unterschiede zwischen den Genesenden, Heilbaren und den Unheilbaren, Sterbenden geben, auf deren Kosten möglicherweise den anderen in einem Krankenhaus oder Heim geholfen wird. Zudem muß wegen dieses Bedürfnisses die innerbetriebliche Hackordnung (vgl. Kap. 151) weitgehend aufgehoben werden, an deren Ende ja oftmals der schwächste Patient steht.

– **Das Bedürfnis nach Selbstverwirklichung:** Der Patient möchte sich möglichst auch im Tode noch als Person voll entfalten können. Deshalb sucht er nach Übereinstimmung mit den Gefühlen anderer und benötigt zugleich ein Verständnis seiner gegenwärtigen Krise. Er will Verantwortung für sich selbst übernehmen, ringt um Sinnerfüllung dieses Lebensabschnittes, und er braucht dabei mindestens eine »wichtige Person«, welcher er seine Erlebnisse und Gefühle mitteilen kann, welcher er diese Gefühle auch spüren lassen darf. Dabei kämpft er um die volle Annahme seines nahenden Todes, um die »persönliche Todesprägung«. Er sucht nach Klärung und Bewertung seiner religiösen Überzeugungen, nach einem sicheren Gefühl des Friedens und der Erfüllung. Jedes Sterben ist als persönliches ein Produkt aus Wahrhaftigkeit und Individuation seitens der Helfer, sowie Entscheidungsfähigkeit über die Gestaltung des Sterbens und Todes auf Seiten des Patienten. Damit dieses aber möglich wird, muß die besondere Situation des einzelnen Krankheitsfalls weiter Beachtung finden, die z. B. beim Dialysepatienten in der Vermeidung zweifelhafter Lebensverlängerungen und falscher Erwartungen besteht.

– **Das Bedürfnis nach Begegnung:** Diese Selbstverwirklichungsskala hätte einen entscheidenden Fehler, wenn die Beachtung des menschlichen Strebens über sich hinaus fehlen würde, wie in den meisten diesbezüglichen Darstellungen. Schon daß in der Hierarchie der Bedürfnisse die »Achtung« höher bewertet wird als die »Liebe« muß sehr nachdenklich stimmen, ist aber typisch für eine aus egozentrischem Amerikanismus gespeiste Denkweise; denn dort wird das Individuum auf ein fragwürdiges Podest gehoben, so daß seine Ich- und Selbst-Werdung die vollkommene Persönlichkeit bilden kann. Aber das ist falsch oder doch unzureichend, denn gerade der sterbende Mensch strebt ja aus sich heraus auf eine andere Existenzweise zu. Er will die Enge (»Angst« = Enge) seines Lebens sprengen, Einswerden mit der Menschheit, der Welt und Gott. Deshalb wenden sich Sterbende besonders stark ihrer Umwelt zu oder wirken fast »dämonisch« auf diese ein; sie treten aus den Fesseln von Raum und Zeit hinaus, entsenden »Botschaften« bis zu fernen Bekannten, lassen die Phantasie auch der dumpfesten Mitmenschen aufblitzen. In gewisser Weise stellen sich Sterbende auch der Verantwortung für die Lebenden in »stellvertretendem Sterben und Leiden« oder auch dadurch, daß sie Helfer werden ihrer hilflosen Helfer. Mit diesem Akt der Zuwendung zu den Lebenden sind sie dann integrierter Teil der Zukunft der Welt und Menschheit.

3.3 Der bedürfnisorientierte Sterbebeistand

Wenn wir nun aus dieser Auflistung erste *Handlungsanweisungen* ablesen wollen, so ließen sich dem Sterbensrecht jeweils für die einzelnen Bedürfnisebenen derartige Anregungen formulieren, wobei wir uns auf ein Hauptmerkmal des jeweiligen Bedürfnisses beschränken wollen:

– **Körper** – *Bewältigung der Schmerzen*
– – Dem Sterbenden möglichst die Schmerzen nehmen, aber Leid zulassen, so weit er es braucht (vgl. Trauerarbeit);
– – Schmerzen nicht nur lindern, sondern ihnen zuvorkommen und ggf. auch mit dem Sterbenden gemeinsam zu ertragen versuchen;
– – Beschwerden nicht nur »behandeln«,

sondern lindern und erträglich gestalten;
– – dem Sterbenden helfen, sich Schmerz, Trauer und den drohenden körperlichen Tod anzueignen; der Körper als Freund, der sich verabschiedet;
– – den Klagen geduldig zuhören, ob aus ihnen vielleicht ein unmittelbarer Hilferuf, eine Bitte um Interesse, ein Ausdruck innerlich akzeptierten Sterbens herauszuhören ist;
– – »Inkontinenz« als schwächerwerdenden Körper begreifen und die seelischen Leiden behutsam aufgreifen;
– – auf den Körperrhythmus des Sterbenden Rücksicht nehmen (Schlafgewohnheiten, Essenszeiten u. a.);
– – jede Lageveränderung vorbereiten und beim Patienten verweilen, bis er sich an die neue Lage gewöhnt hat;
– – jede Verlegung auf eine andere Station oder in einen anderen Raum möglichst vermeiden oder mit Gespräch vorbereiten und begleiten.

– **Sicherheit** – *Erkennen der Ängste*
– – Zulassen, daß sich Freude, Wut, Ängste, Furcht, Haß und Trauer ausleben wollen;
– – Ängste auf ihre Ursachen prüfen und diese Ursachen beeinflussen, aber dem Menschen die Kraft zur »einen Furcht« bewahren;
– – Gelegenheiten schaffen, daß der Patient über seine Gefühle offen sprechen oder sie lebendig zeigen kann;
– – das Bekämpfen von Unruhe, Angst, Gesprächsbegehren, Anwesenheitsverlangen mithilfe von Medikamenten oder Disziplinierungen weitgehend ausschließen;
– – die Angst, als Persönlichkeit nicht ernst genommen zu werden, durch Minderung der Krankheitszentrierung des pflegerischen Betrachtungsfeldes nehmen;
– – berechtigte Angst in »geborgene

121

Angst« wenden, also konkret beängstigende Anlässe entfernen;

– – die Angst vor dem Alleinsein durch die »gewohnte Schwester«, empathische Mitpatienten, Hospizgemeinschaft mildern;

– – Sicherheit geben, daß die Sterbestunde nicht allein erlebt werden muß (Freundschaftsvertrag, Mit-Sein und Da-Sein).

– **Liebe** – *Soziale Zärtlichkeit im Dabeisein üben*

– – Beim Sterbenden sein, ihn aber nicht mit der Liebe erdrücken;

– – zärtlich sein ohne Aufdringlichkeit;

– – sich bewußt sein, daß jeder Handgriff durch liebende Einfühlung Bedeutung gewinnt (Waschen, Betten, Essen-reichen u. a.);

– – stets objektiv (nicht subjektiv einseitig), aber niemals gefühllos sein (z. B. Wahrheit aufdrängen);

– – verfügbar sein, so weit es eben geht; die Einschränkungen rechtzeitig mitteilen;

– – die eigene Zeiteinteilung an der Zeit des Sterbenden orientieren (die Zeit der Lebenden im Dienst der sterbenden Zeit);

– – künstliche Abstände abbauen, auch äußerlich nahe sein (z. B. nicht Essenreichen mit ausgestrecktem Arm);

– – die Mitteilungen des Sterbenden über seine Erlebnisse und Gefühle behutsam wahrnehmen und geduldig darauf eingehen;

– – dem Sterbenden »Verbindungen« über den Tod hinaus zusichern;

– – beachten, daß der Sterbende Liebe und Zärtlichkeit auch dann noch erlebt, wenn er dies nicht mehr mitteilen kann;

– – Angehörige, Freunde, Bekannte ins Sterben des Sterbenden einbeziehen (tatsächlich oder durch die Erinnerung).

– **Achtung** – *Der Sterbende darf sich anerkannt wissen*

– – Versuchen, die charakteristische Persönlichkeit des Sterbenden zu begreifen (Biographie, Gespräch, Beobachtung) und zu wahren (kleine »Marotten« zugestehen u. a.);

– – den Sterbenden nie mit seinem Zustand, seiner Krankheit, seinen Verwirrtheiten gleichsetzen;

– – Unabhängigkeit und Selbstachtung nicht in Mißkredit bringen (z. B. Beachtung der Intimität bei der alltäglichen Hygiene);

– – äußersten Repekt erkennen lassen bis in die Sprache (»Duzen«);

– – Sonderwünsche akzeptieren und weitgehend erfüllen (z. B. beim Betten, bei der Nahrung; auch Alkoholgenuß);

– – das »adrette«, gute Aussehen ermöglichen (Kleidung, Haare, Kosmetik, Schmuck u. a.);

– – den Sterbenden nicht anders »behandeln« als den Lebendigen (Fortsetzung der Normalität in »abnormer« Situation).

– **Selbstverwirklichung** – *Persönliche Todesprägung ermöglichen*

– – Den Sterbenden noch kleine »Verantwortungen« für sich und für andere Menschen übernehmen lassen;

– – den Sinnfragen nicht ausweichen, sondern sie in ihrem ganzen Spannungsbogen wirken lassen, ernst nehmen;

– – zurückdrängen jeglicher Hierarchien am Sterbebett (z. B. Vorbehalte für Ärzte oder Seelsorger); der Sterbende lenkt und leitet diese Lebensphase und bestimmt, wer ihm wie zu seiner Wahrheit verhilft;

– – mit Gesprächen und Gefühlen beruhigen, nicht mit Medikamenten;

– – den Sterbenden über seine Veränderungen reden lassen, so gut er es vermag;

-- Mithilfe bei der Ordnung der »letzten Dinge« (persönliche Beziehungen, Testament, letzter Wille, Erinnerungen);
-- Wahrhaftigkeit üben durch »Dosierung« der Wahrheit, der Wahl des rechten Zeitpunktes, der rechten Form, des rechten Ortes; meine Informationen und diagnostischen Kenntnisse von der Wahrheit des Menschen unterscheiden; Wahrheit braucht Einbettung in die Liebe;
-- respektieren, wenn der Kranke über seinen Zustand schweigen will; Stille als Raum lebendigen Sterbens.

— **Begegnung** – *Den Sterbenden über sich hinausschreiten lassen*
-- Durch eigene Bereitschaft, den Sterbenden loszulassen, ihm helfen, sich selbst loszulassen;
-- »Ekstase« wahrnehmen und erlauben; denn Ekstase ist eine Form der Selbstüberschreitung des Menschen auf dem Weg zu ganz anderen Dingen und zu Gott;
-- sich vom Sterbenden bei der Hilfe und im Beistand helfen lassen; zulassen, daß der Sterbende von seinem Sterben mehr weiß und »kann« als alle beruflichen Helfer zusammen;
-- dem Menschen zugestehen, daß sein Sterben Bedeutung hat, weil mit ihm geschieht, was der ganzen Menschheit als Ziel bestimmt ist, sich nicht zu genügen, sondern zu überschreiten;
-- mit der Sprache der Sterbenden die Grenzen der Kultur und Zeit überwinden; Symbole, Musik, Farben, Zärtlichkeiten, Lachen, Weinen usw. sind immer und überall verständlich;
-- singen, beten, streicheln, küssen, stützen, anwesend sein, schweigen, stille sein, denken, träumen ...

3.4 Die anderen Menschenrechte

Wir haben hier nun die Bedürfnisskala ausschließlich auf das Sterbensrecht bezogen; aber das ist ja nur eines unter dreien, wie wir oben dargelegt haben. Eigentlich müßten wir jetzt ebenso ausführlich die Wirkung der Bedürfnisse sterbender Menschen auf ihre anderen Lebensrechte darlegen, denn auch ein Sterbender bleibt ja ein vollwertiger Mensch und büßt keines seiner Rechte ein. Die Versorgung und Pflege Sterbender darf sich also nicht grundsätzlich von der Versorgung aller Kranken entfernen; sie kann allenfalls andere und besondere Akzente setzen. Deshalb müßte hier also eigentlich ein Überblick über die gesamte Grund- und Behandlungspflege folgen. Der Einfachheit halber geben wir nur einige Stichworte, die sicher angereichert werden könnten, aber eine Orientierungshilfe bieten:

Bedürfnisse	Recht des Menschen auf den heutigen Tag
Körper	Sexualität/Sinnesanregungen
Sicherheit	auf die augenblickliche Situation bezogener Tages- und Lebensrhythmus/Vermeiden übergroßer Unruhe und der streßhaften Nebenwirkungen der »Überwachung«
Liebe	Familie/keine Besuchszeiten, sondern tagesabhängige Verabredungen/Kinder und/oder Tiere auf der Station
Achtung	patientenzentrierte Gespräche/Akzeptation »verwirrter« Reden/Verzicht auf »Vergangenheit« und falsche »Zukunft«

Selbstverwirklichung	Schöpferisches Handeln (Phantasien, Träume)/ Akzeptieren der »Protese Dialyse« z. B. beim Dialysepatienten	*Sicherheit*	(und umgekehrt) hinnehmen, wenn der Patient »zu oft« oder nie klingelt/»Eigentherapien« akzeptieren
Begegnung	Lieder/Menschen der Stunde/Gott des Tages und der Nacht	*Liebe*	nicht diskriminieren »unerlaubter« Zärtlichkeiten/nonverbale Zuwendung üben
		Achtung	nicht duzen ohne solchen Wunsch/Gespräche nicht aufdrängen
		Selbstverwirklichung	Wunsch nach »Einsamkeit« akzeptieren/plötzliche Panik meiden
		Begegnung	die Religion oder Un-Religion des Sterbenden wahrnehmen/den Losreißenden loslassen, dem Fallenden einen Auffang bieten (»wir alle«, »ich mit dir«, »Hand Gottes«)

Mit dem Recht des Menschen auf den heutigen Tag ist zugleich sein Verhältnis zur Zeit überhaupt angesprochen (vgl. dazu Kap. E.5.). Es geht darum, dem Menschen mit diesem Tag auch diesen Augenblick, diese Gegenwart zuzugestehen. Denn entscheidend für das gelingende Leben und Sterben ist nicht, was einstmals war, oder irgendwann einmal sein wird. Der heutige Tag, der Augenblick, diese Stunde, Minute, was der Mensch jetzt braucht, im Augenblick dieser entscheidenden Begegnung von mir einfordert, dem muß ich mich stellen, denn es ist die Grundlage seiner und meiner Entscheidungen im Augenblick des Todes.

Bedürfnisse	**Recht des Menschen so zu sein, wie er gerade ist**
Körper	akzeptierte Gebrechen/ Veränderungen ernst nehmen/schlafen wollen, wenn andere wach sind

In wievielen Formen und Wandlungen tritt uns der Mensch entgegen? Und ich muß ihm jeweils, auch wenn es mir noch so unheimlich und unbehaglich wird, zugestehen, daß er ist, was und wie er ist. Nur so kann ich ihm und in ihm sogar meinem Gotte begegnen. Wir können es auch so ausdrücken: Den Menschen dort abholen, wo er gerade lebt!

4. Kinder vor dem Tod

Wir alle waren einmal Kind; und deshalb müssen wir aufmerksam nachempfinden, wie Kinder im Gegenüber zum Sterben und Tod leben und erleben; zugleich ist es wertvoll zu erfahren, was wir als Kinder und was jedes Kind auf dem Weg zum Erwachsensein an Vorstellungen und Bildern hinter sich lassen mußte (vgl. Kap. C.2.3). Und die heutigen Kinder erleben ihren und den Tod anderer unter Vorzeichen, welche ihnen unsere Zeit aufprägt; auch heutige Kinder wollen sogar sterben und ihr eigenes Sterbenmüssen bewußt und mutig ergreifen. Sind wir bereit, unseren Kindern angesichts dieser Zeit und angesichts dessen, was ihnen bevorsteht, einen frühzeitigen Tod zuzugestehen? Und wenn nicht, warum eigentlich? Die Willenskraft eines Kindes, sich für oder gegen dieses Leben zu entscheiden, ist durchaus grenzenlos, und ist möglich vom Zeitpunkt vor seiner Geburt (Totgeburt) bis in das hohe Alter; mit welcher Anmaßung (oder welchem Recht) zwingen wir die Kinder zum Leben und entziehen ihnen die Chance, sich gegen uns und unsere zu häufig doch recht »lausige« Welt zu entscheiden? Beeinträchtigt nicht die Angst vor dem möglichen Tod eines gesunden oder auch eines kranken Kindes die Bedingungen seiner körperlichen und geistigen Entwicklung? Aus angeblich pädagogischen Gründen verringern sich die erzieherischen Möglichkeiten in den Schulen für Klassenfahrten, echte Abenteuer, Werkunterricht mit Beil und Messer, Kontakte mit dem Ausland usw.

4.1 Das Verständnis der Kinder

Behutsam nur tasten wir uns gewissermaßen von rückwärts, da wir ja selbst schon lang keine Kinder mehr sind, an die Erlebniswelt des Kindes heran und entdecken, daß sich den Kindern zahlreiche *Hindernisse zu einem angemessenen Verstehen* des Sterbens und Todes in den Weg stellen. Z. B. fehlen den Kindern *Kontakte mit Sterben und Tod* in der Form unmittelbaren Miterlebens fremden Sterbens oder auch eigener schwerer Krankheit.

Fast alle Sterblichkeit ist hinter irgendwelchen Mauern verborgen; vor dem 10. bis 15. Lebensjahr erlebt das Kind nur selten den Tod eines Familienangehörigen. Deshalb sind Kinder auf Ersatzkontakte angewiesen, den Tod von Haustieren, Lieblingstieren, von Blumen und Jahreszeiten. Dieser Zugang ist aber sehr mittelbar, und seine pädagogische Nutzung hält sich in Grenzen.

Zudem hat die *Kleinfamilie* eine bis zur Abhängigkeit führende Bindung der Familienmitglieder gebracht, deren Verlust zugleich alles zerbrechen läßt. Rituelle Sterbegestaltung gibt es dort kaum noch; die dortigen Sterbezimmer sind Räume der Heimlichkeit und nicht der Offenheit oder Wahrheit. Früher bestatteten Eltern und Geschwister die kleinen Kinder; heute müssen meist Kinder unvorbereitet ihre Eltern bestatten; ungeübt sind also Gespräch und Kommunikation darüber, weil das Thema alles gefährdet. So werden Kinder auf Leiden, Schmerzen, Angst »getrimmt« und der Gleichmütigkeit gegenüber dem Sterben entzogen.

Noch gibt es zu wenig Erfahrungen und Untersuchungen zur *Sozialisation der Sterblichkeit*, als daß man sagen könnte, wie hoch die Unterschiede im Verstehen der Kinder aufgrund ihrer sozialen Zugehörigkeit sind. Allerdings ist bereits bekannt, daß große Todesverdrängung mit Nachgiebigkeit bei der spontanen Bedürfnisbefriedigung und gleichzeitig hoher Leistungserwartung korrelieren; andererseits gibt es Zusammenhänge zwischen der Todesangst und dem erzieherischen Liebesentzug oder der Androhung von Liebesverlust. Das erzieherische Verhalten der Eltern, Lehrer, Kinderschwestern u. a. hat unmittelbar Auswirkungen auf den späteren Umgang des Kindes mit Sterben und Tod; Furcht und Zittern sind nicht nur »natürlich«, sondern auch mit sehr subtilen Mitteln anerzogen.

Betrachten wir es jedoch als *Ziel*, daß der Mensch und also auch der kindliche Mensch zur »persönlichen Todesprägung« gelangen kann, so müßten wir einem emotionalen Grundmuster im Verstehen der Kinder folgen, also vor allem an der Entwicklung des kindlichen Gemütes, der Sensibilität und Phantasie, also nicht am intellektuell-realistischen, rationalen Verstehen interessiert sein. Für das Kind sind die möglichen »Flügel des Hundes im Himmel« bedeutend wichtiger als alle Argumente für oder gegen das »Weiterleben nach dem Tode« oder als der Realismus des Friedhofes und der Intensivstation. Jede *Sterbeerziehung* müßte also zuerst emotional, dann intellektuell verlaufen; schließlich überdauert ja die Emotionalität und Zärtlichkeit auch das verstandesmäßige Begreifen beim Sterbenden; (der Mensch stirbt am Kopf zuerst!)

Die *Entwicklung der Todeskonzepte und des Todeserlebens* beim gesunden Kind verläuft langsam und in großen Sprüngen; das kindliche Verstehen ist geleitet von der Unterscheidung zwischen belebt und unbelebt, wobei zunächst Bewegung, Geschwindigkeit, Zeit, Raum und Alter wesentliche Kriterien darstellen. Die Auseinandersetzung setzt (erkennbar) mit der Geburt ein; diese ist *Trennung* vom Mutterleib, tiefenpsychologisch ein *Verschlingen und Ausspucken*, Beginn einer begrenzten *Eigenbewegung*, ein beginnender *Schlaf-Wach-Wechsel* und das Erleben des Unterschiedes im *Ding-oder-Mensch-Sein*. Für das Kind gibt es also nur eine Welt, in der es selbt existiert, aber diese ist von einem Doppelcharakter durchzogen, welcher das Nebeneinander von Leben und Tod dumpf aufscheinen läßt. Ihre Hauptmerkmale sind Bewegtheit – Leben, Unbewegtheit – Tod.

Die Behauptung, der Tod sei beim gesunden Kind vor dem 6. Lebensjahr nicht emotional besetzt, dürfte nur auf der Schwierigkeit einer Messung beruhen; alles Bewegte wird durchaus von Freude und Besinnlichkeit begleitet, jedes Bewegungsende dagegen von Unruhe und Betroffenheit. Aber Unbewegtes kann das Kind oftmals wieder in Bewegung setzen (Ball treten, Steine werfen); es hat Macht über den Tod. Zudem kann Tod auch ein *partielles Ereignis* sein, eine Vorstellung, die dem Erwachsenen ebenfalls fremd geworden ist: ein Toter wächst nicht mehr, hat aber vielleicht noch Hunger; der tote Vogel fliegt nicht mehr, aber das Kind kann ihn noch singen hören. Sterben und Tod können Bestandteile der kindlichen Spiele sein: lustvolles Töten, Totspielen mit Gleichaltrigen; Machtvorstellung und partielles Erleben werden erst durch das sogn. logisch-kausale Denken verunsichert (Denken in Ursache-Wirkungs-Zusammenhängen).

Erlebt das Kind *frühe Trennungen*, werden seine Konzepte gestört: »Wenn ihr tot seid, wer sorgt dann für uns? – Gott sorgt dann für euch. – Wäscht Gott uns dann?« Ab dem 6./7. Lebensjahr wandelt sich das Verstehen in großen und einschneidenden Schritten, deren Eintrittszeitpunkt nicht vorhergesagt werden kann. Das Kind entdeckt die *Ursachenfrage;* zunächst aus einer persönlichen Betroffenheit, dann aus Wissensbegier werden z. B. Krankheiten interessant: »Krebs ist schlimmer als Kopf ab, nicht wahr?« Das Kind ist noch für lange Zeit Mittelpunkt der Welt und also auch der Ursachenfrage. Es entdeckt seine Individualität und deren Wert: »Ich wollt, ich wäre einmal tot; dann wüßte ich, ob der Großvater noch Pfeife raucht.«

Schließlich begegnet das Kind der *Unvermeidlichkeit* des Sterbens, vor allem dann, wenn es am Tod eines geliebten Menschen hat irgendwie teilnehmen können: »Auch ich muß einmal sterben.« Aber diese Unvermeidlichkeit läßt das tatsächliche Ende noch für lange Zeit offen. – Ein Hund hatte das Meerschweinchen so schwer verletzt, daß die Kinder das Sterbenmüssen unmittelbar einsahen: »Es war gut für Susi, daß sie gestorben ist«; trotzdem gruben sie es wenige Tage später wieder aus: »Wir wollten sehen, ob das Bein wieder heile ist und Susi wieder spielen kann«. – Erst die erlernte *Endgültigkeit* des Todes schließt die Entwicklung ab; und wir wissen nicht, ob diese Stufe eine »natürliche« oder eine gesellschaftlich vermittelte ist, da sie ja ganz an das lineare Zeitgefühl gebunden ist, in dem es keine Wiederkehr des Vergangenen mehr geben darf: »Tot ist, wenn man nie wieder lebendig wird.« Die Entdeckung des Ursache-Wirkung-Zusammenhangs, der Zeitschiene (unabhängig von der Vorstellung des Wachsens) und die rationalen Erklärungen von Verwesung, Atemstillstand u. a. verändern das Kind grundlegend; es beginnt sich als geist-seelisches Wesen zu begreifen und auf geist-seelische Weise nach einer *Versöhnung* mit dem Tod zu suchen

(Unsterblichkeitsphantasien, Leben nach dem Tode, religiöse Modelle, aber auch Interesse am Horror). Der jugendliche Mensch schwankt deshalb bezüglich des Sterbens und Todes zwischen kühler Unberührtheit, Sachlichkeit und Zynismus. Je nach Verlauf der Pubertät kann es zu Todessehnsucht, Opfer- und Bestrafungsvorstellungen kommen, die dann einen Verlauf z. B. tödlicher Krankheit entscheidend beeinflussen.

4.2 Den Kindern beistehen

Für den Beistand bei Kindern müssen wir unterscheiden, ob es sich um eigenes oder fremdes Sterben und um eine langfristige oder eine akute Aufgabe handelt; jeweils lassen sich andere Aufgaben und Merkmale in den Mittelpunkt stellen. Jede *Langzeitpädagogik*, welche eine aus persönlichem Leben wachsende persönliche Todesprägung erreichen möchte, muß vor allem frühe Fehler vermeiden, die dann durch das ganze Leben anhalten würden: Tod ist deshalb niemals mit Schlaf gleichzusetzen, allenfalls mit der Ohnmacht – so werden Schlafstörungen bei Kindern vermieden; mit Alter hat das Sterben nichts zu tun (allenfalls das Alter mit dem Sterben) – dann wollen auch Kinder gerne älter werden; der Verstorbene ist auch nicht im »Himmel« – warum würde man ihn dann in der Erde verscharren?

Langzeitpädagogik darf nichts vermitteln, was später wieder verlernt werden müßte; sie sollte Gelegenheit schaffen, den eigenen Gefühlen Ausdruck zu verleihen; und vor allem müssen die Erzieher begreifen, daß sie sich selbst wie die Kinder erst auf dem Weg zu einem Begriff vom Sterben befinden und diesen noch nicht und niemals ganz haben. Andernfalls würden ja die *»falschen Erwachsenenbilder«* auf die Kinder übertragen, wie es oft und vielerorts bereits geschehen

ist; Kinder werden zum Körperhaß, zur Trennungsangst, zu übertriebener schmerzensreicher Trauer oder auch zur Todessehnsucht verführt.

Wenn wir nun sterbende Kinder beobachten, so entdecken wir, daß vielfach ihre Auseinandersetzung mit dem Unvermeidlichen fast rückwärts parallel zu ihrer Entwicklung verläuft; wie sich ihr Bild zu dem der Erwachsenen hin entwickelte, zur Endgültigkeit beispielsweise, so kehrt es zu seinen Ursprüngen zurück: *das Kind entdeckt sich wieder als mächtig und als niemals ganz dem Tod verfallen.* Deshalb müssen wir Helfer uns darauf einstellen, daß sich das Kind in seinen Vorstellungen phantasievoll von uns entfernt; Begleitung bedeutet: zugestehen, daß das Kind seinen, den kindlichen Weg geht, und bereit sein, vielfältig vom sterbenden Kind zu lernen. Deshalb darf der Beistand vor allem nicht dem Fehler vieler Eltern und emotional verstrickter Menschen verfallen, daß sie ihr Verhalten gegenüber dem Kind nunmehr grundlegend verändern, weil »das Kind doch nur noch so kurz zu leben hat«; eine zu sehr verwöhnende und unangemessen nachgiebige Haltung hilft dem sterbenden Kind nicht; sie entfremdet eher und macht aus ihm erneut ein Behandlungs- und Erziehungs-»Objekt«. Hat das Kind aktuell und kurzfristig einen schmerzlichen Verlust zu verkraften, so beginnen Trauerarbeit und Verhinderung von Todeswünschen. Solche situationsbezogene *Akutpädagogik* umfaßt das Akzeptieren des Todes als einer unveränderlichen Realität und die Verarbeitung der im Leben und Innern der Kinder stattfindenden Veränderungen. Wir unterscheiden hier vor allem zwischen dem *Nicht-Trauern* und der *Unfähigkeit zur Trauer*; es muß ein Begriff vom Tod vermittelt werden, der ohne Schuldgefühle auskommt, aber um Toleranz gegenüber dem Verstorbenen und dessen Tod bemüht ist; denn nur so kann das überlebende Kind sein Leben wieder als ein sinnvolles er-

127

greifen. Ein solcher auf Wahrhaftigkeit beruhender Todesbegriff braucht frühe Reifung; zugleich müßte auf erkennbar bevorstehende Verluste klar und behutsam vorbereitet werden. Denn wer nicht trauern will, den muß man auch nicht zwanghaft dazu bringen; aber wer trauern möchte, es aber nicht kann, dem müssen wir zur Trauer verhelfen (vgl. auch Kap. E.7.).

Also gelten für die Akutpädagogik die Regeln: *wahrhaftig und liebevoll;* denn wenn eine Mutter z. B. gestorben ist, so befindet sie sich keineswegs »auf einer langen Reise«, und Gott hat auch niemals den »Vater zu sich gerufen«; beide sind gestorben, obwohl das Kind sie mehr brauchte als alle anderen einschließlich Gott. Und wenn uns bei den Kindern Todeswünsche begegnen, so müssen wir die darin verborgenen Liebeswünsche auffinden: das Kind wünscht den Tod, weil es möchte, daß die Erzieher aus Liebe zu ihm diesen Tod verhindern. Wahrheit und Liebe (vgl. Kap. B.2.) sind die Antwort auf das Streben des Kindes zur Bedingungslosigkeit in der Beziehung seiner Helfer zu ihm: auch im Sterben so sein dürfen, wie es ist.

Deshalb braucht der Sterbebeistand bei Kindern mehr noch als bei Erwachsenen: Anwesenheit des Helfers, kontinuierliche Verfügbarkeit und viel Zeit; dazu gehört auch die Vermittlung einer geistigen Verbindung über den Tod hinaus; ergänzt durch einen intensiven, therapeutischen Umgang mit der Angst des Kindes und eine Förderung seiner Eigenständigkeit und Selbstbestimmung. Es sei wiederholt, was *Umgang mit der Angst* bedeutet: Verleugnungen als Selbstschutz verstehen; Aggressionen und Zornesausbrüche als durchaus möglicherweise sinnvolle Verarbeitungsform, die sich nach Außen richtet; depressive Verstimmung als Form innerer Verarbeitung; das Zurückschreiten auf frühkindliche Formen der Angstabwehr.

Eigenständigkeit und Selbstbestimmung werden gefördert, wenn das Kind z. B. die Dinge bei sich behalten darf, die ihm im Leben Sicherheit und Freude gegeben haben; das gilt auch dann, wenn die Realisierung schwer fällt (das Fahrrad oder das Aquarium im Bett). Das Kind sollte ermutigt werden, alles zu erfragen, was es über die Krankheit und die damit verbundenen Maßnahmen (Operation, Punktion, Infusion u. a.) wissen will; oft begreifen sterbende Kinder sehr viel mehr, als von den Helfern und der Entwicklungspsychologie erwartet wird; denn das schwerkranke und sterbende Kind *reift schneller* als seine Altersgenossen. Deshalb wird auch das schulische Lernen keineswegs für das kranke Kind unwichtig; es erlebt darin sich selbst sogar als zugehörig zu den Gesunden; nur muß der Lehrer damit rechnen, daß ihm dieses Kind in vielen Fragen »überlegen« ist. Das Kind sollte auch die Gestaltung seines Zimmers mitbestimmen können.

Nach diesen grundsätzlichen Aussagen sind vielleicht ganz praktische Hinweise hilfreich, obwohl sie dem Beistand die eigene Phantasie nicht abnehmen dürfen. Kinder sprechen schon als Gesunde eine *andere Sprache;* als Sterbende mischen sie in ihre Phantasie und sprachlichen Bilder vieldeutige Symbole ein. Man merkt dies, wenn Kinder ein ihnen bekanntes Märchen nacherzählen; gesunde Kinder achten auf präzise Wiedergabe des Gehörten; kranke Kinder wandeln ab oder fügen hinzu: »Und dann sagte der Wolf: Mein Bauch ist so groß und schwer, ich will schlafen gehen.« – Viele Märchen enthalten das Todesthema (Rotkäppchen; Der Wolf und die sieben Geißlein; Dornröschen u. a.); viele Bilder sprechen indirekt davon (Gefängnis, Fliegen, Verschlungenwerden u. a.). Aber wir sollten uns auch hüten, in die Erzählungen der Kinder zu viel hinein zu lesen. – Eine ganz offene Frage (»Möchtest du mit mir über irgendetwas sprechen?«) oder eine offene

Aufforderung (»Erzähl mir doch einmal eine Geschichte!«) enthalten viele Möglichkeiten für das Kind, sich mit seinen Sorgen zu offenbaren.

Groß sind die Fehler, die vom *Fernsehen* ausgehen; dieses strotzt nicht nur von Todespornographie, sondern vermischt vor allem für viele Kinder völlig undurchsichtig Todesphantasie und Todesrealität; der Krimi-Tod, der abgespielte Theatertod sind nur »gestellt«, aber die Nachrichten berichten von realem Verkehrs- und Kriegs-Mord. Die Kinder können das kaum durchschauen; deshalb empfehlen wir einen weitestgehenden Fernsehverzicht vor dem 12.–15. Lebensjahr für die Langzeit- wie für die Akutpädagogik. *Kinderbücher* schwanken nicht selten zwische der brutalen Todesdrohung des »Struwelpeter« oder der Mühle, durch die man »Max und Moritz« drehte, einer verfrühten Sachlichkeit (z. B. wenn E. DONNELYS Buch »Servus, Opa, sagte ich leise« als Kinderbuch angepriesen wird) und falscher Phantasiebildung. Trotzdem seien einige gute Bücher kurz genannt als Anregung: P. HÄRTLING, Alter John, 1981; G. LUNDGREN / L. JACOBSSON / M WELLNER, Der Baum, der nicht sterben wollte, 1983; A. LINDGREN, Die Brüder Löwenherz, 1974; A. LINDGREN, Mio – mein Mio, 1978; V. UND B. CLEAVER, Spürst du was, Grover?, 1978.

Eine dem kindlichen Wesen sehr angemessene Form der Mitteilung und Verarbeitung innerer Vorgänge ist die *Zeichnung*. In ihr drückt das Kind oftmals seine Bedürfnisse, Ängste und sein inneres Wissen um das Bevorstehende aus. Eine Spontanzeichnung kann durchaus einen ersten Zugang zu den verborgenen Bereichen der kindlichen Seele geben: »Was soll mir dein Bild sagen?« Allerdings muß auch hier wieder vor Übereifer gewarnt werden. Das gilt auch für die Deutung von *Träumen* oder *Tagträumen*, die zwar durchaus als Abkömmlinge des unbewußten psychischen Lebens anzusehen sind, deren Elemente (das »Erdichtete« und die wahren Erlebnisbestände) jedoch schwer zu entschlüsseln sind.

Als letztes sei auf die kindliche Mitteilungsform des *Spiels* verwiesen, das auch für sterbende Kinder eine Hilfe darstellen kann. Sie bieten einerseits sicher Entspannung und Ablenkung, andererseits jedoch auch Möglichkeit zur Selbstdarstellung und Selbstbehauptung; hier darf es seiner Aggression freien Lauf geben (Krieg, Unfall, Verbrecherjagd, Zerstörung, Wurfgeschosse u. a.) und sich entlasten. Im Spiel kann das Kind Erlittenes weitergeben (an Puppen, Stofftiere u. a.) und Belastendes nachspielen (Operationen, Infusionen u. a.). Im Mitspiel des Begleiters können bevorstehende Belastungen vorbereitet werden. Es wurde sogar stellenweise Kriegsspielzeug empfohlen, da so das Kind die inneren Schmerzen nach Außen richten könne.

5. Von der Todesgestaltung der »Alten«

Alte Menschen denken häufig an den Tod; sie wissen, daß sie in absehbarer Zeit nicht mehr da sein werden. Sie meditieren darüber, auch wenn sich der Tod als ein zu dichtes, zu undenkbares Ereignis darstellt. Ungefähr 44% der Alten denken nur selten an den Tod, 45% sehnen sich nach ihm und haben eine positive Einstellung zu ihm, 10% nur fürchten sich vor dem Tod; dabei scheint es so, als hätten Bewohner von Altenheimen eine positivere Einstellung als alte Menschen, die noch bei ihren Familien oder selbständig leben; vielleicht liegt das an dem intensiveren Todkontakt.

Häufig verstecken alte Menschen ihre Todesangst hinter Lebenshunger und einem Drang nach religiösem Leben; das ist grundsätzlich nicht negativ, solange daraus nicht eine Todesverdrängung resultiert. Deshalb sind sinnvolle Betätigungen im Alter keineswegs einem angemessenen Todesbewußtsein abträglich. Sehr erschwert wird aber der Sterbebeistand dort, wo er z. B. durch die ärztliche Kunst und die pflegerische Versorgung besonders lange benötigt wird. Also auch hier gilt es, einem offenen Verhältnis zur Unausweichlichkeit und zum Tode nachzuhelfen.

5.1 Veränderungen im Alternsprozeß

Die *Irreversibilität* vieler Veränderungen im Alter als eines Alterns zum Tode setzen der Rehabilitation und Re-Aktivierung eine Grenze, die dem meist jungen Helfer nur wenig begreiflich ist. »Die Menschen können früher sterben, aber hier im Greisenalter müssen sie es eben«, sagte J. A. COMENIUS. Wenn diese Unausweichlichkeit und Irreversibilität bei den Helfern Pessimismus, Nihilismus und Sinnlosigkeits-Gefühle hervorrufen, dann besteht die Gefahr unzureichender Anamnese, Diagnose und Therapie; sie verlangen daher Bemühungen um eine möglichst »normale« Fortsetzung des bisherigen Lebens und um Anpassung des Lebens einschließlich der das Leben umhüllenden Institutionen an einen Begriff von Menschlichkeit; *Kontinuität* des Lebens (des Befindens, der Kontakte und Aktivitäten, der finanziellen Sicherung) und *Ausrichtung am Lebensziel* (persönlich Sterben) gehören zusammen.

Die oben in Kap. 3, dargelegten Bedürfnisse finden im Alter eine besondere Aus-

prägung: *Leiden und Freuden* **des** *Alters* sind untrennbar mit dem Altern verbunden; z. B. der neue Gesichtskreis, die Alterskrankheiten wie Altersdiabetes, degenerative Veränderungen am Bewegungsapparat, das Prostataadenom, die psychiatrischen Alterskrankheiten. Die Freuden und Leiden **im** *Alter* unterscheiden sich dagegen nicht von denen der Jugend und Erwachsenen, z. B. Freuden des Leibes (gutes Essen, hübsches Aussehen), der Sexualität, der Sinne, der Freundschaften, des persönlichen, inneren Wachstums. Auf der Krankheitsseite sind die »alternden Krankheiten«, die aus früheren Lebensabschnitten mitgebracht wurden und nun ebenfalls alt werden, und die »Krankheiten im Alter« zu beachten, die zwar in jedem Alter möglich sind, aber nun besondere Vorzeichen erhalten aus der biologischen und sozialen Situation des alten Menschen.

Freuden und Leiden **am** *Alter* einschließlich an Altenhilfe, Altenpflege usw. beziehen sich auf die psychodynamischen Begleiterscheinungen des Altseins, auf Trennungen und Verluste, Abhängigkeiten und Hilfsbedürftigkeit. Vorauseilende Trauerarbeit muß den manifesten, drohend-latenten und symbolischen Verlusten zuvorkommen. So entsteht eine *Anpassung an das Alter,* ein »reifes« Reagieren auf das veränderte Leben in sich ändernder Umwelt, ein gestaltendes Genießen. Wer sich im Alter nur passiv und abhängig eingerichtet hat, ist zu äußerer Abwehr und Aggression unfähig, wendet die Schwierigkeiten nach Innen. Andere kämpfen entschlossen für Unabhängigkeit im Persönlichen, Sozialen und Finanziellen; aufgezwungene Verluste verbittern sie leicht. Größte Anpassungsmängel zeigt, wer mit Verbitterung und Selbsthaß auf sein Alter reagiert.

Es stirbt zwar niemand am Alter, sondern immer an Unfall oder Krankheit; aber Alterungsprozeß und *Krankheitsgeschehen* hängen sehr eng zusammen: die Tödlichkeit wird größer, viele Krankheiten treten gleichzeitig auf und verbünden sich, die Tumorhäufigkeit nimmt zu, die Immunreaktionen sind schwächer, die Resistenz läßt nach und die Regenerations- und Erholungsfähigkeit. Aber alterstypische Krankheiten gibt es eigentlich nicht: z. B. hat der im Alter fortbestehende *Diabetes mellitus* eine höhere Komagefahr und führt zu Komplikationen an Gefäßen, Nieren, Nerven und Augen; der *Altersdiabetes* hat eine geringere Komagefahr, kann erfolgreich behandelt werden, birgt aber arteriosklerotische Komplikationen in sich. Oder: das chronische *Ulcusleiden* des Magens zeigt meist ausgeprägte Symptomatik und ist therapeutisch besser beeinflußbar als der *Altersulcus*. Viele Krankheiten sind eben im Alter schwer zu diagnostizieren und erscheinen unspezifisch.

Charakteristisch für das Kranksein im Alter ist die *Multimorbidität*, eine Häufung von Erkrankungen, die nebeneinander oder aufeinander aufbauend wirken; und außerdem erhalten seelisch-soziale Konflikte häufiger ein somatisches Erscheinungsbild: z. B. Inkontinenz, Dekubitus, Muskel- und Gelenkschwäche sind oftmals mit Depression und Verwirrtheitszuständen gekoppelt. Kranksein im Alter bedeutet Erfahrung vielfältiger Ursachen, unspezifisch, undifferenziert; die Person realisiert kaum die schleichende Krankheit und reagiert nur auf aktuelles Versagen. So verbirgt sich der Mensch in seinen Gedanken und in der Vergangenheit.

Als *Reaktionen* alter Menschen auf Kranksein wurden oft Egozentrismus, Übersensibilität und »Regression« beschrieben. Der Mensch ist auf sein ichbezogenes Körperleben fixiert; eine helfende Zuwendung wird an der Interessiertheit des Helfers für die Körperveränderungen gemessen. Die Veränderungen werden oft überbewertet; ein kindliches Überantworten an die Hilfe aufgrund von Gewöhnung nimmt mit der Chronisierung des Leidens überhand. Die Pflege reagiert darauf häufig falsch, indem sie Unselbständigkeit fördert; diese pathologische Regression kann durchaus mit dem Tode enden.

5.2 Dem alten Menschen beistehen

»Als ich in Ihrem Alter war«, schreibt JONATHAN SWIFT an BOLINGBROKE, »dachte ich oft an den Tod; aber gegenwärtig nach einem Dutzend von Jahren, verläßt mich der Gedanke nie und erschreckt mich weniger. Ich schließe daraus, daß die Vorsehung unsere Ängste zugleich mit unseren Kräften mindert.« Tatsächlich sind Ängste für den alten Menschen nur noch Nebensache auf dem Weg ins Sterben; an ihre Stelle tritt oft das Erleben der *Erlöstheit*. Deshalb sollten wir nicht Ängste herbeivermuten, wo sie bereits einem anderen Gefühl Platz gemacht haben.

Selbstverständlich gilt für den Sterbebeistand bei alten Menschen zunächst nichts anderes als für jeden Sterbebeistand: er sollte *dialogisch* sein. Also darf keiner der Partner so tun, als wisse er mehr vom Sterben als der andere; das Tragische darf nicht verdrängt oder verleugnet werden, es muß sich ausdrücken dürfen; der Tod ist kein Unglücksfall, sondern eine Selbstverständlichkeit; man sollte nie etwas sagen, was man wieder zurücknehmen müßte oder woran man selbst nicht glaubt (bezüglich der Prognose ebenso wie bezüglich der Religion); die offene Täuschung darf nie vom Helfer ausgehen; er darf sie allenfalls eine Zeitlang mit ertragen. Immer muß es dem Menschen erlaubt sein, Kummer, Gram, Wut, Zorn, Zärtlichkeit, Lust und viele Gefühle zu zeigen; ja wir sollten ihn dazu ermutigen. Und doch gibt es Erscheinungen, auf die im Sterbebeistand bei alten Menschen besonders geachtet werden muß. Da ist vor allem die Tendenz zur **Verwirrtheit;** die Pflegekräfte finden den geringsten Zugang zu solch »verwirrtem Durcheinanderreden«, zu Erstaunen, stillem Schluchzen ohne Worte, Einsamkeitsgefühlen und zu reiner Formelsprache (»Ja, ja, alles ist vergänglich«; »ich hab meinen Teil gelebt« u. a.), obwohl sich gerade hinter diesen innengeleiteten Reaktionen das wahre »Elend der alten Leute« verbirgt. Außengeleitete Reaktionen auf erlebte Verluste und bevorstehenden Tod wie Beschwerden, Wünsche, Angst vor dem Pflegerverhalten, Pflegeverweigerung, Nahrungsverweigerung, Aggressionen sind klarer zu entschlüsseln und insofern der Pflegerreaktion zugänglicher.

Geistige Verwirrung tritt keinesfalls als konstanter Zustand eines Patienten, sondern schubweise auf; sie ist Ausdruck erlebter Verlust-Zusammenballung: Berufsaufgabe, Pensionierung, Familien- und Partner-Verlust, Verlust der Leistungsfähigkeit, des Wertes als Mitmensch u. a. Falsche diagnostische Zusammenhänge mit Arteriosklerose (»Cerebralsklerose«) lassen den verwirrten Menschen als konstant sinnlos handelnd erscheinen; kommt ein solcher Mensch zum Sterben, wird er als geistig tot nur noch versorgt oder »gemanagt«. Bei näherem Hinsehen entpuppt sich Verwirrtheit oft als ein spezieller Ausdruck angemessener *Rationalität;* wo der Mensch Ohnmacht fühlt oder zu spüren bekommt, reagiert er »verwirrt«, also abweichend von der ihn verwirrenden Normalität. Z. B. besaß der alte Mensch in der Vergangenheit mehr Macht als in der Gegenwart; deshalb lebt er vergangenheitsbezogen. Allerdings läßt das entscheidende Erlebnis seiner Gegenwart und Zukunft, das Sterbenmüssen, oftmals alle Verwirrtheit schwinden und sinnvolle Gespräche entstehen.

Da Sterbende sich oft *apathisch* oder besonders *unduldsam* aufführen, ist ihre Gleichsetzung mit »Verwirrten« nur ein kleiner Schritt, der sich auch im umgekehrten Sinne vollziehen läßt, indem Verwirrte eben als nur noch physisch Lebende angesehen werden. Die moderne Gerontopsychiatrie hat festgestellt, daß es eine Parallelität der Entwicklung organischer und depressiver Syndrome, eine Abhängigkeit zwischen affektiven und somatischen Störungen nicht gibt; deshalb betonen wir, daß Verwirrtheit und Orientierungsstörungen andere Zusammenhänge besitzen, z. B. die der vom stationären Betrieb erzeugten Verwirrungen, die des versteckten Hilferufes, die der verkleideten Rationalität. Der Sterbende ist »normal« in seiner Verwirrung. Isolation und Vereinsamung alter, sterbender Menschen sind umso mächtiger, je weniger dem Augenblick ein *Sinn* vermittelt werden kann. An dieser Sinnvermittlung arbeiten viele Patienten auf ihre Weise, aber sie werden darin nur wenig unterstützt. Der Sterbende leistet sich einen »Sinn«, wenn er sich trotz seiner verwirrten Fremdheit als personales Wesen akzeptiert weiß. Dieser Vorgang hat zwei Seiten, den des *Willens zum Tode* und den des *Sich-Fügens,* die Hinnahme des Unausweichlichen.

Einige Begleitprobleme seien noch abschließend genannt: die *Inkontinenz* (unvermögen zu willkürlichem Zurückhalten von Harn und Stuhl) würde weniger auftreten, wenn die Pflege regelmäßigere und intensivere Kontakte vorsehen könnte (vgl. den Pflegeprozeßplan). Ähnlich ist es mit dem *Dekubitus* (Druckstelle und -geschwür nach langem Liegen), der bei alten Menschen oft während eines Krankenhausaufenthaltes auftritt; es muß also eine Dekubitusprophylaxe durch Lagerungsveränderungen und vorbeugende Hautpflege erfolgen. Schließlich sei auf die besondere *Suizidalität* älterer Menschen hingewiesen. Vereinsamung, Kontaktlosigkeit, Verlust der Bezugspersonen, Einengung des Lebensraumes können zwei Fluchtbewegungen auslösen: in die Krankheit (somatisch oder psychisch) und in den Tod (Selbstmord, Tötungsverlangen, psychogener Tod). Selbstmordhinweise sind ja bei alten Menschen radikaler auf den Tod als auf die Hilfe gerichtet und müssen besonders ernst genommen werden. Deshalb müssen Altersdepression, Vereinsamung, chronische und unheilbare Krankheiten, frühere Selbstmordversuche u. a. viel Aufmerksamkeit verlangen: Gespräche, Konfliktentschärfung, Wertschätzung, Aggressionshemmung, Ermutigung zu neuen Lebenszielen, klientenzentrierte Gesprächsführung u. a.

6. Verlust und Trennung

Ergänzend zu unseren Differenzierungen im Wahrnehmungs- und Hilfeprozeß bezüglich des Sterbens müssen wir verstehen lernen, daß sich die Verarbeitung des Sterbenmüssens bei den Patienten nicht nur in ihrem Inneren abspielt, sondern eine Dimension des **Abschieds** hat, die näher durchdacht werden muß. Abschied hat etwas mit »scheiden« und »schneiden« zu tun; es gerät etwas, was vorher eng verbunden war, auseinander. Nahezu untrennbar sind wir in unserem Menschsein mit dem Leben verbunden; ohne unser Leben können wir nicht sein, weil wir uns tot nicht mehr denken können.

Wir müssen unterscheiden lernen: zwischen dem einen Leid, das uns zu einem personalen Leben hilft, und den Schmerzen, den Leiden, die uns am Leben hemmen; zwischen der Einsamkeit, die wir wollen, und der Vereinsamung, die man uns zufügt, indem man uns aufgibt; zwischen der einen Angst, die uns zurichtet für die Begegnung mit dem Wesensgrund allen Lebens und mit Gott, mit den Objekten unserer Ehr-Furcht; zwischen der Anfechtung, durch die wir uns ganz in die Vertrauens-Hand eines anderen begeben können, und der Verunsicherung, die uns immer nur nach neuen Sicherheiten suchen läßt (vgl. dazu auch Kap. C.5.3). In ähnlicher Weise müssen wir unterscheiden zwischen einer **Trennung**, die wir vollziehen können, und den **Verlusten**, die uns getroffen haben.

Leid, Furcht und »Abschied« gibt es im Grunde nur in der Einzahl; auch der eigentliche Abschied ist unzählbar. Trotzdem verlieren wir viele Menschen und Dinge auf dem Weg zu unserem eigenen Sterben; und jedesmal geht es wie ein »Stich durch unser Herz«. *Verluste* können zur Bedrohung der seelischen Gesundheit des Menschen werden und zu Trauerreaktionen führen, die kaum zu bewältigen sind (vgl. Kap. E.7.); sie können sogar in körperliche Erkrankungen, in Apathie und eruptive Abwehr münden. Das liegt daran, daß ihre Verursacher außerhalb von uns angesiedelt sind, denen wir uns ohnmächtig ausgeliefert fühlen. Wenn uns z. B. Gliedmaßen oder Organe genommen werden müssen, so ist es gerade dieser Zwang, der den Abschied unmöglich macht.

Bezüglich unseres Lebens spüren wir, daß es da eine andere Dimension geben muß: wenn wir das Leben verlieren, plötzlich und ohne Vorbereitung, im Krieg oder durch einen Unfall, sehen wir keine Chance, dies als einen »schmerzlichen Verlust« zu erleben; wenn wir jedoch ein allmähliches Verschwinden der »vitalen Funktionen« spüren, ein Schwächerwerden, ein »Absterben«, dann macht uns dies Angst, weil wir uns dem Vorgang ausgeliefert fühlen. Es ist eben ein Unterschied, ob wir im Sterben das Leben verlieren oder uns vom Leben (und allem, was dazu gehört) trennen. *Trennung* ist nämlich lernbar, ist Arbeit und damit Leben; vielleicht bereiten Trennungen den letzten, entscheidenden Lernprozeß des Sterbens vor. Deshalb ist es so wichtig, daß den Bewohnern von Heimen und den Schwerkranken in den Kliniken so wenig Verluste wie möglich angetan werden: Bilder, Möbel, eigene Wohnung, geliebte Tiere, bis hin zur eigenen Zahnbürste und zum namentlich gekennzeichneten Waschlappen.

Einige Trennungen sind allerdings unumgänglich; aber gerade diese müßten mit Behutsamkeit und Zartgefühl begleitet werden, denn sie sind Vorerfahrungen des Lebensabschieds. Jeder Eingriff in den menschlichen Körper, jede Organentnahme muß psychisch verarbeitet werden können; dem Menschen sollte erlaubt werden, das Organ, die Geschwulst usw. zu sehen, sich davon zu »trennen«. Zu selbstverständliche Beraubungen könnten den Tatbestand psychosozialen Diebstahls erfüllen. Das gilt vor allem für den Verlust / die Trennung von menschlichen Partnern, zu denen auch die tote Leibesfrucht gehören kann.

Partnerverlust tritt ein, wenn der andere Mensch plötzlich, unvorbereitet nicht mehr da ist, nicht wiederkommt, von mir nichts mehr wissen will; dieses Ereignis beendet Leben in mir, es tötet mich ab. Die *Partnertrennung* dagegen – vorübergehend oder dauernd – kann zum Impuls oder Beginn eines neuen, neuartigen Lebens werden. Wir sprechen miteinander, was es bedeuten könnte, ohne den anderen sein zu müssen; wir entdecken die Lücke, die sein Fehlen hinterläßt; vom Partner kommt mir Hilfe für mein Leben im Anschluß an die Trennung bevor die Trennung Wirklichkeit wird. Das aber läßt die Möglichkeit einer *Umwandlung* aufleuchten. Wenn es dem sterbenden Menschen gelingen würde, den Verlust seines Lebens zur Trennung werden zu lassen, so als wäre das Leben ein solcher Partner, dann könnte Sterben tatsächlich zu einer lebendigen Angelegenheit werden.

Gelänge es, die Leiden des Verlustes von Beruf, Familie, Partner, Wohnung und schließlich »Leben« in leidvolle Trennung zu verwandeln, welche der Mensch vollziehen könnte, so erwüchse aus dem Sterben ein »Lebensimpuls«. Eine dem Sterben vorauseilende Trennung von der Welt, den Menschen, dem Leben, welche der Sterbende mit diesen hat durch-leben dürfen, bleibt für sie und für ihn ein Leid, aber es ist eben nicht destruktiv, vernichtend innerhalb des sozialen Organismus. Die Dichter drückten es so aus: Liebe ist Loslassen-Können; die Trennung ist der Liebe Leid. »Das geht mir vor jeder Reise so«, sagte ein 16jähriger junger Mann; »erst plane ich die andren Orte, das Wegsein richtig durch und freue mich dabei; der Abschied dann ist immer sehr schlimm; bin ich erst mal weg, kann ich beruhigt wieder an zuhause denken.«

Der Verlust ist aus der Sicht dessen, der da geht, oftmals eine sehr gleichgültige Angelegenheit; »Verlust« kommt sprachlich von »lassen«, »lässig«, »lasch«. Die Haltung eines Sterbenden ist davon doch wesentlich unterschieden; das Bedrückende der Unausweichlichkeit des Sterbens wird dadurch überwunden, daß er aus der Ohnmacht in die Tatherrschaft kommt. Nichts macht diesen Prozeß deutlicher als die Geschichte des Sterbe-Trost-Liedes »Oh Welt (Innsbruck), ich muß dich lassen«, dessen Melodie eigen-mächtig mit weniger »lassenden« Texten unterlegt wurde: »Nun ruhen alle Wälder« (Paul Gerhardt); »In allen meinen Taten« (Paul Fleming u. a.

7. Bewußtseinsebenen des Sterbenden

Was der sterbende Mensch und wie er es erlebt, bleibt größtenteils für uns verborgen; und deshalb neigen wir dazu, von uns aus ein *Verstehen* zu versuchen. Dabei bleiben wir in den kognitiven, rationalen, den Verstandes-Prozessen hängen; für uns ist Verstehen etwas, das mit verstandesmäßigem Bewußtsein zusammenhängt. Aber der Verstand schlägt uns oft bezüglich des Bewußtseins ein Schnippchen; er setzt gerade dann aus, wenn wir uns »bewußt« werden, daß wir uns »verstehen«. Im Alten Testament heißt es vom »Adam«, nachdem er seiner »Eva« zugeführt wurde: »Er *erkannte* sie; sie ward schwanger und gebar.« Vom Erkanntwerden im herkömmlichen Sinne ist noch niemand schwanger geworden; es muß sich also um einen anderen Erkenntniszusammenhang handeln, wenn das wechselseitige Verstehen bis zur Schwangerschaft durchdringen kann.

Zunächst müssen wir Bewußtsein als einen *sozialen Zusammenhang* begreifen; es ist nämlich durchaus ein Unterschied für das Bewußtsein, ob es auf einer Leugnung, einem Nicht-Verstehen oder auf sozial getragenem Wissen beruht. Deshalb wurde unterschieden (B. G. GLASER u. A. STRAUSS) zwischen »geschlossener Bewußtheit« (ein Nicht-Erkennen des nahenden Todes durch den Patienten), »mißtrauischer Bewußtheit« (Vermutung mit wechselnder Gewißheit, daß die Umgebung annimmt, daß der Patient stirbt), »gegenseitiger Täuschung« (Patient und Umgebung wissen, daß der Patient stirbt, aber beide tun so, als wüßten sie nichts) und »offener Bewußtheit« (beide wissen und anerkennen einander den bevorstehenden Tod des Patienten). Wenn wir unsere Unterscheidung aus dem vorangegangenen Kapitel anwenden, so kann allein die offene Bewußtheit zur Trennung führen; alle anderen Vorformen stürzen die Beteiligten in Verlusterfahrungen beim eintretenden Tod. Geschlossenheit, Mißtrauen und Täuschung können keinen Beitrag zur Sterbensbewältigung liefern. Der soziale Zusammenhang des Sterbenden ist nicht selten hinderlich, weil widersprüchlich; befragt äußern sich alle Helfer (Ärzte, Pfleger etc.) positiv zur offenen Bewußtheit, wissen sich aber praktisch besonders hoch belastet, wenn Patienten offen ihr bevorstehendes Sterben bejammern. Solche Widersprüche verändern dann die Innenwelt des Menschen bis hin zu pathologischen, d. h. *kranken Formen* der Auseinandersetzung. Wie in anderen Fällen ist es aber auch hier außerordentlich schwer, »gesunde« von »kranken« Formen zu unterscheiden. Als angemessen kann sicher die »adäquate Bemeisterung der Lebensumstände« und das vorhandene Interesse an einer persönlichen inneren Entwicklung angesehen werden; Menschen »erkranken« seelisch in dem Maße, wie sie diese Lebensziele aus dem Auge verlieren.

Insofern läßt sich sagen, daß es für Sterbende drei Ebenen gibt, auf denen sich ihre *Einstellungen zum eigenen Sterben* bilden, eine *fremdgeleitete*, die vom Krankenhausmilieu, von den Behandlungsmethoden und den Apparaturen usw. bestimmt wird, eine *eigengeleitete*, in welcher sich das bewußte Subjekt ausdrückt, unbeeinflußt und selbständig, und eine *innengeleitete* die sich in den verinnerlichten Normen, Symbolen, Bildern und Sehnsüchten aus Religion und Weltanschauung bildet. Was sich im Sterben eines Menschen tatsächlich abspielt, läßt sich nicht definieren, weder in der Form der Lebensbilanz (Kurzfilm des ganzen Lebens in Sekundenschnelle) noch der »Endentscheidung« (vollpersonaler Akt der Entscheidung für oder gegen Gott) noch auch in anderer Form.

Denn in den bisherigen Überlegungen spielte eben doch das kognitive, verstandesmäßige Element eine führende Rolle. Dieses ist jedoch allenfalls in der ersten Phase des eigentlichen Sterbens, dem deutlich erkennbaren Schlechter-Werden des körperlichen Allgemeinzustandes zu erkennen; wenn jedoch die vitalen Abwehrkräfte zusammenbrechen, dann erlahmt zumeist der rationale, innere Antrieb, Schlaf, Ruhe und Reizarmut werden gesucht, und die Aufnahmefähigkeit, das Denken und die zeitliche Orientierung schwinden. Mit diesem Zustand wird oftmals die *Bewußtlosigkeit* gleichgesetzt; das Bewußtsein scheint auszusetzen, und es ist jede Aktivität beendet.

Aber das ist wohl doch nur ein vorläufiger Eindruck. Wir behelfen uns mit einer Konstruktion aus dem Leben, der Beobachtung nämlich, daß es offenbar mehrere »Bewußtseine« gibt, welche wir der Einfachheit halber *Haupt-, Unter- und Nebenbewußtsein* nennen wollen. Hauptbewußtsein ist die mehr oder weniger klare Wahrnehmung von Realität (vor allem im Wachzustand); Unterbewußtsein ist erkennbar an den intelligenten Äußerungen, deren verstandesmäßige Zusammenhänge und Herkünfte ausgeschlossen scheinen (z. B. bei Visionen und seelischen Automatismen); das Nebenbewußtsein wird sichtbar an den rational und intelligent erscheinenden Reaktionen der Sinne und des Körpers. Solche Bewußtseinsströme sind streng vom *Unbewußten* zu unterscheiden, das als ein seelischer Vorgang verstanden wird, der unbemerkt das bewußte Erleben begleitet und beeinflußt (Triebtendenzen, Suggestionen, unterschwellige Erfahrungswerte).

Das Bewußtsein hat immer etwas mit der Ich-Existenz des Menschen zu tun; deshalb fließen aus ihm auch besonders persönliche Impulse im sozialen Zusammenhang. Sie aber deshalb ganz an die intakte Gehirnfunktion anzubinden, dürfte seinen verschiedenen Ebenen nicht gerecht

werden. Bei Eintreten des sogn. Gehirntodes ist der Mensch keineswegs »bewußtlos«; unsere Bezeichnung »*Bewußtlosigkeit*« bezieht sich einzig auf das mit dem Gehirn eng verbundene Hauptbewußtsein. Innere, intelligente, stimmige, angemessene, personale, ich-hafte u. a. Prozesse bleiben jedoch nicht nur möglich, sondern auch mit Sicherheit wirksam. Ein komatöser Patient auf der Intensivstation »erlebt« vollinhaltlich das Kommen seiner Angehörigen, die Sorge des Personals, die auf ihn gerichtete Liebe; allerdings auch jene, die im Raum selbst nicht vorhanden ist.

Wegen des Fehlens der rationalen Einsicht in Ursache-Wirkungs-Zusammenhänge ist das Nebenbewußtsein frei von Angst und nahezu ausschließlich positiv besetzt (Harmonie, Freude, Glück); die Todesnähe-Erfahrungen (near-death-experiences) zeugen von dieser Bewußtseinsebene und davon, daß mit ihnen auch dann noch »gerechnet« werden sollte, wenn das Hauptbewußtsein taub und blind geworden ist. Hierfür wurden Parallelen im *Orgasmus* gefunden, bei dem es ebenfalls bis zum totalen Verlust der Sinneswahrnehmung und zu sekundenlanger »Bewußtlosigkeit« kommen kann. Nach Eintritt der Bewußtlosigkeit des Hauptbewußtseins im Sterben müssen wir mit einer besonderen Wachheit des Unter- und Neben-Bewußtseins rechnen; das eine ruft Visionen und Bilder aus unserer religiösen und emotionalen Welt wach ohne direkten Zusammenhang mit der Sinneswelt; das andere öffnet und schärft unsere Sinne, so daß wir erfahren könnten, was im Leben dem Hauptbewußtsein verschlossen bliebe. Dies ist ein möglicher Schlüssel zur Erklärung der vielfältigen Bewußtseinserfahrungen, die in den letzten Jahren mit dem Sterben gesammelt wurden. Vielleicht ist es allerdings doch ein Schritt zu weit, aus all dem die Folgerung zu ziehen, sterben sei eine Form der *Ekstase*, das »Außer-Sich-Geratens«, sei angstfrei usw. Trotzdem sollte der Schluß gezogen werden, daß der Mensch gerade im komatösen Zustand zu »Erfahrungen« disponiert ist, die uns Helfern verschlossen sein müssen.

Jedenfalls können wir davon ausgehen, daß sich das *Todeskonzept* der Gesunden nicht mit dem der Sterbenden deckt. Denn nur wenige Gesunde neigen z. B. zur Vorstellung vom Tod als »Erlösung«; bei ihnen überwiegt die Vorstellung vom »Ende des Lebens« ohne emotionalen Wert, vom »Schicksal«, dem wir hilflos ausgeliefert sind, oder vom »grausamen Tod«. Entweder neigt sich das Todeskonzept des Sterbenden dem der »Erlösung« zu oder es entwickelt neue, uns unerreichbare Elemente. Im Übergang vom Leben zum Tod erfolgt zumindest eine Veränderung des Bewußtseinszustandes und ein Verlassen der im Leben dominanten Bewußtseinsebenen. Der Sterbende verarmt nicht im Vergleich zu seinem Helfer, sondern wird verändert, vielleicht sogar bereichert.

Philosophisch gesprochen könnte gesagt werden, daß wir Helfer eigentlich noch nicht im Bewußt-*Sein* leben, sondern im Bewußt-*Haben*. Wir betrachten unsere Erkenntnisse, Erfahrungen, Wahrnehmungen usw. als Besitz und als Verdienst. Erst das volle Bewußt-Sein könnte uns ver-führen, geschenkweise zu sterben.

8. »Sinnlichkeit« des Sterbens

Oftmals wird mit dem Sterben das »Schwinden der Sinne« gleichgesetzt; andererseits aber konnten wir feststellen, daß der sterbende Mensch dem sinnlich im höchsten Maße beanspruchten Menschen während der Beziehung des Orgasmus vielfach ähnelt. Da scheint ein Widerspruch zu bestehen: Was geschieht tatsächlich auf sinnlicher Ebene im Sterben? Lassen die Sinneswahrnehmungen nach, oder werden sie besonders scharf, oder werden gar neue Sinne wach? Selbstverständlich lassen sich dazu nur unter größten Schwierigkeiten nachprüfbare Untersuchungen machen. Und doch lassen die vorliegenden Untersuchungen bereits wichtige Schlüsse zu: Das Sterben ist ein durchaus sinnlicher Vorgang.

Wieder gibt uns unsere deutsche Sprache einen wichtigen Hinweis, da sie Erfahrungen verborgen hält, welche die Menschen bereits in der Vorzeit gemacht haben: die Worte »Sinn« und »sinnen« sind sprachverwandt mit »senden«; in beiden Sprachgebilden geht es darum, daß etwas oder jemand »eine Richtung nimmt, geht, reist, fährt«, also einen Weg begeht. Mit Hilfe unserer bekannten Sinne gehen wir immer wieder auf die Reise aus uns heraus. Vor allem durch die fünf Sinne, Gesicht (Augen), Gehör (Ohren), Geruch (Nase), Geschmack (Zunge) und Gefühl (Haut) gelangen die Gedanken aus uns heraus. Die Objekte, die Ziele dieser Reise aber liegen außerhalb von uns.

Die genannten fünf Sinne scheinen also eine Art doppelter Trichter zu sein, nach Innen und Außen weit geöffnet, aber in ihrer Mitte ganz eng. Was geschieht nun im Sterben mit diesem Trichter? Wird die Mitte so eng, daß nichts mehr hindurch kann, oder ist der äußere Trichter verstopft, oder der innere? Oder richtet sich der äußere Trichter vielleicht zunehmend nach innen, der innere nach außen, so daß so etwas wie Gedanken und Wahrnehmungs-Wirbel entstehen? – Wir wissen es nicht. Aber wir beobachten große *Verän-*

derungen: Einige Menschen werden ganz »dumpf«, so als hätten sie ihre Sinne abgeschaltet; andere nehmen plötzlich Ereignisse und Bilder auf, welche den Umstehenden verschlossen sind; wieder andere geben zu erkennen, daß ihnen andere Sinnesorgane wichtiger geworden sind als vor dem Sterben.

Von den fünf Sinnen sind vier am menschlichen Kopf angesiedelt, also dort, wo das Gehirn und der Intellekt am nächsten sind. Aber wer genau hinsieht, kann beobachten, daß gerade diese Sinne, Gesicht, Gehör, Geruch, Geschmack, eher den Eindruck machen, sie würden bei Sterbenden weniger in ihrem ursprünglichen Zweck funktionieren, als die Sinne des Körpers, der Tastsinn, das Gefühl der Haut. Nicht selten scheint das Schmerzempfinden z. B. sekundär zu werden, weil die Körperteile nun eine andere Funktion übernehmen; sie sind ein neues Organ. Das Neue, das Ganz-Andere, das Außergewöhnliche des Sterbens fordert auch die *Verwandlung der Sinne* ein: das Gesicht (weniger die Augen) nimmt halluzinatorische Bilder und Farben wahr; das Gehör (weniger die Ohren) wird empfänglich für den Klang und die Harmonie, auch wenn Worte und Töne dabei keine Rolle mehr spielen; vermutlich sind auch Geruch und Geschmack an dieser Wandlung beteiligt, obwohl wir dies weniger nachweisen können.

Und dann gibt es da noch weitere Sinne, die uns im Leben kaum eine Rolle gespielt haben bzw. deren Rolle uns weniger bewußt war: der *Raum-Sinn,* an dem das Gesicht und das Innen-Ohr einen wesentlichen Anteil haben; der *Temperatur-Sinn,* durch welchen wir Kälte und Wärme erfahren; der *Zeit-Sinn,* der uns ein Verhältnis zu Vergangenheit und Zukunft im Augenblick verschafft; der *Schwere-Sinn,* mit dem wir unsere irdische Gebundenheit und den Widerstand dessen, was uns trägt, erleben; der *Gemeinschafts-Sinn,* durch den wir zum sozialen Wesen werden; der *Ich-Sinn,* das ganz Innen-Sein, Nach-Innen-Schauen- und -Lauschen-Können, wodurch wir erfahren, wer wir sind.

Alle Veränderungen im Raum werden von Sterbenden wahrgenommen, auch dann, wenn Auge und Ohr »erloschen« scheinen; die menschliche Wärme bzw. Kälte wird plötzlich sinnlich erfahrbar; der sterbende Mensch wächst zeitlich über sich hinaus; er fühlt sich leicht und ohne Widerstand; er schafft Gemeinschaft auch dort, wo diese bereits zerbrochen schien; und das Ich sprengt die Bindungen. Das aber hat Konsequenzen für unser Handeln im Sterbebeistand: Die Begrenztheit unserer eigenen Sinne stellt uns Stolpersteine in den Weg; wir müßten sie brechen, die Hindernisse überwinden. Wichtigste Voraussetzung dafür ist es, davon auszugehen, daß der Sterbende keineswegs »seiner Sinne beraubt« ist, sondern gerade in den letzten Minuten *verändert wach* geworden ist. Die Nicht-Sprachlichen Mittel unseres Umgangs mit ihm werden immer wichtiger (vgl. die Kap. E.3.–5.). Wir müssen unsere Phantasie beanspruchen, damit sich unsere »Sinnlichkeit« der Sinnlichkeit des Sterbenden ein wenig annähert. – Diese Feststellungen und die damit verbundenen Aufforderungen gelten übrigens nicht nur für das Langzeit-Sterben in der Intensivstation und dem Pflegeheim, sondern (allerdings noch feiner und »zärtlicher«) sogar bei Unfallopfern, Kriegstoten und anderen plötzlich Sterbenden/Verstorbenen.

Diese Bemerkung sprengt nochmals die Auseinandersetzung mit der »Sinnlichkeit« des Sterbens; denn sie könnte mißverstanden werden, als sei das Sterben die intensivste und vielleicht sogar die schönste Erfahrung des Lebens. Aber gerade hier wird die Doppeldeutigkeit unserer ganzen Arbeit wieder deutlich: die *Sinne,* das sind eben die Erfahrungsweisen der Lebewesen von der Umwelt und die Zuführung der dortigen Reize zu den Sinneszentren des Gehirns; aber vom *Sinn* eines Vorgangs, einer Erfahrung, vom geistigen Gehalt (Zweck, Wert, Bedeutung) all dessen gibt es keine Mehrzahl. Also kann dem Sterben eben über die beteiligten Sinne kein Sinn zugeführt werden. Die Vielfalt des Erlebens, die Veränderungen und die vielleicht sogar verborgene Schönheit geben keine Auskunft über den Sinn des Sterbens. Der Unfall, der Kriegsmord, die fahrlässige Tötung vieler Menschen durch den Mißbrauch der Technik usw. bleiben »sinnlos« auch dann, wenn die Opfer im Sterben noch für sich kostbare Erfahrungen haben machen können. Die Möglichkeit eines »psychogenen Selbstmords« (der Mensch gibt sich seelisch den Tod, ohne daß er sich äußerlich »etwas antut«) kann ja auch nicht als Sinnvermittlung für ein Sterben im Konzentrationslager vor der Gaskammer verwendet werden.

R. M. RILKE schildert in seiner Erzählung vom »Totengräber« (1903), wie ein Mann beim Sterben seiner Frau erfährt, daß es da gewissermaßen zwei Leben gegeben hat, das eine sinnlich wahrnehmbare, und das andere, das sich seinem »Zugriff« entzog. Das eine Leben »schien ganz in ihr Gesicht eingetreten und hatte sich dort versammelt ... Und der Tod kam und riß es ab mit einem Griff ... Ihre Augen standen offen und gingen immer wieder auf, wenn man sie schloß ... Und der Mann holte zwei späte Rosenknospen und legte sie auf die Lider als Last.« Nun beobachtet dieser Mann, daß sich das andere Leben, das sinn-stiftende Leben, das mit den Augen nicht mehr zu tun hatte, in dem verstorbenen Körper regt, »dieses heiligste Leben, dessen Vertrauter er nicht geworden war«. »Der Tod hatte sich täuschen lassen von dem Vielen, das in ihre Züge getreten war ... Das andere Leben war noch in ihr. Und der Mann ... empfand eine unsagbare Sehnsucht, dieses Leben, welches dem Tod entgangen war, zu

besitzen. War er nicht der einzige, der es empfangen durfte, der Erbe ihrer Blumen und Bücher und der sanften Gewänder, welche nicht aufhörten, nach ihrem Leibe zu duften?« Und er wird beschenkt durch das Aufgehen der Rosenknospen, mit deren Erblühen er dieses andere Leben in Empfang nehmen darf. (Vgl. F. REST, Den Sterbenden beistehen. Heidelberg – Wiesbaden 1986, 11–13).

Zur Sinnlichkeit des Sterbens gehört also, daß es im Blick auf das gelingende Leben zwar so etwas wie *Sinnlosigkeit*, gibt, daß es aber auf der Ebene der personalen Existenz für jedes Sterben eine *Sinnfindung* geben kann. An dieser Sinnfindung haben die »Sinne« allerdings nur noch einen sehr peripheren Anteil; im »Verlust der Sinne« kann also durchaus auch ein *Sinnverlust* gesehen werden. Es ist also Aufgabe jedes Helfers und Beistandes, im Verlauf der sinnlichen Veränderungen beim Sterben eines Menschen wachsam zu sein für die sinnstiftenden Dimensionen dieses Vorgangs. Es ist auch Aufgabe des Helfers, mitzuwirken bei einer Sinnvermittlung und *Sinnvergewisserung* für den Sterbenden selbst und für seine Umgebung. Er tut dies in seinem Verhalten durch Aufmerksammachen auf Veränderungen, Zurückhaltung von vorschnellen Interpretationen und »Diagnosen«; durch verfeinerte Formen des Einsatzes von Sprache, Musik, Stille, Raumgestaltung und Zärtlichkeit.

Ein Wort sei noch gesagt zu den *Sinnestäuschungen*. Wir messen sie oft an unserer Vorstellung von Realität; alles, was im Gegensatz zu dieser Realität zu stehen scheint, möchten wir als Täuschung bezeichnen. Aber welches ist die tatsächliche und nicht nur die vorgestellte Realität bezüglich des Sterbens? Wenn die Realität des Sterbens sich gerade dadurch auszeichnet, daß sie sich der sinnlichen Wahrnehmung im engeren Verständnis entzieht, so gibt es für den Sterbenden offenbar keine Sinnestäuschungen. Selbst

Halluzinationen, Imaginationen u. a. sind sinnvoll auf einer anderen Dimension von Realität (vgl. die Ausführungen über die Wahrheit in Kap. B.2.2). Der Tod, der sich uns Lebenden nur als etwas Abstraktes, also Unsinnliches darstellt, erhält für den Sterbenden zunehmend eine sinnliche Größe; also kann er auch keine Täuschung sein; er ist ebenso real wie das Sterben.

9. Vom Ablauf des Sterbens

Die meisten Menschen sind im Sterben sehr ruhig; wenn die unmittelbare sinnliche Empfindlichkeit nachzulassen scheint, werden häufig Auge und Ohr besonders scharf; dies ist dann ein dringlicher Appell an die Umgebung. Die letzten Gedanken gelten oftmals nur noch den anderen; der Mensch klammert sich an einen Freund. Insofern hat das Sterben in seinem Verlauf eine äußere und eine innere Linie; die äußere Linie bezieht sich auf den Abschluß des gesellschaftlich-sozialen Lebens nach dem Prinzip, daß ein Organismus an sich ausführt, was er erwartet, daß die Umwelt an ihm ausgeführt sehen möchte (ein »ehrerbietiges« Sterben). Mit der inneren Linie ist der Ablauf des Sterbens in den letzten Augenblicken gemeint, wie er das Erleben und Verlöschen des Menschen prägt.

9.1 Der äußerlich beschreibbare Verlauf

Tot ist der Mensch, wenn Wiederbelebung unmöglich ist. Dies ist unwiederbringlich nach dem Eintritt des *Enthirnungszustands* (Decerebration); aber mit diesem Inividual-(Gehirn-)Tod ist der endgültige Tod des Menschen nicht identisch. Trotzdem haben wir keine anderen klaren Merkmale als die des Leibes, die uns das Ende des Sterbens signalisieren könnten. Diesem Zustand aber gehen Anzeichen voraus, die uns die Beurteilung erleichtern: Da ist der Verwesungsgeruch in der Ausatmungsluft; das veränderte Antlitz mit der hervortretenden Nase, dem halboffenen Mund, dem Ermüden der Augenlider; da ist der unwillkürliche Abgang von Urin und Kot, die Blässe der Haut, der kalte Schweiß; der Schleim kann aus dem Hals nicht mehr ausgehustet werden und verursacht rasselnde Geräusche, die Hände bewegen sich unkoordiniert; der unmittelbare Tastsinn läßt nach.

Das sind einige biologische Anzeichen; aber der äußerliche Ablauf läßt auch andere Beobachtungen zu. Es wechseln *Phasen* der Benommenheit, Klarheit und Apathie, denen Inhalte zugeordnet worden sind (E. Kübler-Ross):

– *Leugnung*: Der Mensch glaubt nicht an sein Sterben.
– *Wut und Zorn:* Der Mensch will abrechnen mit Umwelt und Vergangenheit.
– *Feilschen:* Der Mensch sucht irgendetwas einzutauschen gegen eine Verlängerung des Lebens.
– *Resignation:* Der Mensch kann sein Sterben nicht länger leugnen und äußert Verdruß.
– *Bejahung:* Der Mensch nimmt seinen Tod nicht glücklich an, sondern erfährt ihn als Ende eines langen Kampfes, mehr nicht.

Abgesehen von der notwendigen Vorsicht bei derartigen »Gesetzmäßigkeiten« einer Phasenlehre (vgl. Kap. 2.3), muß angemerkt werden, daß diese Verlaufsbeschreibung gerade nur bis vor die eigentliche Schwelle gelangt und also den Eintritt des Todes selbst nicht mehr erfaßt. Zwischen den beschreibbaren Prozessen und dem unwiederbringlichen Lebensende gibt es aber noch manches Ereignis.

Im Rückblick vom Todeseintritt über die »Phasen« hinaus gelangen wir auf eine gewisse *Vorbereitung*, die der Mensch sehr unterschiedlich gestaltet. Da ist z. B. das sehr verschiedene Ringen um den Status der Informiertheit; viele Menschen spüren den nahenden Tod, wechseln jedoch mit Zweifeln, Angst und Bereitschaft; Zuhörerschaft ist gefragt, weniger der »wissende Helfer«. Da ist das Problem der Privatdiagnosen und Privattherapien, bei denen die familiäre Umwelt gerne mitmachen möchte, weil die falsche Interpretation des veränderten Zustandes immer noch als besser betrachtet wird als überhaupt keine Interpretation. Da ist aber auch der »soziale Tod«, bei dem der Mensch vielleicht nur noch als Patient, als Träger eines beschädigten Organs, als Behandlungsobjekt betrachtet wird; viele Menschen durchleben ein sehr langes soziales Sterben bevor sie sterben.

Ein dem äußeren Verlauf des Sterbens parallel gehender Beistand muß sich auf das Wachstum des Patienten zu Selbstverständnis und Selbstannahme konzentrieren. Häufig haben sich die sozialen Bande des Sterbenden so weit gelöst, daß er die Umgebung als feindlich empfindet; unsere Aufgabe wäre also die Wiederherstellung oder der Neuaufbau einer sozialen Beziehung. Wenn wir zudem noch bereit sind, uns vom Erleben der Sterbenden überraschen zu lassen, indem sie z. B. ihre kindlichen Bilder wiederbeleben, dann unterstützen wir den sozialen Charakter des Sterbens.

Das Leben ist eine Geschichte von *Erinnerungen* (A. Metzger, Freiheit und Tod. 1972). Und im Augenblick des Sterbens, bzw. auf dem Weg dorthin verändern sich diese Erinnerungen, in denen sich ja Wesentliches immer länger hält als Unwesentliches. So überschlägt der alternde Mensch viele Ereignisse des Lebens in seinen Erinnerungen und konzentriert sich auf die Kindheit oder auf Markantes. Im Sterben nun erinnern wir vor allem das Allgemeine und Ganze, also immer weniger das Spezielle und die Teile; durch die Einzelheiten, die mit dem Menschen geschehen, scheint ihm das Allgemeine hindurch, und durch das Veränderliche das Unveränderbare. Der Ablauf des Sterbens ist also auch ein Verlauf des Lebens zum Wesentlichen hin.

Insofern müssen wir Begleiter damit rechnen, daß sich auch unsere Beziehung zum Sterbenden verändert; die vielen Kleinigkeiten werden immer wichtiger, weil sie das allgemein Bedeutsame durchschimmern lassen. Deshalb müssen alle Verabredungen genauestens eingehalten werden, die Handlungen müssen präzise sein, die Pflege sollte sich möglichst wenig wandeln, usw. Merkmale der Hilfe müssen also Erreichbarkeit ohne Verzögerung, Zuverlässigkeit, Einfühlungsvermögen und Bedürfniszentriertheit sein.

9.2 Das Innere Erleben

Aber was ereignet sich im Innern des sterbenden Menschen, wenn der Prozeß des Sterbens unausweichlich und alles andere übertönend geworden ist? Wenn wir davon ausgehen, daß dieser Mensch im Status der Schmerzkontrolle und der »Wahrheit« seines bevorstehenden Todes lebt, so können wir davon ausgehen, daß er sein Sterben ergreift und vollzieht, allerdings ohne es zugleich auch zu billigen oder sogar zu begrüßen. Der Weg durch das Ergreifen und Vollziehen ist zeitlich vielleicht sehr kurz, dafür aber personal betrachtet sehr gefüllt (Vgl. A. MAUDER, Die Kunst des Sterbens. 1973). Hierfür nun »Phasen« angeben zu wollen wäre sträflich falsch, weil sich nun etwas vollzieht, was keiner einzigen Gesetzmäßigkeit mehr folgt; und doch lassen sich verschiedene Facetten beschreiben.

Das Erleben basiert auf der *Klarheit, jetzt sterben zu müssen*. Diese bricht gewissermaßen auf, wenn eine große Reife im Wachstum der menschlichen Person abgeschlossen ist; sie läßt sich also nicht durch irgendein (ärztliches) Gespräch vermitteln, sondern wird zum Ereignis, das in das Leben plötzlich, vielleich sogar krisenhaft eindringt. Wir wissen nie, wann dieser Punkt erreicht wird; er ist an den »fruchtbaren Augenblick« gebunden, läßt sich nicht planen.

Aber nun gibt der sterbende Mensch auf diese Klarheit unterschiedlich Antwort. Z. B. Kann es zum *Widerspruch und zur Auflehnung gegen das Todesschicksal* kommen. Ein Schicksal ist es, weil keine Möglichkeit mehr entdeckt wird, ihm auszuweichen; es wird als eine Zwangssituation nur mit Widerspruch hingenommen. Ein solcher Patient wird vielleicht unerträglich für seine Umgebung; er kämpft und wehrt sich. Wir müssen mit Geduld darauf reagieren und dürfen nicht versuchen, den Patienten mit unseren Mitteln von der Auflehnung zu befreien. Oftmals aktiviert der Mensch durch seinen Widerstand nochmals unerforschte Lebenskräfte. In einem anderen Augenblick kann derselbe Patient sich großer *Selbsttäuschung* hingeben; andere Patienten tauchen ganz in diese Selbsttäuschungen ein. Plötzlich erscheint ihnen alles wieder ganz postiv; sie beginnen Pläne zu schmieden, die manchmal ganz banalen Charakter haben (Reisen, Umbaumaßnahmen, Einkäufe u. a).

In anderen Zusammenhängen taucht so etwas wie *Resignation und Weltschmerz* auf; Abschiedsszenen werden zelebriert und zugleich wird die Todesangst zentral. Der Abschied scheint nur eine Form zu sein, wie die anderen Menschen festzuhalten sind; der Mensch hat Angst, allein zu sein. Hier sind unsere Tränen ein kostbares Produkt; weinen erleichtert den Sterbenden wie seine Freunde. Diese seelischen Schmerzen verlangen nach Tröstung; aber gerade diese kann oftmals nur den Vordergrund erreichen; der Hintergrund bleibt schwer erreichbar. Manchem Menschen helfen nun Gebete und ein anderes Reden von Gott. Denn die dort aufleuchtenden Tröstungen können nicht enttäuscht werden; aber sie sind auch nicht immer und für jeden tragfähig.

Wenn die Hektik des Ringens und der Auseinandersetzung abebben, werden auch die Pausen länger als die Redezeiten. *Bereitschaft zur Annahme* kann nicht im Schwall von Worten, sondern eigentlich nur in der Stille wachsen. Oft scheint ein solcher Mensch regungs- und gefühllos; aber das ist eine Fehldeutung, denn diese Ruhe ist voller Dynamik, allerdings einer, die nicht so sehr nach Außen, sondern nach Innen drängt. Ein zur Annahme bereiter Mensch braucht das Geleit, also stetige unaufdringliche Anwesenheit, Reaktion auf Regungen, aber auch Stille zu Stille.

Oftmals werden diese Vollzugsformen begleitet durch ein plötzlich aufscheinendes *Gefühl der Schmerzfreiheit*. Wer dann noch meint, aus falscher Fürsorge weiter die verschriebenen Mittel geben zu müssen, hat nur wenig verstanden; insofern ist die Schmerzkontrolle kein Allheilmittel für den Sterbebeistand, sondern nur eine Vorbedingung. Denn im Vollzug des Sterbens ist die Schmerzfreiheit oft verbunden mit einem Schwinden aller Kräfte oder (besser ausgedrückt) mit einer Konzentration der verfügbaren Kräfte auf die Mitte. Äußerlich erkennen wir dies am Austrocknen des Mundes; deshalb begleiten wir diesen Vorgang mit einer ausreichenden Flüssigkeitszufuhr (vgl. E 2.2).

Nun verändert sich auch das *Gefühl für die Jetzt-Zeit und den Hier-Raum.* Wir bemerken diese Veränderung äußerlich nicht mehr; aber wir wissen, daß nun der Sterbende fähig ist, große Zeiträume und Entfernungen zu überwinden, also sein Leben mit dem auszufüllen, was zu seinem Abschluß hinzugehört. Ort und Zeit bleiben zwar wichtig, aber (nur) als Anlässe, damit sie ausgedehnt und überwunden werden können. Wenn sich dann der *Gesichtssinn* schließt, der Sterbende vielleicht selbst die Augenlider senkt oder der Blick erstarrt, so kann das daran liegen, daß sich das Auge nach Innen richtet oder auf Gegenstände und Personen, die den Umstehenden verborgen bleiben.

Irgendwann treten die bekannten Todeszeichen auf, die *Atmung wird schwächer, das Herz bleibt stehen.* Es hat den Anschein, als würde nur noch ausgeatmet; das kann nochmals darauf hindeuten, daß der Mensch nun ganz Innen geworden ist; er gibt nur noch, ja gibt sich, aber er nimmt nicht, oder nur noch, was in seinem Innern wirklich Platz hat. Und schließlich *schwindet das sinnliche Bewußtsein.* Dann sieht und hört der Mensch nicht mehr, aber wir müssen davon ausgehen, daß er noch »vernimmt«;

wir unterscheiden hier wieder sehr behutsam und verlangen deshalb auch Behutsamkeit bei dem, was wir tun. Wenn wir glauben, der Mensch könne nichts mehr hören, dürfen wir trotzdem nicht fahrlässige Reden in seiner Anwesenheit führen. Vielleicht hilft das Bild vom Traum, der durchaus beeinflußt wird von den äußeren Vorgängen, ohne daß konkret »gewußt« wird, was da geschehen ist. (Vgl. das Kap. 8.). Nun lösen sich auch alle Muskelspannungen; die Hand, die sich festhielt, läßt langsam los; die Anspannung im Gesicht gibt einer »Gelöstheit« Raum.

Ein Beispiel: Ein erfolgreicher Kaufmann erkrankte an Lungenkrebs. Neben aller Verneinung stellte er immer wieder Fragen danach und wußte die Tatsache auch ganz. Er betrachtete den Krebs als etwas, das alles Böse in ihm zerstören sollte – und daher wollte er auch nicht dagegen ankämpfen. Dann verlangte er immer nach Flüssigkeit aus Angst, nicht genügend urinieren zu können. In einem Gespräch gelang es, ihm verständlich zu machen, daß er wohl nur »alles Böse aus sich herauswaschen« wolle, wie er sich selbst ausdrückte; danach konnte er gelöst sterben. Am Abend vorher setzte er sich plötzlich hoch und sagte: »Das Wunder ist geschehen; alles ist jetzt Güte«.

E. Handeln und Sprechen – Verweilen und Schweigen

Die Praxis einschl. der »Technik« und Methodik des Sterbebeistandes wird in vielen Büchern als ein Kapitel abgehandelt, das auch ohne die Zusammenhänge des Buches gelesen werden kann. Das ist hier kaum der Fall; vieles wird überhaupt nicht verstanden ohne die Kapitel zur eigenen Sterblichkeit und zum Vorverständnis der Sterbenden. Da wird also nicht irgendein Maßnahmenkatalog angewandt werden können; deshalb kommen in diesem Buch auch kaum Tabellen vor. Diese sind nämlich viel zu »einleuchtend« und also anwendbar. Denn wir haben ja kein auf jedes Sterben passendes Modell, keine »Phasenlehre«, keine »Bedürfnislehre«, keine »Stadien eines Reifungsprozesses« usw. Deshalb werden die folgenden Ausführungen nicht ausdrücklich mit vorherigen verknüpft. Diesen Zusammenhang muß jeder Leser selbst herstellen.

Dabei steht jedoch niemand allein. Deshalb beginnen die folgenden Darstellungen mit Hinweisen auf das Miteinander der Helfer. Dann kommen methodische Kapitel: Zur Pflege, zum Gespräch, zur »nonverbalen Kommunikation«, zur Raum- und Zeit-Gestaltung, zur »Versorgung besonderer Gruppen« und zur Trauerarbeit. Der Kreis wird geschlossen, indem wir wieder unser Augenmerk auf das Ganze richten, auf die Fragen wie dem Beistand geholfen werden kann, und wo sein Handeln an Grenzen stößt. Ein pflegerischer Hinweis z. B. auf die Bedeutung der Mundpflege kann und darf also nicht getrennt werden von der Frage, welche Bedeutung der Mund für den Menschen überhaupt hat, wer der sterbende Mensch ist, welches Gesamtziel der Sterbebeistand mit diesem Detailhandeln verfolgt usw. Nicht die Gefahr des Erstickens ist also das Entscheidende, sondern der Mund als offenes Organ zur Welt.

1. Vom Miteinander der Begleiter

Trotz der umfangreichen Überlegungen in den vorausgegangenen Kapiteln darf der Sterbebeistand sich nicht in der Rolle eines Wissenden glauben, sondern sollte sich mit dem Sterbenden auf das *Wagnis der gemeinsamen Suche* nach dem Sinn und der rechten Prägung des Sterbens einlassen. Die Kontrolle über sein Verhalten erfolgt von zwei Seiten, durch das »therapeutische Team« aller Helfer, Professionellen und Laienhelfer einerseits und durch die »therapeutische Gemeinschaft«, die Wechselbeziehung des Sterbenden mit den gleichartigen Mitpatienten und der helfenden Umgebung. Ziel dieser doppelten Hilfe ist es, daß der Beistand sowohl seine Unverfälschtheit, seine Echtheit behält, als auch sein Verhalten an der Einfühlung und weniger an einer Bewertung des Verhaltens des Patienten ausrichtet.

1.1 Die Gemeinschaft der Helfer

Wenn eine Gruppe von Menschen an einer gemeinsamen Aufgabe arbeitet, ja einzig für diese Aufgabe zusammengekommen ist, und dabei nun nicht allein nebeneinander oder miteinander, sondern auch füreinander einsteht, nennen wir eine solche Gruppe »*Team*«. Alles, was diesen Menschen gelingt, gelingt ihnen als Team; was ihnen nicht ganz so erfolgreich verläuft, schreiben sie nicht dem Einzelnen zu, sondern erkennen auch darin die gemeinsame Verantwortung und ggf. auch Schuld. In einem Team des Sterbebeistandes kann es niemanden geben, der »das Wort führt« oder Anweisungen erteilt; hier endet also spätestens das Weisungsrecht des Arztes und der Stationsleitungen; ein solches Team kann nicht auf Weisung und Gehorchen aufbauen.

Zum Team gehören selbstverständlich die unmittelbar an der Begleitung des Sterbenden beteiligten Personen: der Arzt/die Ärzte, die Schwestern/Pfleger, die Mitarbeiter im sozialen und seelsorgerischen Dienst, aber auch das Pflegehilfspersonal (einschl. Schüler/-innen und Zivildienstleistende) und in recht unterschiedlichem Maße die Assistenz-Berufe und »Spezialisten«; letztere können eine zentrale Rolle spielen je nach ihrer Bedeutung für die besonderen Versorgungsaufgaben. Trotzdem gilt für alle diese Menschen, daß sie im Sterbebeistandsteam absolut gleichberechtigt sind; sie können allenfalls der einen oder anderen Person Vermittlungs- oder Klärungsfunktionen übertragen, damit der Patient möglichst kontinuierliche und ihm »sympathische« Kontaktpersonen hat.

Teamfähigkeit entsteht nicht aus dem Organisationstalent oder den »Führungsqualitäten«, sondern aus der Bereitschaft, sich gegenüber den persönlichen und fachlichen Kompetenzen anderer zurückzunehmen. Niemand, und schon gar nicht die »hochgradig dekorierte Koryphäe«, hat solche Fähigkeiten »gelernt«; die durch Fachkompetenzen unverdorbene Schülerin, der Zivildienstleistende, der Laienhelfer sind oftmals teamsicherer als die Stationsleiterin oder der »Professor«. Das liegt vor allem daran, daß sie unterschiedlichen Systemen angehören.

Die Fachkräfte gehören zumeist einem *künstlichen Beistandssystem* an, das jene Lücke zu schließen hat, die durch Krankheit, Gebrechen u. a. in das alltägliche Leben gerissen wurde; dieses System ist dadurch gekennzeichnet, daß Engagement durch Fachlichkeit, gefühlsmäßiges durch verstandesmäßiges Verhalten, persönliche Bindungen durch Hauptamtlichkeit ersetzt oder ergänzt wird. Dem künstlichen steht ein *natürliches Beistandssystem* gegenüber, das seine Kraft allein oder doch wesentlich aus dem menschlichen Kontakt bezieht; dem künstlichen System sind Grenzen gesetzt, die allein das natürliche System überwinden kann, weil es eine andere Qualität in die Begegnung mit dem sterbenden Menschen einbringt. Das natürliche System handelt aus Anteilnahme, nicht aus Pflicht.

Der einzelne Mensch kann den Rahmen seines Systems sprengen; und dazu gibt ihm das funktionierende Team Gelegenheit, wenn eine sinnvolle Weitergabe der nötigen fachlichen wie emotional-persönlichen Informationen gewährleistet, das jederzeitige und an jedermann/-frau richtbare Fragerecht sichergestellt und jede »wertende Reaktion« einer Kontrolle durch die Gruppe unterworfen ist. Dazu können Teamzeiten und eine gute *Team-Prozeß-Planung* hilfreich sein: Schwesternvisiten, welche gleichberechtigt neben der Arztvisite stehen; Balint-Gruppen (Fallbesprechungsseminare, in denen unter sachkundiger, externer Leitung einer Balint-Fachkraft die »Beziehungs-Strukturen und die unbewußten Komponenten im Beziehungssystem sensibel beleuchtet werden); situationsangemessene Änderung des Pflegesystems u. a.

Das traditionelle *Individualpflegesystem*, bei dem es eine klare Verantwortungszuteilung zu einer Pflegeperson gibt, in deren Handeln sich niemand (auch keine Leitung) einmischen darf, ist das von vielen Patienten gerade für die stille Zeit des Sterbens gewünschte Form der Beziehung; sie entspricht am meisten dem Pflegeverhältnis von Mutter und Kind, das den Menschen angesichts des Sterbens in die unbewußte Erinnerung gerät. Nur in wenigen Bereichen (akute Intensivpflege, Dialyse u. a.) kann das *funktionelle Pflegesystem* beim Sterbebeistand hilfreich sein; denn hier ist die persönliche Kontaktpflege zum Patienten nachrangig der Behandlung. Der Patient hat niemanden, der für die vielen kleinen Veränderungen verantwortlich ist, und von dem er annehmen kann, daß ihm seine Bedürfnisse wichtiger sind als der »Erfolg«. Insofern müßte auch in den funktionell sensiblen Bereichen immer wieder darüber nachgedacht werden, ob sich das System ändern muß; dies ist eine wesentliche Aufgabe des Teams. In diesem Sinne funktioniert sehr oft das *Zimmerpflegesystem*, bei dem Grund- und Behandlungspflege auf eine Schwester und deren Helfer/-innen konzentriert sind, jedoch diese von übergeordneten Verwaltungs- und Planungsaufgaben entlastet sind. Die Entlastung sollte vielleicht weniger durch Leitungen als durch das Team erfolgen. So ist auf jeden Fall die Ansprechperson für den Patienten gesichert. In ähnlicher Weise arbeitet das *Gruppenpflegesystem*, bei dem ein Mehrpersonenteam als Koordinationssystem auftritt, jedoch aus dieser Gruppe vom Patienten ein »Freund« (vgl. Kap. D.1.) gewählt werden kann, dem sich die Gruppe als Zuarbeitende versteht; dann ist die Ansprechperson eher nach persönlichen Kriterien zu wählen, ohne daß damit ein

Verlust an Fachlichkeit befürchtet werden müßte. Das System aber sollte sich immer abwandeln lassen, je nach Erfordernis einer bestimmten Situation.

Mit diesen Überlegungen soll gesichert werden, daß sich das Sterbegeleit möglichst nicht auf eine Helferperson konzentriert. Denn es geht ja um einen sehr komplexen Vorgang, bei dem medizinisch-biologische, psychische, soziale, ökologische, spirituell-religiöse, musische und viele andere Dimensionen Berücksichtigung finden sollten; ein Einzelner ist davon überfordert, aber auch eine bloße Addition von teilkompetenten Menschen (Arzt, Schwester, Seelsorger etc.). Es muß die Gelegenheit bestehen und wahrgenommen werden, sich auf Ergänzungsangebote aufmerksam zu machen und diese Ergänzung auch zu erhalten. Deshalb gehört ja auch das natürliche Beistandssystem der Laien oder »nur Menschen/ Mitmenschen« unbedingt in die Team-Überlegungen hinein.

Vor allem aber erliegt das Team nicht so schnell dem *Perfektionsdruck*; im Team ist es eher erlaubt, in der Weise begleitender Mitmensch zu sein, daß auch Fehler gemacht werden und der eigenen Hilfebedürftigkeit Ausdruck verliehen wird. Das Team muß Schwächen gestatten; im Team kann auch gemeinsam geweint und gelacht werden – wer allein weinen und lachen muß, könnte darin steckenbleiben. Gleichberechtigung im Team bedeutet ja auch gemeinsame Verantwortung, gemeinsame Freude, gemeinsames Gelingen, gemeinsame Schuld. Damit das Team diesem hohen Anspruch näher kommen kann, fordern viele gerade für den Sterbebeistand *Supervision* (reflektive Auseinandersetzung mit der eigenen Person und den wirksamen Anmutungen im Handeln zusammen mit einem geschulten Außenstehenden).

146

1.2 Die Gemeinschaft der Sterbenden

Die Überschrift zu diesem Unterkapitel könnte befremdlich wirken. Aber es klingt nochmals an, was dies ganze Buch durchzieht, daß der Sterbebeistand sich selbst als sterbend erkennen soll und damit in die Gemeinschaft mit dem Patienten begibt. So entsteht dann ein »Team« aus Gesunden und Sterbenden; in einigen Einrichtungen sind ja sogar mehrere Sterbende zusammen, helfen sich gegenseitig und ihren Helfern. Die Stützung, die den Begleitern seitens der sterbenden Menschen zuteil wird, ist wohl die wichtigste. Aber dazu muß diese Gemeinschaft im Status der Offenheit und des Zutrauens leben.

Die Gemeinschaft ist nicht ungefährdet, da sie immer um *Gegenseitigkeit, Parallelität*, Verständnis usw. bemüht sein muß. Das aber ist sehr schwierig, da die Partner nur selten wirklich auf der gleichen Ebene leben. Aber nur Gleiches, nicht Konträres kann hilfreich sein. Den Aktionen folgender Art entsprechen Reaktionen gleicher Art; wird die Ebene verlassen, treten Schwierigkeiten auf und die Gemeinschaft zerbricht:

– »ich brauche dich«	– »ich bin für dich da«
– »ich verstehe etwas nicht«	– »ich erkläre es dir«
– »ich kann dir helfen«	–»ich danke dir«

Dem Hilfbedürftigen, Kindlichen entspricht also das Hilfeangebot, die Anwesenheit; dem Informationsersuchen des Wissensbegehrlichen entspricht der sachlich erklärende Beistand; dem Hilfeangebot des Patienten entspricht die Dankbarkeit des Helfers. Dem kindlichen Hilferuf sollte die Umgebung nicht mit sachlichen Erklärungen oder mit Dankbarkeit begegnen nach dem Motto: »Wie freue ich mich, daß ich für dich da sein darf«. Die sachliche Frage darf nicht mit beruhigender Zuwendung beantwortet werden.

Aber es ist keineswegs immer leicht, herauszuhören, auf welcher Ebene sich der Patient mir zuwendet; und das Gesetz der Parallelität ist auf andere Problemfelder überhaupt nicht anwendbar. So ist z. B. die Gemeinschaft geprägt von der jeweiligen *Informiertheitskonstellation* nach den Stufen: »ich weiß nichts«; »ich vermute«; »ich glaube einfach nicht, was man mir sagt«; »ich weiß sicher«. Zumal die jeweilige Informiertheit ja nur selten offen ausgesprochen wird, darf das Nichtwissen wohl nicht mit gespieltem Nichtwissen, die Täuschung nicht mit einem Komplott der Täuscher usw. beantwortet werden. Die Gemeinschaft kann sich nur als »auf dem Weg« verstehen; und das heißt, sie muß den gefährlichen Gleichklang vermeiden, also den Gleichklang der Offenheit und des Wissens anstreben (vgl. Kap. B.2. und die Ausführungen zur Gesprächsführung in Kap. E.3.).

Es gibt gewissermaßen zwei Tendenzen in den Krankenhäusern, die der Entstehung einer »Gemeinschaft der Sterbenden« entgegenwirken: die Tendenz, den sterbenden Menschen vom Alltag und normalen gesellschaftlichen Leben zu isolieren; die Tendenz, ihn in eine Rolle zu zwingen und dort zu halten, wo er abhängig und unmündig erscheint, so daß das Personal ihn managen kann. Also baut die Gemeinschaft darauf auf, daß ihre Mitglieder leben und zwar eigenverantwortlich, selbständig, »normal«. – Ich konnte zu Beginn meiner eigenen pflegerischen Erfahrungen erleben, wie mir alles mißlang, ich einen Fehler nach dem andern machte; jedes Mal ergriff »meine erste Patientin«, was sie gerade von mir erwischen konnte, führte meine Hand, wiegte freundlich mißbilligend ihren Kopf oder schlug zustimmend ihre Augenlider auf und nieder. Mit einem sterbenden Menschen sind wir nahezu immer »allein«, wenn es uns nicht gelingt, diesen Menschen als Mitarbeiter und Vorgesetzten zu akzeptieren.

Bliebe noch die Frage, was denn nun geschieht, wenn wir es mit mehreren sterbenden Menschen (wie z. B. im Hospiz) oder mit Patienten unterschiedlichen Krankheitsfortschritts in einem Zimmer zu tun haben. Sichtschutzwände oder Vorhänge scheinen uns keine Lösungen zu sein, es sei denn, daß ein Sterben besonders dramatisch verlaufen könnte oder der Mitpatient zu erkennen gibt, daß ihn das Miterleben erheblich belasten wird

(z. B. oft bei Herzpatienten). Viel häufiger konnte jedoch beobachtet werden, daß der Mitpatient zum therapeutischen Helfer in der Gemeinschaft wurde; von ihm dürfen wir Hinweise erwarten und beruhigende Wirkungen auf den Sterbenden. Das gilt übrigens auch und vor allem bei Kindern. Wir sollten also von uns aus keine Anstalten machen, zwischen die Patienten eine »Schutzvorrichtung« zu installieren, sondern von einer Möglichkeit zur »Gemeinschaft der Sterbenden« ausgehen.

2. Die Pflege Sterbender

Das Verhältnis der Pflegekraft zum sterbenden Menschen ist von einer *Tun-Empfangen-Beziehung* geprägt, was so viel bedeutet, daß beim Pflegen es tatsächlich einen Handelnden und einen Empfangenden gibt; das ist ja, wie wir sahen keineswegs selbstverständlich, da auf allen anderen Ebenen des Verhältnisses eine Wechselseitigkeit besteht, so daß der Helfende ebenso viel zurückerhält, wie er gibt. Deshalb ist es so schwierig, im pflegerischen Handeln die Aufmerksamkeit darauf zu behalten, daß aus dieser Subjekt/Pflegeperson-Objekt/Sterbender-Beziehung keine Folgerungen für das übrige Verhältnis gezogen wird; also sind auch Aktivität und Passivität eindeutiger verteilt als im ganzen übrigen Sterbebeistand. Durch die Tatsache, daß Menschen in der Begleitung von Pflegenden sterben, kommt diesen eine zweite Aufgabe zu, die ihnen vom Berufsbild ursprünglich nicht gestellt war. Die erste Aufgabe ist es, dem Patienten zu helfen, so gesund wie möglich zu werden, und ihn zu einem angenehmen Leben nach Hause zu entlassen. Die zweite Aufgabe lautet, dem Patienten zu helfen, so angenehm bis zum letzten

Augenblick zu leben, wie er es vermag und so lange wie er vermag. Es ist durchaus zu beobachten, daß diese zweite Aufgabe vor der ersten zurücktritt und oft vergessen wird; bei der Diagnose einer unheilbaren Krankheit, bei wiederholten Rückschlägen, konstanter Verschlechterung des Krankheitsbildes usw. wird dem Menschen vielleicht sogar die pflegerische Zuwendung entzogen. Es werden zwar die »notwendigsten« Dinge zur Körperpflege erledigt (Waschung, Nahrung etc.), aber eher routinemäßig; die »notwendige« emotionale und spirituelle Pflege entfällt.

2.1 Pflege als Spezialkunst und Allgemeinkunst

Wir haben im pflegerischen Handeln *Differenzierungen* zu machen, die das jeweilige Handeln und seinen Stellenwert im Ganzen der Versorgung beleuchten: Wir unterscheiden die Routine-Pflege nach dem »Wie-es-üblich-ist«-Prinzip von der individualisierenden Pflege; die somatische, körperbezogene Pflege von der psycho-sozio-somatischen Pflege oder Ganzheitspflege; die Grundpflege von der Funktions- und Behandlungspflege usw. Einseitige Akzentuierungen zerstören den Ruf der Krankenpflege als Kristallisationspunkt von Humanität. Angesichts des Sterbens darf die Pflege nicht mehr auf Heilung des Patienten fixiert sein; jede Schmerz- und Unbehagensäußerung des Patienten wird dann als Ausdruck der pflegerischen Hilflosigkeit empfunden. Das führt zu falschen Genesungsinformationen an den Patienten; er soll sich wohler fühlen, damit ich mit meinem Berufsbild zufriedener sein kann.

Wollen die Pflegekräfte diesem Teufelskreis entgehen, so gibt es dazu ein probates Mittel: man meidet einfach den Patienten; dann wird man durch ihn auch nicht mehr mit der eigenen Hilflosigkeit konfrontiert. Daß dann diese Patienten mürrisch werden, ist verständlich; denn sie erleben einen Zusammenhang zwischen den eigenen Verschlechterungen und dem Rückzug des Personals. Die Teufelskreisspirale schraubt sich hoch: Wer glaubt, einen Grund für Kritik zu bieten, fühlt sich wohler, wenn er sich von diesem Kritiker fernhält ...

Es klingt vielleicht hilfreich, die Wut und Aufsässigkeit eines sterbenden Patienten als Durchgangsstufe im Sinne einer Phasenlehre zu bezeichnen; aber es wird dem tatsächlichen Problem nicht gerecht. Das ist erst möglich, wenn die Pflege ihre zweite Aufgabe ernstnimmt auf der Grundlage der Tatsache, daß der Mensch sterben wird: diesen Lebensabschnitt angenehm zu gestalten, zu individualisieren, den ganzen Menschen zu sehen; dann kann sich der Sterbende seines »Lebens« so lange erfreuen wie möglich. Damit dies alles sich durchsetzen kann, müssen die Verschiedenheiten in der Pflege als Gleich-Bedeutsamkeiten verstanden werden; es gibt in der Ganzheitspflege keine höher- und niedriger-wertigen Aufgaben, nicht wichtiges und unwichtiges: Routine

ist ebenso wichtig wie Individualisierung, Körperpflege genauso wie emotionale Pflege, Grundpflege genauso wie Behandlungspflege. Beginnen wir also mit allgemeinem Tun!

Wir unterscheiden nämlich zwischen einem aus der Medizin entwickelten *Spezialistentum* und der *allgemeinen Pflege*, wie sie früher als Fähigkeit jeder Frau verstanden wurde, abgeleitet von den mütterlichen Versorgungsleistungen einschl. den Linderungen, Tröstungen, Nachtwachen, dem Mitleid, der Einfühlung und der Feinsinnigkeit z. B. beim Hören von Zwischentönen in den Aussagen des Kindes. Besinnen wir uns also auf diese Allgemeinkunst, so stellen wir fest, was wir alle ohne Schulung können, wenn wir uns dessen nur bewußt werden:

- *zuhören:* nur zuhören und lauschen, auch dann, wenn nicht gesprochen wird und nur die gemeinsame Stille den Raum erfüllt;
- *streicheln:* bei unseren Kindern beherrschen wir diese »Technik« und vielleicht noch beim andersgeschlechtlichen Partner; warum nicht auch hier?
- *lieben:* das ist ein vielleicht zu großes Wort, weil eben nur wer liebt, er selbst wird, und so den Tod in allen Dimensionen wird erleben können; Lieben ist Loslassen-Können – ein echtes Arbeitsfeld für Liebesschulen und Eheseminare;
- *dabei sein:* in bloßer Nähe und Anwesenheit, ohne durch vorgetäuschte Handlungen eine kontrollierbare Aktivität zeigen zu müssen nach dem Motto: auch wer nicht zum fünften Male den Nachttisch säubert, sondern ohne derartiges Handeln beim Sterbenden verharrt, »tut etwas« Notwendiges;
- *singen:* Musiktherapie für Sterbende? Das ist vielleicht zu viel gefordert; aber jeder Mensch kann singen; denn es kommt nicht auf die richtigen Töne an, sondern nur darauf, daß überhaupt Töne im Raum sind;

- *beten:* nicht Vorformuliertes, obwohl auch das hilfreich sein kann, sondern wie das Herz und der Mund voll sind;
- *Blumen begießen:* auch das hat mit dem sterbenden Menschen zu tun, die Pflege der stummen Natur; wer Blumen in einem Zimmer begießt, ist anwesend und nutzt vielleicht diesen Ausgangspunkt;
- *Uhren aufziehen:* auch Uhren sind (fast stumme) Lebenspartner und sie helfen zur Planung von Zeit; da der Mensch Zeit zum Sterben braucht, braucht er auch Uhren, die gehen, um sich;
- *küssen:* das gilt nicht nur für den Sexualpartner; andere Völker und Kulturen haben die Verwendung des Mundes neben der Sprache und Nahrungsaufnahme auch zu diesem Zweck noch nicht verlernt;
- *Essen reichen*
- *sich erinnern*
- *hilflos sein:* auch das können wir glücklicherweise; denn es zeichnet uns als Menschen und nicht als Roboter aus;
- *Fehler machen:* Fehler werden von einem Sterbenden niemandem übel genommen, wenn sie nicht aus Nachlässigkeit geschehen; er wird uns vielmehr helfen, die Fehler richtig, angemessen zu bewältigen;
- *fremde Tode in uns selbst wiederfinden*
- *eigenen Tod im Sterben anderer Menschen wiederfinden*

All das – und noch vieles mehr – macht die Allgemeinkunst der Pflege aus. Es ist ein Teil unserer Aufgabe, phantasievoll auf die Entdeckungsreise nach vergleichbaren Fähigkeiten zu gehen und ihre Bedeutung für den Sterbenden Menschen abzuschätzen: z. B. das Kämmen der Haare, der Spaziergang mit dem Hund, das Füttern von Vögeln vor dem Zimmer eines Kranken im Winter. Mit dieser Allgemeinkunst geben wir dem Menschen zu erkennen, daß er unsere Aufmerksamkeit hat; und er möchte sie festhalten, indem er uns mit Alltäglichem fesselt: Bett höher stellen, Fenstervorhang etwas mehr schließen, unbedeutend erscheinende Gespräche. Mit dem Alltäglichen begegnen wir den Verlassenheitsgefühlen, der Unordnung in seinen Gedanken.

2.2 Pflegerische Aufgaben im engeren Sinne

Je schwächer der Patient wird, desto mehr **alltägliche Verrichtungen** müssen ihm von der Pflege abgenommen werden; dazu müssen seine Veränderungen sehr genau beobachtet und dokumentiert werden. Der tatsächlichen Unfähigkeit geht eine Zeit zunehmender Schwierigkeiten voraus, die dazu genutzt werden sollte, daß die erwarteten künftigen Beeinträchtigungen gedanklich vorweggenommen werden, die Rolle der Pflege dabei abgeklärt wird und der verbleibende Anteil des Patienten an seiner eigenen Versorgung; damit wird die Gefahr leidvoller Hilflosigkeit und Abhängigkeit geringer. Ein wesentlicher Aspekt der Pflege Sterbender ist der Umgang mit der *zunehmenden Schwäche.* Die »Kunst« liegt darin, die Unfähigkeiten aufzufangen und zugleich dem Patienten das Gefühl des Beteiligtseins, der Eigenverantwortung und größtmöglicher Selbstständigkeit zu vermitteln. Wird der Mensch gebadet, so kann er sich vielleicht doch selbst kämmen; muß ihm das Essen gereicht werden, kann er doch das Brot vielleicht noch halten; muß er auf eine andere Seite gedreht werden, kann er sich vielleicht an der Bettkante festhalten oder ein Stück sich selbst zudecken.

Bei sogn. **Bewußtlosigkeit** müssen allerdings alle Aufgaben für ihn übernommen werden: baden, umdrehen, ernähren etc. Allerdings sollte der vorher übliche Rhythmus exakt eingehalten werden; die Zeiten sind auch für den Bewußtlosen wichtig. Auch wenn es nun keine Beschwerden, Bitten, Dankesäußerungen mehr gibt, darf die Präzision und pflegerische Kompetenz nicht nachlassen; andernfalls werden Dekubitus (Durchliegen/Druckgeschwüre), Pneumonie (Lungenentzündung) oder Lungenembolie verursacht. Also brauchen wir auch beim Bewußtlosen einen relativ genauen Pflegeplan, der mindestens folgendes beinhalten sollte:

– Baden des Patienten
– Mundpflege
– Gesamttoilette
– Lageänderung alle 2 Stunden
– Offenhalten der Luftwege durch
–– Entfernen der Sekretionen (z. B. Speichel) aus den Luftwegen
–– Verhinderung eines Versperrens der Luftwege durch die Zunge
– Ernährung durch den Schlauch oder Beobachtung der künstlichen Ernährung, der intravenösen Infusionen
– exakte Beobachtung der Lebenszeichen und Erkennen aller, auch der kleinsten Veränderungen
– Aufzeichnung aller Einnahmen und Ausscheidungen
– Dokumentation der Pflege und Beobachtungen auf dem Krankenblatt.

Viele glauben, der komatöse Patient habe keine Beziehung zur Umwelt mehr; das dürfte mindestens nicht die ganze Wahrheit sein. Deshalb sollte sich in der menschlichen Art des Umgangs mit ihm eigentlich nichts verändern: gleiche Zärtlichkeit und Freundlichkeit; keine bedrückenden oder gar verletzenden Worte in seiner Gegenwart; Beibehaltung der Anrede, des Lächelns, des Schweigens. Niemand kann letztlich sagen, was dieser Mensch in diesen Augenblicken »erlebt« und von unserem Verhalten »mit ins Grab« nimmt. Dieser sterbende Mensch ist vielleicht zu vergleichen mit einem Bewußtlosen nach einer Operation.

Ein zentrales Kapitel des pflegerisch-medizinischen Sterbebeistandes ist die **Schmerzkontrolle.** Diese verlangt eine gute Zusammenarbeit zwischen Arzt und Pflegekraft; denn das Ziel sollte sein, daß das Ziel sollte sein, daß die Schmerzen so erleichtert werden, daß der Patient weder durch die Qualen, noch durch eine Überschwemmung mit Drogen, noch durch eine sterile Isolation daran gehindert wird, sein individuelles Leben bis zum Ende zu leben. Eine solche Schmerzkontrolle löst oftmals auch das Problem der sogn. Wahrheit spontan. Die Maßnahmen können hier nicht im Einzelnen dargestellt werden; deshalb einige Informationen zur Vertiefung der Fragestellungen:

Die Entwicklung geht weg von der »Nach-Bedarf-Therapie« hin zur Patientenmitwirkung nach der On-Demand-Analgesie und zur endoskopischen Schmerztherapie. Gute Informationen zur allgemeinen Schmerztherapie gibt das II. Physiologische Institut in Heidelberg; zum Einsatz einer Schmerzmessung die Chirurgische Universitätsklinik in Köln-Merheim; zur Schmerztherapie bei Tumorpatienten die Palliativ-Station des Malteser-Krankenhauses in Bonn. Letztere gibt einen Leitfaden für Ärzte und für Angehörige heraus; verantwortlich zeichnet E. KLASCHIK. Hilfreich ist sicher auch der Leitfaden von J. C. STUDENT, Schmerztherapie bei sterbenden Menschen. 1988. Weitere Hinweise bei: H. SEEMANN, Der Schmerz. 1986 und TH. SCHLUNK, Konzepte der Schmerzbehandlung. 1987.

Es gibt eindrucksvolle Schilderungen für die Wirkungen, wenn den Patienten eigene Verantwortungen für sich selbst und die Mitpatienten übertragen wurden. Sicher kann solche **Atmosphäre** erleichtert werden, indem der Patient dort beginnt, sich zuhause zu fühlen, wo er gerade lebt. Das geht von bequemen Aufenthaltsmöglichkeiten für die Angehörigen, über persönliche Gegenstände (Bilder, Musik etc.), private Bettkleidung und Bettwäsche bis zur Erlaubnis des Alkohol-Konsums oder der Zigarette (auch bei Lungenkranken).

Zusätzliches Augenmerk ist bei sterbenden Menschen auf folgende Beschwerden zu legen:

– *Müdigkeit.* Bei genügender Versorgung vor allem der Atemwege wird der Patient genügend Ruhe und Schlaf finden, um dann Kräfte mobilisieren zu können, wenn er sie braucht (z. B. bei Besuchen). Müdigkeit ist oftmals Ausdruck schwindender Lebenskraft; der Schlaf ist eine der wichtigsten Kraftquellen, wobei sich in ihm gerade die Erinnerungen beleben, jene verinnerlichten Bilder, die dem Menschen eine Brücke zwischen Leben und Tod schlagen lassen. Müdigkeit kann also auch ein Zeichen für den begonnenen Weg nach Innen sein.

– *Angst und Beklemmungen.* Wir haben zwischen der verursachten Angst, deren Ursachen (z. B. die Atemnot oder Schmerzen) bekämpft werden müssen, und der urheberlosen, im Wesen des Menschen verankerten »Furcht« unterschieden, welche wir nur mit Zärtlichkeit und Nähe begleiten können. Beklemmungen durch Atemnot können durch Sauerstoffzufuhr, evtl. durch Bluttransfusionen gelindert oder behoben werden. Im Übrigen sind frische Luft und eine alle Einschnürungen verhindernde Lagerung des Patienten zu beachten.

– *Austrocknung.* Diese bezieht sich vor allem auf die Mundhöhle und die Augen. Der Borken- und Schleimbildung im Mundbereich sollte durch behutsames Auswischen vorgebeugt werden; der Sitz der Prothese muß oft überprüft werden, ggf. sollte man die Prothese entfernen, nachdem mit dem wahrnehmungsfähigen Patienten darüber gesprochen wurde. Gute Augentropfen unterstützen das Augenlid bei der genügenden Befeuchtung der Augäpfel; das gilt auch bei lange geschlossenen Augen. Alle derartigen pflegerischen Handlungen sollten weiter von Erklärungen begleitet werden auch dann, wenn nur geringe oder keine Aufnahmefähigkeit vermutet wird.

– *Hunger und Durst.* Ein Patient, nach seinen Wünschen befragt, äußerte: »Schnaps und nackte Weiber!« Bestmögliche Bedürfnisbefriedigung hat ihre Grenzen; und trotzdem lohnt es sich, über den tiefen Gehalt mancher Bitten nachzudenken, ehe sie verwehrt werden. Alkohol oder bestimmte Nahrungswünsche (saure Gurken u. a.) können durchaus erfüllt werden, auch die Zigarette; und dem darin verborgenen »Hunger nach allem, was ich gern hatte« sollten wir mit den verfügbaren und gebotenen Mitteln entgegenkommen. Selbstverständlich muß der aufkommenden Übelkeit und dem Erbrechen entgegengetreten werden, die ja nicht nur bei Magen-Darm-Erkrankungen eine beeinträchtigende Rolle spielen.

– *Schwitzen.* Sterbende schwitzen häufig umso stärker, je mehr sie dem Terminalstadium sich nähern. Das ist nicht nur ein Hinweis auf falsche Raumtemperatur und zu wenig frische Luft, sondern auch auf die schwere »Arbeit«, die hier vom Patienten geleistet wird. Waschungen, Einreibungen mit alkoholischen Lösungen, Verwendung von Desodorantien usw. können Erleichterung bringen. Vor allem das Wasser hat eine große Bedeutung, da der Mensch sich unbewußt an sein Fruchtwasser-Dasein ebenso »erinnert« wie daran, daß alles Leben aus dem Wasser kommt. Sinnvoller Weise haben viele Pflegeheime und Hospize Wasserspiele in den Aufenthaltsräumen oder Springbrunnen im Garten.

Bei allen Beobachtungen sollte selbstverständlich ein intensiver Informationsaustausch mit dem Arzt erfolgen. Dazu gehört ggf. auch eine in Zeitabständen zu überarbeitende Pflegeplanung und -dokumentation. Je klarer die Mitteilungen über die äußeren Veränderungen an alle

Mitverantwortlichen, desto besser kann die innere Einstellung sich jeder Ebene des Geschehens widmen; deshalb müssen wir uns offen halten für die »zweite Dimension« der grundpflegerischen Erfordernisse.

3. Vom Wirken der Stimme

»Dieses brüchige Leben zwischen Geburt und Tod kann doch eine Erfüllung sein; wenn es eine *Zwiesprache* ist«, schrieb Martin Buber; »erlebend sind wir Angeredete; denkend, sagend, handelnd, hervorbringend, einwirkend vermögen wir Antwortende zu werden. Zumeist überhören wir ja die Anrede und schwatzen in sie hinein. Wenn aber das Wort zu uns kommt und die Antwort aus uns kehrt, gibt es, wenn auch noch gebrochen, das menschliche Leben auf der Welt. Die Entzündung der Antwort in jenem ›Fünklein‹ der Seele, das jeweilige Entbrennen der Antwort auf die unversehens andringende Rede nennen wir Verantwortung.« In Anwendung dieses Zitates ist also die Verantwortung des Arztes, der Pflegekraft, des Begleiters und Beistands eines Sterbenden nicht an sein medizinisches Fachwissen, an die Beachtung der ethisch-rechtlichen Grenzen seines Handelns gebunden, sondern an dialogisch-kommunikative Bereitschaft, an Fähigkeit und Haltung; alles andere folgt daraus. Verantwortung kann nur derjenige tragen, der sich angesprochen weiß und in Beziehung tritt, sich selbst in Beziehung hinein wagt.

Der Unterschied zwischen einem Gespräch und einer Zwiesprache ist an dem jeweiligen Mittelpunkt zu erkennen, um den sich alles dreht: Im Gespräch geht es um das Gesprochene, den Wechsel von Rede und Gegenrede; in der Zwiesprache geht es um Personen, die einander sprachlich begegnen. Sie tun es, indem sie einander erleben, Erlebtes bedenken, Gedachtes in Worte fügen, Gesagtes zum Handeln bringen, Handlungen nicht blindlings, sondern zielgerichtet vollführen, Hervorgebrachtes wirken lassen und so dem persönlichen Wort Ant-Wort geben. Solche Zwiesprache stiftet eben auch im Sterben noch Leben; denn Leben ist der Wechsel von gestaltetem (nicht nur gesprochenem) Wort, Antwort, Verantwortung, neuem Wort.

3.1 Worüber sollen wir sprechen?

Wer beruflich oder privat mit dem Sterben und mit Sterbenden befaßt ist, sucht nach *Gesprächsanlässen* und **Themen**, mit denen die Beteiligten unmittelbar befaßt und veranlaßt wären. Begrifflich ist das »Thema« zwar klar: Sterben, Tod; aber es ist noch keineswegs »im Griff«, zumal es ja ein sehr breites Thema ist bei dem wir selten wissen, wo wir beginnen sollen. Alle Thematik zum Sterben beginnt deshalb damit, daß wir einander eingestehen und vorstellen, daß wir sterblich sind und eines Tages sicher sterben werden. Aber dann schweifen unsere Gedanken schnell weiter und verlieren sich, um nicht konkreter werden zu müssen.

Die Organisation »OMEGA« in Hann.-Münden hält deshalb für jeden Mitarbeiter einen Text bereit, der als solcher Gesprächsanlaß formuliert wurde, damit wir uns an das »Thema« ohne gedankliche Ausflüchte halten: »Mit dem Sterben leben? – Wie kann das geschehen?« (3510

Hann.-Münden, Kasseler Schlagd 19); der Raum reicht hier nicht hin, diesen Brief abzudrucken. Eine junge Frau schrieb zu dem Text: »Er ist mir, seit ich ihn besitze, unentbehrlich geworden; jetzt stehe ich der chronischen Krankheit meines Mannes gefaßter und ruhiger gegenüber und hoffe – wenn ich es erlebe – ihm eines Tages so beistehen zu dürfen, daß ich ihm eine Hilfe sein kann. Mit mir nahestehenden Menschen, natürlich auch mit meinem Mann, habe ich über diesen Text gesprochen; das eigene Sterben sehe ich nun auch in festeren Grenzen als vorher.« – Der Text wurde also nicht nur Kommunikationsgegenstand und Gesprächsmittel, sondern Partner und Begleiter, ein stummer und doch beredter, ein »nonverbaler und doch voller Worte«. Der Text ist einfach in der Sprache, spricht alle Menschen unabhängig von ihrer religiösen Überzeugung an, unabhängig aber auch von Bildungsstand, Temperament und vom jeweiligen Fortschritt der Hilfsbedürftigkeit, Lebenssituation oder der geleisteten Vorbereitung auf das Sterben.

Es gibt vergleichbare Gesprächsanlässe, ehrlich, ohne geschraubte Sprache, die Menschen persönlich ansprechend; einige seien genannt, die allerdings umfangreicher ausfallen:

E. ENGELKE, Signale ins Leben, München 1971; E. WIESENHÜTTER, Blick nach Drüben, Hamburg 1974; N. ELIAS, Über die Einsamkeit der Sterbenden in unseren Tagen, Frankfurt/M. 1982; E. KÜBLER-ROSS, Die unsichtbaren Freunde, Zürich 1984. Gleich welche Quelle jeweils gewählt wird, sie sollte dazu dienen können, vor destruktiven Bildern und Phantasien zu schützen, die Realität des Sterbens zu entdecken und zu akzeptieren. Sie sollte keinen Unterschied machen zwischen dem Sterbenden und seinem Helfer.

Das **sterbliche Gespräch** scheitert nicht so sehr am Unvermögen der Sprechenden oder an fehlender »Technik« der Gesprächsführung, sondern eben am abwesenden Gegenstand, weil der Tod außerhalb dieses Lebens angesiedelt ist. Die Probleme stellen sich also weniger am »Wie« des Sprechens als am »Was«. So entstehen Kommunikationshemmungen; denn wir alle neigen dazu, einen Weg nicht zu gehen, über dessen Ziel wir nichts zu wissen meinen. Trotzdem sind die genannten Gesprächsanlässe zu künstlich, zu »unnatürlich«, als daß sie zum Allheilmittel für die Kommunikation werden könnten. Das *natürliche Thema* wäre eines, das vom jeweiligen Sterbenden angeboten wird. Die Texte sind also allenfalls Ersatzobjekte; zudem müssen wir ja einen Weg finden, daß sie dem Sterbenden und seinem Helfer gleich wichtig werden; sie müssen gelesen oder vorgelesen werden; und sie stehen doch sehr oft zwischen den Partnern – trennend oder verbindend.

Der natürliche Anlaß ist oftmals das *Selbstgespräch*, das der Patient führt; in ihm verwendet er Bilder, Symbole, Wortzeichen, Erinnerungen, Phantasien, die, wenn sie uns bekannt werden, das eigentliche Stichwort liefern. Die soeben genannten Texte sind Ereignisse des Vorfeldes, einsetzbar in gesunden oder doch wenigstens nicht akuten Tagen; das Selbstgespräch klingt oft erst gegen Ende auf – und dann für uns leider unhörbar. Deshalb müssen wir uns an die hörbaren Impulse halten; und auch die sind oft kaum »verständlich«. Je größer unsere Nähe zum Patienten ist, desto mehr können wir in ihn hineinhorchen und auch die Zwischentöne hören.

So klingen also bei sterbenden Menschen Themen an, die mit den gesprochenen Worten nicht identisch sind. Wir nennen dies die **Bilder- und Symbolsprache** der Sterbenden. Es ist zwar gefährlich, in allen Äußerungen gleich Hintergründiges vermuten zu wollen; trotzdem sind solche möglichen Zusammenhänge hilfreich für die Entwicklung von mehr Sensibilität.

Hier also Beispiele: Ängste drücken sich aus durch Hinweise auf knappes Geld, Abhandenkommen von Gegenständen, Erinnerung an Hungers- und Inflationszeiten, der Ruf nach Mutter oder Vater; Erwartung eines kurz bevorstehenden Sterbens klingt an im Gespräch über Reisen, Wunsch nach geöffneten Fenstern oder Türen, Erinnerungen an die Kindheit; Bedrohtheit wird in Traumbildern, Geschichten, Gleichnissen ausgedrückt; eigene Weiterlebens-Möglichkeiten spiegeln sich in Nachfragen zum Lebensverlauf von anderen Menschen, Tieren und zum Verbleib von Gegenständen; Hilfeerwartungen verbergen sich in allem, was auf den Menschen zukommt, in aller auf den Menschen bezogener Bewegung von Lichtern, Gegenständen, Menschen; hinter Zeitangaben können sich die ablaufende Lebenszeit, hinter Farben die Lebenselemente (Blau – Wasser; Grün/Braun – Erde; Gelb/Rot – Feuer; Weiß/Schwarz – Luft), hinter Zahlen Wünsche zum Ende von Vereinsamung verbergen. Diese Hinweise mögen genügen, um zugleich deutlich zu machen, daß die Menschen Gelegenheit haben müssen, ihre Themen auch mitteilen zu können. Da sie dies nur in begrenztem Maße wirklich in Worten können, bieten sich also »Techniken« an, bei denen Symbolisierungen geradezu erforderlich sind: das Malen, Märchenerzählen, Basteln, Fingerpuppen-Sprechen-Lassen, Musizieren.

3.2 Vom Inhalt zur Beziehung

Eine junge Frau ruft an: ihr Vater liege in der Intensivstation des Krankenhauses X; man lasse sie nicht zu ihm, habe ihr aber gleichzeitig mitgeteilt, daß er bald sterben werde; nach Tagen mühsamer Recherchen stellt sich heraus, daß der Vater keineswegs in akuter Lebensgefahr schwebt, daß man ihr keineswegs den Zugang verwehrt, sondern sie dringend gebeten hatte, den Vater zu besuchen. – Eine Ehefrau berichtet von der Freude ihres Mannes über baldige gesunde Heimkehr aus der Klinik; sie aber weiß von den Ärzten, daß der Krankheitsverlauf terminal wird; der Arzt hat lang und ausführlich mit dem Patienten die »ganze Wahrheit« besprochen; aber der macht Pläne für den Urlaub. – Ein Geistlicher berichtet von einer Patientin, die ihn und alles beschimpfte, ihm keine Sekunde ließ, dazwischen zu kommen, bis er nach dieser Kanonade fluchtartig das Zimmer verließ; an der Türe vernahm er die letzten Worte der Frau: »Kommen sie doch bald einmal wieder!«

Die sprachliche und die un-sprachliche Ebene eines Gespräches haben eine unterschiedliche Dimension; das Sprachliche ist immer eingebettet in die *Beziehung*. BUBER sagte, wir seien angeredet weniger durch die Worte als durch das Erleben, und seien antwortend weniger im Sagen als im Denken, Handeln, Hervorbringen, Einwirken. Also »kommunizieren« wir eigentlich immer, selbst dann, wenn wir mit niemandem sprechen oder uns von jemandem zurückziehen. Gerade die reduzierte und abgebrochene Kommunikation stellt eine – wenngleich negative – Beziehung her. Die Zwischenschaltung von Geräten auf der Intensivstation zwischen Patient und Helfer ist prägend für diese Beziehung.

Jede Information, jede Mitteilung hat eine *inhaltliche* und eine *Beziehungsebene*, wobei die letztere dominiert. Zumal in therapeutischen Extremsituationen treten die Inhalte einer Mitteilung weit hinter die Begleitumstände zurück, die eigentlich nur dazu dienen sollen, dem Empfänger einer Botschaft die richtige Aufnahme zu erleichtern (z. B. wo sitzt der Gesprächspartner, auf einem Stuhl oder auf dem Bett; wie nahe, wie gekleidet usw.). Alle informativen Worte können – wenn überhaupt – nur als hilfreich aufgefaßt werden, wenn sie in eine positive Beziehung eingebettet sind; der Patient realisiert die Hand, die seine Hand hält, die Züge eines Gesichtes, das sich über ihn beugt, mehr als die erklärenden Worte.

Störungen auf der Inhaltsebene können eigentlich nur durch Verbesserung der

Beziehungsebene behoben werden; aber das ist nicht durch mehr Beziehungsaktivität (verstärktes Streicheln der Hand, Näherrücken usw.), sondern nur durch eine andere Qualität der Beziehung möglich. Andererseits ist eine gestörte Beziehung nicht durch Anhäufung von Informationen zu beheben; man kann einen Menschen mit der Axt, aber noch mehr mit Worten erschlagen.

Hilfreich für die Bemeisterung von Inhalt und Beziehung ist die Unterscheidung zwischen *digitalen* (lexikalisch entschlüsselbaren, im Wörterbuch erklärten, von Sprechenden und Hörenden übereinstimmend verstandenen) und *analogen Ausdrucksformen* geworden. Der beruhigende Tonfall unserer Worte, das sorgenvolle Antlitz u. a. sind auch für unsere ausländischen Mitbürger zumeist verständlich; nicht so unsere Worte. In der diagnostischen Mitteilung »Krebs« erleben wir diese Spannung ebenfalls; die fünf Buchstaben haben nichts krebsartiges an sich; trotzdem ist die Aussage klar und sogleich auch bedrohlich. Viele Menschen überhören sogar die Buchstabenreihe. Deshalb versuchen Ärzte sich mit weniger analog besetzten Buchstabenreihen; sie nehmen oft eine betont beziehungslose Haltung ein, weil sie damit den Informationswert besser meinen, anbringen zu können. Die Sache ist schwierig: Das klar ausgesprochene Rauchverbot kann durch kein analoges Zeichen ersetzt werden; aber auch für das zarte Streicheln über die Haare eines Schwerkranken gibt es keinen sprachlich, digitalen Ersatz.

Außerdem herrscht zwischen den Professionellen (Arzt, Pfleger etc.) und dem Patienten ein Verhältnis der *Asymmetrie*, also der Ebenen-Ungleichheit. Das wird jedem Arzt bewußt, wenn er sich vorstellt, eines Tages sein eigenes Kind oder seinen medizinischen Lehrmeister als Patienten zu haben; hier ist er anders beteiligt als im Alltag. Für die vielen Kontakte reicht das Verhältnis zwischen wissendem Arzt und unwissendem Patienten; hier jedoch nicht. So müssen sich die Partner also gegenseitig ergänzen, indem sie die jeweils andere Ebene gelten lassen: der eine braucht Hilfe, der andere will Hilfe geben; aber der Hilfsbedürftige kennt sich selbst besser, und der Helfer muß ihn kennenlernen, um helfen zu können ...

3.3 Ehrlichkeit

Ein wesentliches Merkmal der Beziehung ist die *Ehrlichkeit*. Wir dürfen einem Menschen niemals sagen, was er später wieder verlernen müßte, bzw. was wir selbst nicht fest für wahr halten, woran wir selbst nicht glauben. Offenbare Lügen oder Halbwahrheiten sind also unbedingt zu vermeiden. Die Patienten können sich zwar in Märchen selbst ausdrükken und wiederfinden, aber in der Hand der Helfer sind Märchen leicht ein Element der Unehrlichkeit, weil in ihnen die Naturgesetze aufgehoben und Wunder möglich sind. Man täusche niemals einem Menschen, der einen schmerzlichen Verlust erlitten hat oder erwartet, vor, eines Tages werde der oder das Geliebte zurückkehren oder wiedergegeben; wenn eine Mutter gestorben ist, befindet sie sich nicht »auf einer langen Reise«.

Phantasievolles und nur Vorgestelltes sollte Erwachsenen und Kindern dann auf den Weg mitgegeben werden, wenn genügend Zeit, Kraft und Verstandesgaben bestehen, das Reale mit dem nur Glaubhaft-Gemachten zu vergleichen. Also hat die *Emotionalität* des Sterblichen doch viel mit dem Kopf, dem Intellekt zu tun; ihre »Ausbildung« muß für den Sterbenden wie für den Helfer Hand in Hand gehen mit der Entwicklung des Gemütes, der Sensibilität und Phantasie. (Vgl. auch das Kap. zur Wahrheit; Kap. B.2).

Leid und Tod dürfen nicht mit *Sünde, Schuld und Strafe* in Verbindung gebracht werden; denn indem wir den Tod tabuisieren, ihn als Mörder oder als Strafaktion eines rächenden Gottes für verborgene oder offensichtliche Schuld betrachten, werden wir auch fähig, ausgewählten Mitmenschen und zumal den Schwachen, zu denen ja die Sterbenden in besonderer Weise zählen, einen sozialen »Gnadentod« zu geben. Der Tod einer geliebten Person oder das eigene Sterben dürfen in unseren Aussagen nicht den Beigeschmack von Vergeltung für falsches oder verbotenes Tun erhalten.

Keiner sollte auch seine Tür verschließen vor *Zweifeln, Fragen* und abweichenden Meinungen. Wir sollen ja die besondere Persönlichkeit jedes sterbenden Menschen achten; er muß sich doch selbst und letztlich auch allein mit dem Sterben auseinandersetzen. Kein Gespräch darf so geführt werden, als hätte einer der Partner die letztmöglichen *Antworten*, die der andere nur zu akzeptieren habe.

3.4 Die Formung der Worte

Sprache muß gestaltet werden; dafür gibt es positive und negative Anregungen; die letzteren richten sich auf behindernde *Strukturmerkmale des Sprechens* im Umfeld des Todes. Zur Kultur des Wortes gehört eine kontrollierte Sprechweise.

Wenn es sich bei der helfenden Person nicht um einen Verwandten oder Freund des Sterbenden handelt, wird vor allem der Gebrauch des *Personalpronomens* zum Problem: Welche Wirkungen hat es, wenn Patienten geduzt, gesiezt, in der 3. Person oder im Plural angesprochen werden? Der Sterbende bleibt ja auch in dieser Situation und als Schwerstpflegefall immer, was er vorher war; er wird nicht zum Kind, das man bei uns immer duzt, nicht zum Präparat (auch nicht zum »Appallicum«), nicht zu einem Objekt der 3. Person. Er zeigt auch keine »typischen Erscheinungen« auf einer horizontalen Vergleichsebene mit einem typischen Syndrom (»typisch Cheyne-Stokessche Atmung«); immer zeigt der Patient die jeweiligen Syndrome in einer seiner Person eigentümlichen Weise. Man sollte also den Namen des Patienten kennen und ihn ansprechen, wie er im Leben angesprochen worden wäre, also zumeist in der »Sie-Form«.

Ein anderes Phänomen sind *formalisierte Sprachfetzen* bei Patienten wie bei Helfern nach dem Beispiel des »Jeder muß mal sterben« oder »Der Herr hat's gegeben, nun kann er's auch nehmen«. Mit solchen leeren Formeln tabuisieren wir mehr als mit der harten Aussprache der Wirklichkeit. Das gilt vor allem dann, wenn Formeln in einer Station vorgeschrieben sind, wie z. B. der Zwang zur Ersetzung der Vokabeln »Sterben« und »Tod« durch »mit dem geht es wohl zuende«, »der macht nicht mehr lange« oder »Sie brauchen keine Angst zu haben, wenn es einmal so weit ist, wir sind dann bei Ihnen«.

Genannt werden muß auch das Problem der *Einbahnstraße*, bei der immer nur einer spricht, ohne auf »Gegenverkehr« zu achten. Es muß ja nicht jede Frage beantwortet werden. – Solche Überlegungen dürfen jedoch auch nicht zur Übervorsicht im Gespräch verführen. »Wem das Herz voll, dem läuft der Mund über«, heißt es in einem durchaus richtigen Sprichwort; das aber bedeutet auch, daß das Herz sich zunächst einmal füllen muß. Dazu gehören einige wichtige Formkräfte von Sprache überhaupt, die gestaltend neben die Vermeidung von Fehlern treten.

Förderung der Beziehung. Die Beistand-Patient-Beziehung muß direkt und aktiv gefördert werden; einige stützende Anregungen seien genannt: die Annehmlichkeit und Richtigkeit der pflegerischen Handlung erfragen; auf Erzählungen (z. B. aus der Vergangenheit) zuhörend eingehen; sich in der persönlichen Problemsituation mit dem Patienten solidarisieren (z. B. gegen den Schmerz, das Alleinsein, die noch nicht gelungene Atmosphäre auf der Station), was nicht notwendigerweise Parteinahme bedeutet; nonverbale Ausdruckmittel des Akzeptierens bereithalten; die räumliche Umgebung beziehungsreich gestalten; sich selbst nicht über den Patienten erheben; die Intimität beachten; den Kontakt über die eigentliche Pflegehandlung hinaus aufrechterhalten und weiteren Kontakt (vielleicht mit präziser Zeitangabe) in Aussicht stellen; bereit sein zur phantasievollen Abwandlung der sprachlichen und pflegerischen Alltagsereignisse.

Entdeckung der Gesprächsmotive. Das wahre Motiv einer Patientenäußerung ist nur versteckt vorhanden; wir müssen es vielleicht erst entschlüsseln. Manchmal enthalten die Äußerungen sogar ein Doppelmotiv: »Herr Doktor, geben sie mir etwas, ich will nicht mehr leben; hier will man mich nur vergiften!« – Hier äußert sich einerseits grenzenlose Vereinsamung und andererseits zugleich das Gespür für die Unfähigkeit des Personals, Bezugsperson im vollen Wortsinn zu werden. – Allerdings sollten wir auch nicht vorschnell Motive vermuten, wo keine sein müssen.

Strukturierung der Frageform. Wir sind nicht der Ansicht vieler Handbücher, die behaupten, man solle keine Fragen stellen; vielmehr kann man ein Gespräch durch Fragen durchaus provozieren; allerdings muß die Frageform behutsam gewählt werden. Sie dürfen nicht Ansprüche oder Anforderungen an den Patienten richten; das könnte zu viel für den Sterbenden sein. Fragen, die eingebettet sind in einen Ausdruck tiefer Sympathie für den Patienten können hilfreich sein: »Ich kann mir nur schwer vorstellen, daß ich eines Tages sterben muß« – dahinter verbirgt sich die Frage, wie der sterbende Partner dazu steht.

An dieser Stelle wird deutlich, wie schwer es dem geschriebenen Wort fallen muß,

sich verständlich zu machen. Wer wirklich Zwie-Sprache mit dem Sterben und mit einem Sterbenden hält, wird letztlich doch nur noch stammeln können – oder schweigen müssen. MAX FRISCH sagte einmal: »Schreiben ist Kommunikation mit dem Unaussprechlichen ... Wir haben die Sprache, um stumm zu werden.«

3.5 Weitere Verwendungen der Stimme

Es gibt zwei bedeutsame Verwendungen der Stimme, die zumeist bei der Beschäftigung mit der therapeutischen Rede zumal bei Sterbenden unterschlagen werden. Das eine sind die summenden Bestätigungen des Gehörten, auch des nur innerlich gehörten: »Mhm«, »Aha«, »Ja, ja«, »Ach« ... Bei den Lebenden sind dies oftmals Füllworte, die Sprachlosigkeit überwinden helfen sollen. Sie schlagen aber auch Brücken hin zu möglichen, aber noch unausgesprochenen Aussagen; und sie geben zu erkennen, daß ich noch da bin. Beides ist für einen sterbenden Menschen durchaus sehr wichtig.

Das andere ist der *Gesang*. Als wir diese Anregung gaben, kam eine Pflegerin mit der Bemerkung: »Ich würde ja gerne etwas singen, aber in dieser Situation weiß ich nicht was!« Wir fragten nach der Persönlichkeit ihres Patienten: »Der wanderte früher gerne.« »Warum singen Sie keine Wanderlieder?« Kurze Zeit später kam sie und erzählte: »Ich habe ›Auf, du junger Wandersmann‹ gesungen; Herr X antwortete schließlich: ›So schön hat noch niemand von meinem Sterben gesprochen‹«. – Ein gutes Sterbe-beistands-Lied: »... kommt die Zeit heran, ... auf die Fahrt begeben ... Berg und Tal ... auf seiner Reis, ausgestanden Müh und Schweiß und Not und Pein, das muß so sein. ...«

4. Stiller Beistand

4.1 Das Nicht-Sprachliche

Wie beiläufig haben wir in den bisherigen Ausführungen die *verbale* und die *nonverbale Ebene* der Kommunikation nebeneinandergestellt, so als seien sie Phänomene der Gleichzeitigkeit. Wenn jedoch der Patient einen Rückzug ins allein Un-Sprachliche fordert oder notwendig macht, wird diese Gleichzeitigkeit gesprengt. Jedenfalls kann das Sprachliche niemals als Äußerungsform des Menschen gegenüber dem unausweichlichen Sterben genügen; es ist stets begleitet vom Gesichtsausdruck, von einem Blick, einer Gestik, einer Haltung und Körpersprache. Das Zusammenwirken von Sprache und Nicht-Sprachlichkeit kann vier verschiedene Formen annehmen; Nonverbales ist zwar vom Verbalen abhängig, wenn tatsächlich gesprochen wird, aber es wirkt mehr und tiefer.

Substituierung der Sprache. Unter diesem Fachausdruck verstehen wir, daß sich der zu vermittelnde Bedeutungsinhalt, die Information gänzlich in ein nonverbales Zeichen verbirgt; dieses Zeichen ist unter den Partnern derart klar und unmißverständlich (»digital«), daß der Empfänger des Signals den Inhalt ohne größere Schwierigkeiten versteht. Patienten mit Sprachlähmung kommunizieren z. B. mit solcher *Zeichensprache;* für viele Mitteilungen reichen Zeichen, die »Ja« und »Nein« ausdrücken (z. B. das Heben eines Fingers, Nicken oder Schütteln des Kopfes). Komplexe Sprachzusammenhänge sind allerdings nur unter größten Schwierigkeiten substituierbar in nonverbalen Zeichen. Wir besitzen z. B. in unserer Alltags-Zeichensprache kein Signal für »Wahrheit«, »Hoffnung« usw.

Amplifizierung der Sprache. Darunter verstehen wir die Unterstützung, Illustration, Verstärkung und Verdeutlichung des gesprochenen Wortes mit nonverbalen Zeichen. Das tatsächliche Gewicht einer Aussage wird erst in Mimik, Gestik, also in sinnlich wahrnehmbaren Ereignissen entdeckt. Alles, was vom Patienten gesehen, gehört, an Bewegung wahrgenommen oder durch Berührung empfangen wird, kann Aussagen stützen oder auch ihr Verständnis ins Gegenteil verkehren. Man hat versucht, mit hautgalvanischen Untersuchungen diese Wechselwirkungen z. B. bei Angst, Schmerz, Depression zu messen. Wenn also die nonverbalen Zeichen nicht zur Aussage passen, können sie auch nicht unterstützen, verdeutlichen oder illustrieren.

Diskrepanz zwischen Zeichen und Sprache. Ein deutlicher Widerspruch tritt zwischen Sprache und Zeichen, wenn z. B. vorgetragene Freundlichkeit und Heiterkeit von ungewöhnlichen Zuckungen der Gesichtsmuskulatur, von Zittern der Hand oder von einer embryonal verkrümmten Körperhaltung begleitet werden. Ein solcher Widerspruch liegt auch in der Begleitung eines diagnostisch-therapeutischen Gesprächs mit schwerwiegendem Inhalt durch verschränkte Arme und übereinander geschlagene Knie, oder in der Überspielung von Sachlichkeit mit dazwischen geschalteten Geräten (z. B. dem Stethoskop). Immer müssen wir davon ausgehen, daß der Patient den begleitenden Signalen mehr Aufmerksamkeit schenkt, als unseren Worten, und daß so die vermittelte Information ihm als unglaubwürdig erscheint. Wir könnten also Schwierigkeiten vorbeugen, indem wir uns vorher auch auf unsere Körperhaltung usw. besinnen, ehe wir in ein wichtiges Gespräch einsteigen.

Modifikation der Sprache. Die nonverbalen Ereignisse können die sprachliche

Aussage schließlich auch kommentieren – und umgekehrt. Manche Patienten versuchen, ihre Probleme, ihr Nichtverstehen einer Information usw. durch eine andere Kommunikationsweise abzuschwächen, weil der berufliche Helfer zu erkennen gibt, daß er bereits großen Belastungen ausgesetzt ist und weiterem Streß ausweichen möchte. Damit wird die Schwere eines Augenblicks auf ein für alle erträgliches Maß zurückgeschraubt.

Wenn dann schließlich die Stimme gänzlich versagt, versagt noch längst nicht der Mensch; denn das gelebte *Schweigen* ist oft mächtiger als alle Worte. Immer wenn Worte verklingen oder verstummen bleiben das Schweigen und die Stille, obwohl diese kaum hinreichend durch das Fehlen von Worten definiert sind. Im Verstummen kommt ja etwas zu seinem Ende; in der Stille kommt etwas zu neuem Beginn. Das aber macht deutlich, daß wir der Diktatur des Wortes entgegentreten müssen und den inneren wie äußeren Lärm beenden; Verstummen kann den sterbenden Menschen vereinsamen lassen; nicht aber Schweigen oder gar Stille.

4.2 Formen und Weisen der Stille

Institutionelle und stationäre Gegebenheiten können der *terminalen Atmosphäre* nachhelfen: der bequeme Besucherstuhl, das meditative Buch auf dem Nacht- oder Besuchertisch, die Blumen, die Kerze, das Kreuz, der Teppich oder Läufer und vieles mehr. In stimmiger Atmosphäre wächst auch die Bereitschaft der umgebenden Menschen, sich in die Freuden und Leiden des Sterbenden tatsächlich einzufühlen. Einfühlung bedeutet keineswegs sofort auch Identifikation; letztere wäre wohl für viele Helfer eine zu hohe und gefährliche Beanspruchung.

Einige Weisen des nonverbalen, stillen Interagierens seien ausführlicher besprochen, ohne daß damit Vollständigkeit erreicht würde, und vor allem ohne daß diese Hinweise der eigenen Phantasie im Wege stehen dürften: Eine Basis von Einfühlung und Zuwendung zeigt die nur räumliche *Nähe und Anwesenheit*, wenn z.B. eine Pflegerin sich über das Bett des Sterbenden beugt, ohne Bettwäsche oder Patienten zu berühren. Es ist ein großer Unterschied, ob die Säuberung der Atemwege mit ausgestrecktem oder angewinkeltem Arm erfolgt, oder das Essen-Reichen ohne Vorbeugen des Oberkörpers, stehend oder sitzend, zum Patienten hin- oder von ihm weggebeugt. Schon die Verringerung des Abstandes erhöht die Beziehung und den Kontakt, z.B. indem wir uns hin und wieder auf das Bett des Patienten setzen. – Bei einem vorweihnachtlichen Singen saß eine Patientin stumm in ihrem Bett und strich nervös über die Bettdecke; eine Pflegerin setzte sich zu ihr, sprach leise auf sie ein, nahm dann ihre Hände und streichelte diese im Rhythmus des Liedes.

Die Ohren des Menschen nehmen nicht nur Sprache, sondern auch Geräusche und Klänge auf. In unseren Liedern drücken sich viele Stimmungen aus; mit ihrer Hilfe wird *auditive Kommunikation* zur Musiktherapie am Sterbebett. Dazu können auch Instrumente dienen (Zupfinstrumente, Flöten). Erkenntnisse aus der Anwendung von Musiktherapie bei psychosomatisch Erkrankten lassen den Schluß zu, daß Sprache und Musik mindestens gleichwertige Bedeutung für die Atmosphäre haben; Musik vermittelt den Sterbenden Gemeinschaftserlebnisse, Selbst-Nähe, Begegnung mit dem All, psychische Entlastung, Wahrnehmung der eigenen Stimmungsschwankungen, Ablenkung von körperlichen Beschwerden, offene Stellungnahme zu den Lebensproblemen. Jeder verklingende Ton ist ein Teil verklingenden Lebens. – Wir konnten das Mitbrummeln zum leisen Gesang einer Raumpflegerin vernehmen von einer Patientin, von der wir tagelang keinen Laut oder gar ein Wort gehört hatten; Tags darauf gab sie ihr Behagen über die Waschung ebenfalls mit melodischem Brummen kund; und sie tat dies bis zu ihrem Tod.

Auditive Ereignisse sind außerdem die Stille selbst, die man durchaus hören kann, das Stöhnen, Wimmern, leises Weinen usw.; nur fällt uns die Interpretation z.B. bei Taubstummen oder Sprachgestörten sehr schwer, da der Ausdruck von Freude und Leid hier sehr eng beieinander liegen. Hörbar ist übrigens auch das Fehlen vieler vergleichbarer Ereignisse, z.B. das Fehlen des Weinens, der Stille, der Musik. Manche Menschen sehnen sich nach hörbarer Stille: »Wenn es nur einmal ganz still wäre; wenn alles Ungefähre, Zufällige und Vielfältige verstummte ...; dann könnte man vielleicht die Wirklichkeit bis an ihren Rand denken« (L. Boros).

Eine wesentliche Fähigkeit stiller Anwesenheit besteht im *Zuhören*. Die meisten sterbenden Patienten möchten keine Antworten, weil sie wissen oder spüren, daß es auf die Geheimnisse des Todes keine Antworten gibt. Wichtig für den Kranken ist ein Zuhörer, während er versucht, das Geheimnis für sich selbst zu lüften. Lauschen auf die Vergangenheit, auf die Taten und Irrtümer, auf die Art, wie sich dieser Mensch durch seine Gefühle arbeitet. Wenn ein Arzt, ein Priester, Angehöriger usw. bei dem Sterbenden waren, müssen wir ihm Gelegenheit geben zu reden, während wir nur zuhören. Es gehört zu den wichtigsten, aber am wenigsten bezahlten Fähigkeiten eines guten Beistandes, geduldig zuzuhören. Es gibt auch eine besondere Form des Zuhörens, bei der behutsam die auftauchenden Impulse zurückgegeben und verstärkt werden, um dann nur noch zu horchen; aber dafür benötigt man eine Anleitung, die von der Lektüre eines Buches nicht erwartet werden kann.

Wir hatten eine Patientin, die nahezu ausschließlich auf *Blickkontakte* reagierte; jedoch waren nur wenige Pflegekräfte in der Lage, diese Blicke zu entschlüsseln und als Form des Kontaktes zu erfahren: bei schlechter, nicht gekonnt routinierter Pflege verweigerte sie dann z.B. die Nahrung und wandte den Blick ab, indem sie zur Decke starrte. – Häufig halten Pflegekräfte ein *Lächeln* bereit, das sie bei einseitiger Kommunikation und bei Unbehagens-Äußerungen der Patienten einsetzen. Das Lächeln steigt wie das Lachen aus dem Zwerchfell hoch, wenn es wirklich »herzlich« verstanden wird; das Zwerchfell, nach jüdischer Auffassung Sitz der Seele, ist dem Herzen sehr nahe. Lächeln ist auf Gegenseitigkeit angelegt; es verändert nahezu alle Sinnesorgane (Mund, Augen usw.). Deshalb ist es auch im Sterben ein so intensiver, aber auch sensibler Zeichenträger von Leben im Sterben.

Von unschätzbarem Wert sind die *Körperkontakte*, wenngleich in ihren Wirkungen auch schwer einschätzbar. Bei ihnen vermischen sich ja digitale und analoge Elemente: Streicheln z.B. gibt einen Hinweis auf die Bereitschaft zur emotionalen Mitteilung, aber der Kontakt mit der Hand kann auch Emotionalität nur vortäuschen; Einfühlung oder nur funktionale Beruhigung liegen eng beieinander. Deshalb ist es keine Problemlösung, das Handhalten bei Sterbenden vorbehaltlos zu fordern, wie es viele Autoren tun. Die Hand hat für Patienten, die nur noch über den Körperkontakt zu erreichen sind, eine gänzlich andere Funktion als für den auch verbal noch erreichbaren. Zu oft wurde in unserem bisherigen Leben Körperkontakt neben der Mitteilung von Zuneigung und Zärtlichkeit auch als Belohnung für Tapferkeit und Wohlverhalten eingesetzt; Aufforderungen wurde mit der Hand Nachdruck verliehen, und verbale Kontakte wurden durch Körperkontakte abgewehrt und vermieden.

Trotzdem kann die Bedeutung der Körperkontakte nicht bezweifelt werden, wenn man allein an den schnelleren Verlust der Sinne des Kopfes beim Sterbenden denkt. So gibt es also auch eine *Steigerung* ihrer Bedeutung für Sterbende von der flüchtigen taktilen Mitteilung, daß der Beistand nun im Raum ist, über »Dressurakte«, die ein Lächeln hervorzaubern sollen (sind lächelnde Patienten tatsächlich glücklicher?), über Belohnungen gleich dem Tätscheln eines Reitpferdes, über sanften Zwang z. B. zur Einnahme von Nahrung und Medizin, bis zu den vielfältigen Formen von Zärtlichkeit bei Bewußtseinsgestörten und Komatösen. Wirkliche Zärtlichkeit ist wohl dann im Spiel, wenn auslösende Momente nicht erkennbar sind wie bei einer Pflegerin, die alle Patienten mit einem Händegruß oder einem Erfassen des ganzen Gesichtes mit beiden Händen begrüßte. *Einfühlende Solidarität* drückt sich darin aus, daß der Beistand die üblichen Regungen bei sich überwindet und sich als ganze Person in den Beziehungsakt einbringt, wie wir es bei einer Schwester erlebten, die einen vor Angst zitternden sterbenden Mann minu-

tenlang im Arm hielt, obwohl er in einem Augenblick geistiger Verwirrtheit mit seinem Kot »gespielt« hatte.

Wirklich ermessen, was im Körperkontakt geschieht, vermögen wohl nur die beteiligten Menschen, z. B. wenn es ihnen plötzlich geschieht, daß sie entdecken, wie sie die Berührungen der Haut nicht mehr mit der eigenen, sondern mit der Haut des anderen wahrnehmen, oder wenn wir in innerer Ruhe einen zitternden Menschen haltend plötzlich selbst zu zittern beginnen. – All unsere so technisch klingenden Aussagen sollen hinführen zu jener Stille, in der wir wesentlich werden können, unsere und die innere Welt des anderen Menschen erfahren, wo wir in Ehrfurcht und Staunen dem Geheimnis des Menschen ein wenig auf die Spur geraten. Daraus erklingt dann vielleicht so etwas wie ein *ungesprochenes Gebet;* für viele Menschen ist die Tatsache des Todes ein »Beweis« für das Schweigen Gottes. Wer erfahren durfte, wie mitteilsam gerade das stille Sterben eines Menschen sein kann, befindet sich auf dem Weg des »Erlebens«, daß Gott sich in seinem Schweigen eben mehr ausdrückt als in all seinen überlieferten Worten.

5. Raum und Zeit

Der gesamte Sterbebeistand bestehend aus Pflege, sprachlicher und nicht-sprachlicher Hilfe ist eingebettet in einen größeren Rahmen: einerseits in das Zusammenwirken der Helfer und des Beistandes mit dem Hilfeempfänger (Kap. 1), andererseits in Raum und Zeit. Denn wesentlich kann der Mensch nur in seinen Zusammenhängen werden; er bringt sich zwar in den Beistand selbst mit ein durch die je eigene Wahrnehmung seines Sterbens,

(Kap. D.2.), seine Bedürfnisse (Kap. D.3.), seine »Sinne« (Kap. D.8.), seine Leid-Bewältigung (Kap. C.5.) und anderes; aber all das realisiert sich oder wird an der Realisation behindert durch die konkreten Bezüge, in welchen sich der Mensch eingefügt erlebt. Dort findet der sterbende Mensch Übereinstimmung mit sich selbst, seiner Umwelt und seinem Gott, oder er verliert nicht nur sich selbst und sein Leben, sondern alles.

Diese Suche nach Übereinstimmung nennen wir »Streben nach *Identität*«. Darin unterscheidet sich der Sterbende nicht vom Lebenden, daß er an solchen Übereinstimmungen interessiert ist, sondern wie er es ist; wir sind alle bemüht, unsere Identität entweder dadurch zu wahren, daß wir uns anpassen, oder sie zu erlangen, indem wir uns abheben, unterscheiden von den anderen. Wir möchten wie alle anderen menschlich sterben und uns doch zugleich in unserem Sterben von allen anderen unterscheiden. Wir sterben in einem bestimmten Raum und möchten, daß dieser Raum etwas mit uns zu tun hat, daß ihm nicht gleichgültig ist, wenn wir in ihm sterben; wir sterben zu einer bestimmten Zeit und möchten, daß dies ein einzigartiger Augenblick wird.

Der menschliche Raum erhält sein besonderes Gepräge durch die Dinge, zu denen der Mensch jeweils gehört, die er braucht, ohne die er als Mensch nicht zu sein vermag: Dinge des Eigentums, Geld, persönliche Möbelstücke, Bilder, eigene Kleidung, eigene Zahnbürste, eigener Waschlappen, eigenes Nachthemd. In dem Maße, wie der Mensch im Verhältnis zu diesen Dingen gestört wird, stirbt er als identische Persönlichkeit vor der Zeit; in dem Maße, wie ihm jedoch seine Dinge gepflegt und er in seinen Dingen geschützt wird, kann er sich auch dinglich verwirklichen; also müssen wir uns Gedanken machen, welche Dinge im Raum einen Zusammenhang mit diesem Menschen haben, und dann diese Dinge ebenso behutsam behandeln wie den Menschen selbst: »Zeige mir das Zimmer, wie es sein sollte, damit du darin sterben könntest, und ich sage dir, wer du bist!«

Der Mensch ist ein »behaustes« Wesen; soll heißen, ohne ein *Zuhause* kann er nicht als Mensch leben und sterben. Dieser Begriff bezeichnet die Freundschaftsbeziehung zwischen einem Raum und einem Menschen; auch ein Raum kann sprechen, zärtlich sein, Wärme oder Kühlung geben. Das ist nicht damit abgetan, daß wir einige Blümchen ins »Sterbezimmer« stellen, eine Kerze anzünden und das Licht dämpfen, obwohl es auch nicht unwichtig ist, wenn wir uns im Klaren sind, daß es dem Wollen des Patienten entspricht. Der Raum sollte vielmehr mit dem Menschen in eine sympathische Wechselbeziehung treten. Der Raum-Sinn gehört ja zu einem der bis in die Todesstunde am längsten dauernden Sinnesfähigkeiten des Menschen; dieser nimmt jede Veränderung um sich her sehr wohl wahr und registriert damit den Verlust des »Zuhauses« sehr empfindlich.

Da in Gesellschaften wie der unsrigen so viele Menschen stationär sterben, sollte die Station darauf vorbereitet sein, für einige Patienten Sterbeort, also ein »letztes Zuhause« zu werden. Häufig führt die Begrenztheit der *stationären Identität* zu schmerzlichen Verlusterlebnissen. Auf der Station ringt der Mensch um eine besondere Form seiner Identität; er ist ja hier Patient, aber nie identisch mit seiner Krankheit; er ist hier abhängig, niemals aber unfrei. Die Rüstigkeit und Heilbarkeit des einen Patienten darf nicht den anderen als unverantwortliches Wesen erscheinen lassen. Also muß eher der rüstigere Patient für den Sterbenden ein wenig zurückstecken; dieser ist nur ein vorübergehender Besucher, jener aber ist hier letztmalig zuhause. Also sollten eher Rüstige aus dem Zimmer eines Sterbenden verlegt werden, sollten die Rüstigen eher etwas »zusammenrücken«, damit den Angehörigen und Freunden des Sterbenden Raum gegeben wird usw. Die Stille, die Zeitrhythmen, die Besucher, die Ausstattung usw. der Station sollten sich nach dem Lebenskonzept der Sterbenden, und erst dann nach Bedürfnissen von Gesunden richten.

Das Ich jedes Menschen erscheint uns als Form der *personalen Identität*; also darf Tod z. B. nicht vorweggenommen werden, indem Sterbende nur noch zurecht-

163

gemacht und versorgt werden. Das Kind trat durch die Eroberung des Raumes erst wirklich ins Leben ein, als es dem Ball folgend die Stätte seines Liegens überwandt durch die Macht der Bewegung. Der sterbende Mensch ist eigentlich im Besitz des Raumes als ein viele Räume bereits mit seiner Persönlichkeit durchdrungen habendes Wesen. Nun verläßt er das Leben, indem er den eroberten Raum aus der Sklaverei des persönlichen entläßt und freigibt. Dies geschieht durch das Zur-Ruhe-Kommen jeglicher Bewegung. Wir sprachen bereits vom Unterschied zwischen Verlust und Trennung; wir müssen also dem Sterbenden gestatten, sich von dem Raum seines Lebens zu trennen, damit er ihn nicht verliert, sondern loslassen kann. Deshalb könnte man durchaus mit dem Sterbenden darüber sprechen, was aus dem Raum werden, was mit den Dingen geschehen soll, die nicht mehr mit ihm verbunden sein werden.

Also ist unsere Aufgabe doppeldeutig: einerseits müssen wir versuchen, mit dem Sterbenden seinen Raum zu formen und zu gestalten, damit er dort nicht nur Raum hat, sondern ein räumliches Wesen sein darf; andererseits aber sollen wir ihm helfen, sich von diesem Raum zu trennen. Der Raum soll einerseits ihm zur freien und persönlichen Gestaltung zur Verfügung stehen, er soll seine Grenzen weit genug gesteckt haben, damit man als Sterbender dort »seine Zelte aufschlagen« kann, sich also »heimisch« fühlt; andererseits soll der Raum aber nicht vollgestopft sein mit den persönlichen Habseligkeiten wie ein Museum, das ja den Menschen fesselt und festhält. Die Grenzen sind nicht scharf gezogen; umso mehr benötigt das Team der Helfer eine dauernde freundschaftliche Klärung.

Ähnlich ist es mit der *Zeit*. Wenn wir sagen können: »Ich habe Zeit«, so ist dies ein Zeichen des Behagens, weil wir uns nicht gehetzt fühlen müssen, weil wir den Rhythmus des zeitlichen Vergehens bestimmen können. *Zeitliche Identität* aber verlangt, daß wir ein Gefühl für die zeitlichen Intervalle haben, die von uns mitbestimmt werden können. Aus solchen Zeitstrecken setzt sich ja unsere Wirklichkeit zusammen. Bei einigen Patienten gibt es nun zu wenig, bei anderen zu viel zeitliche Leerläufe. Zu gestaltende Zeit als zur Persönlichkeitsentwicklung auch im Sterben verwertbare Zeit ergibt sich abzüglich der festgelegten Konsumzeit, hauswirtschaftlichen Arbeitszeit, Rekreationszeit (Schlafen, Waschen etc.), Pflichtzeiten (Therapien, Visiten u. a.). Durch gute *Zeitplanung* in der Pflege erreiche ich also eine Begrenzung der notwendigen und Pflichtzeiten, eine formbare »freie« Zeit; zugleich gebe ich dem zur Verwirrung neigenden Menschen Anhaltspunkte, sich selbst wieder (oder noch) zeitlich zu verstehen.

Die Patienten können für die *eigene Zeit* z. B. keine Zeittöter wie Fernsehen, reine Pflichtbesuche u. a. brauchen; zumeist lenken diese nur von der ablaufenden Zeit ab und verhindern also Besinnung. Damit die verbliebene Zeit eine lebendige und keine »tote Zeit« wird, müssen die Menschen zunächst einmal ein Zeitgefühl behalten können; also sollten Uhren zur Ausstattung der Zimmer gehören – evtl. mit wohlklingendem Schlagwerk, damit auch visuell gestörte Patienten zeitlich leben können. Dann müssen diese Uhren ein Zifferblatt haben (also keine Digital-Uhren); denn nur Zifferblatt-Uhren zeigen die kommende und die vergangene Zeit sichtbar an. Und schließlich müssen Menschen da sein, die der Zeit einen freundlichen Sinn geben: »Ich habe für dich Zeit«.

Von der Bedeutung des »heutigen Tages« und des gelebten Augenblicks wurde bereits gesprochen (vgl. Kap. D.3.4). Der Arzt JANUSZ KORCZAK schrieb dazu: »Wir sollten auch die gegenwärtige Stunde achten, den heutigen Tag. Wie soll (der

Mensch) morgen leben können, wenn wir (ihn) heute nicht bewußt, verantwortungsvoll leben lassen? ... Wir sollten jeden einzelnen Augenblick achten, denn er stirbt und wiederholt sich nicht, und immer sollten wir ihn ernst-nehmen; wird er verletzt, so bleibt eine offene Wunde zurück, wird er getötet, so erschreckt er uns als ein Gespenst böser Erinnerungen ... In unserer Naivität fürchten wir den Tod und wissen nicht, daß das Leben ein Reigen vergehender und wieder neu entstehender Augenblicke ist.« Für unseren zärtlichen Kontakt zu einem Sterbenden bedeutet dies, daß wir in unserem Innern klar erkennen, daß die Zeit uns stetig verändert; der Patient dieses Augenblicks ist nicht mehr der gleiche wie vorher, und wir sind nicht mehr die gleichen wie ehedem. Konkret heißt das aber auch, daß wir die Zeiten, in denen wir die Patienten besuchen, exakt festlegen sollten, damit sie sich daran halten können; und jedesmal, wenn wir einen sterbenden Menschen verlassen, sollten wir ihm mitteilen, wann genau wir wiederkommen. Außerdem gehört zu einer angemessenen *Zeitpflege* hinzu, daß für einen Schwerkranken jeden Morgen und jeden Nachmittag genaue 10 bis 20 Minuten bereitstehen, in denen eine ausgewählte (Pflege-)Person bei ihm ist, um seinen gesprochenen oder ungesprochenen Worten zuzuhören; bei akut Sterbenden muß ohnehin jede Stunde neu geplant werden.

Es ist kein Widerspruch zu all dem, daß es genügend Belege dafür gibt, daß ein Sterbender sich anschickt, seine Raum-Zeit-Gebundenheit aufzulösen und einem Träumer gleich in eine »jenseitige Welt« zu entschwinden. Unser Begriff vom »*Jenseits*« hat ja eine räumliche (das Nicht-Hier) und eine zeitliche (das Nicht-Jetzt) Dimension. Indem wir den Sterbenden als Raum-Zeit-Wesen ernst nehmen, nehmen wir ihn als Menschen unter den Lebenden ernst und stoßen ihn nicht von den Lebenden fort; indem wir ihm aber so viel Möglichkeiten zur zeitlichen Gestaltung bieten, wie es unser Umgang mit ihm erlaubt, geben wir ihm Gelegenheit, das »Jenseits« bereits unbewußt und nebenbewußt (vgl. Kap. D.7.) zu erkunden. Zwischen der Raum- und Zeit-Losigkeit des Verstorbenen einerseits und der Raum-Zeit-Gebundenheit gibt es einen Zeit-Raum der ganz anderen Gestaltung; deshalb brauchen wir so viel (1:1) und so sensibel geschultes Personal für den Sterbebeistand, weil das alles nur mit höchster Sensibilität und Flexibilität der pflegerischen Verantwortung sicherzustellen ist. Pflegerische Verantwortung zeigt sich auf diesem Sektor vor allem in der Handhabung des Zwischenraumes, also des nichtsprachlichen Systems der Kommunikation: Sprache umfaßt die ganze Zeit, Vergangenheit, Gegenwart und Zukunft; die Nonverbalität kennt nur die Gegenwart.

6. Sorge um besondere Gruppen

Wenn in diesem Kapitel von »besonderen Gruppen« gesprochen wird, so bedeutet dies, daß Sterbende ansich eine durchaus gewöhnliche Gruppe unter den Menschen darstellen; deshalb beschäftigen wir uns hier auch nicht mehr mit den Kindern und ihrem Sterben (vgl. Kap. D.4.) oder mit dem Sterben alter Menschen (Kap. D.5.). Ihnen gegenüber gibt es Zusammenhänge, die sich der üblichen Erwartung im Lebensablauf entziehen, entweder dadurch, daß wir vor eine außergewöhnliche Hilfeaufgabe gestellt oder von einer seltenen Krankheit getroffen werden.

Die folgenden Ausführungen können selbstverständlich keinen Gesamtüberblick über die tödlichen Krankheitsbilder geben, sondern müssen beispielhaft verstanden werden. Aus den Anregungen und Überlegungen in dem einen Fall könnten durchaus Folgerungen für andere gezogen werden; andererseits bleiben auch die besonderen Kranken immer unter den Vorzeichen ihres allgemeinen und übereinstimmenden Menschseins. Also dürfen die folgenden Hinweise nur im Zusammenhang mit dem ganzen Buch betrachtet werden.

6.1 Unter dem Einfluß besonderer Krankheiten

Viele Krankheiten zeichnen sich durch Unheilbarkeit oder durch eine gewisse Nähe zum Sterbenmüssen, also zu einer Lebensverkürzung merklichen Umfangs aus. **Unheilbarkeit** ist allerdings kein unmißverständlicher Begriff; schließlich hinterläßt alles, was mit uns geschieht Spuren auf unserem Lebensweg, die sich zum Teil so tief eingraben, daß ein »vorzeitiges« Erreichen des Zieles erkennbar wird. Mit vielen Krankheiten sind zudem noch destruktive *Mythen* verbunden, die eine Lebensverkürzung nach dem Prinzip der »sich selbst bewahrheitenden Prophezeiung« eintreten lassen. Beispielsweise wird »Krebs« oftmals mit »langdauerndem, schmerzvollem Leiden« gleichgesetzt; oder von der Schmerztherapie mit *Morphin* werden zwangsläufig Atemstörungen erwartet oder Übelkeit.

Eine Krankheit ist »final« oder »terminal«, wenn sie in die Phase eines chronisch tödlichen Verlaufs einmündet, also alle »curativen« Maßnahmen erfolglos bleiben. Dann ist »Palliation« angesagt, also Linderung der Schmerzen und Beschwerden ohne Heilungs-/Behandlungs-Ziel es

sei denn: das weitgehend schmerzfreie, wach verfolgte und wahrgenommene, angemessene Sterben. Beispiele für derart schwerwiegende Erkrankungen sind hochgradige *Verbrennungen* (schon bei 15%, bei Kindern sogar nur bei 8% der Körperoberfläche beginnt die Gefahr des Verbrennungsschocks), *Herzinfarkt* (die Gefahr eines kardiogenen Schocks besteht bereits bei 50% der erstmals Infarkt-Betroffenen), *Hirnblutungen* (zerebrale Massenblutungen, zumal bei Ventrikeldurchbruch haben kaum Überlebenschancen; pflegerisch ist den gelähmten Extremitäten besondere Aufmerksamkeit zu schenken).

Der **Komapatient** benötigt eine besonders eingehende Pflege, da er auf seinen Zustand selbständig keinen Einfluß nehmen kann. Dabei ist auf fünf Bereiche besonders zu achten:

- *Freihaltung der Luftwege* (entsprechende Lagerung, gezieltes Absaugen von Schleim und Sekreten, Umlagerungen in sinnvollem Wechsel u. a.);
- *Vitalzeichen-Kontrolle* (Beobachtung von Blutdruck, Puls, Atmung, Pupillenreflexe; fortlaufende Versuche der Kontaktaufnahme);
- *Maßnahmen gegen die Folgen von Bewegungsunfähigkeit* incl. der Dekubitusprophylaxe;
- *Kontrolle der Darm- und Blasenfunktion* (möglichst ohne Dauerkatheter, vielmehr Einhaltung zeitlicher Rhythmen);
- *Psychischer Beistand bei Verwirrungen*, Depressionen und Verzweiflung (Erklärung der einfachsten Vorgänge und Selbstverständlichkeiten, auch mehrmals).

Der **Krebs** ist vor allem ein Eingriff in den Selbstwert des Patienten; neben die Angst vor Schmerzen und Zerstörung tritt die Scham, wenn »peinliche Teile« betroffen sind (Dickdarm, Blase, Hoden, Rektum u. a.). Die Geschwulst gilt als Schmarotzer und als notwendigerweise schmerzhaft und eiternd; der betroffene Mensch gerät so in seinem gesamten Lebenskonzept durcheinander, da er sich als wertvoll empfinden möchte, aber nun mit dem Unwert der Krankheit identifiziert. Er erwartet, daß die Umwelt ihn als Todeskandidaten sieht, obwohl er sich selbst vital einschätzt. Eine wesentliche Begleitfunktion für diesen Selbstwertverlust haben die sichtbaren Folgen der Bestrahlung oder zytostatischen Behandlung (Haarausfall, ständige Übelkeit, Erbrechen, Appetitlosigkeit und das Gefühl, täglich »schlapper« zu werden). »An Krebs zu denken ist, als wäre man in einem dunklen Zimmer mit einem Mörder eingesperrt. Man weiß nicht, wo und wie und ob er angreifen wird«, schreibt MAXIE WANDER; »alles tut weh, wenn ich huste, denke ich gleich an Lungenmetastasen; der Bauch tut weh – fürchterliche Schmerzen, also Darmkrebs? Die Stimme ist weg, ich bin völlig heiser, habe ich den Krebs auch im Kehlkopf?«

Krebs- wie auch **Herzpatienten** neigen dazu, »undiszipliniert« und rebellisch zu sein; sie tragen ihren inneren Kampf sehr oft nach Außen; für sie selbst ist das durchaus in gewisser Weise hilfreich, für die Umgebung allerdings außerordentlich belastend. Und es kann auch nicht als Durchgangsstufe interpretiert werden, weil es teilweise mit dem Selbstbild eng verbunden ist; denn oftmals handelt es sich nicht um Erkrankungen von Organen, sondern um Erkrankung des menschlichen Selbst. Krebs- und *Tumorpatienten* äußern ihre Bedürfnisse nur schwer, neigen zur unwahrhaftigen Harmonie, sind oft überangepaßt und von Selbsthaß gezeichnet. Die Wechselwirkung zwischen der Erkrankung einerseits und sozialen bzw. persönlichen Faktoren ist sehr groß. Deshalb muß aller Beistand diese enge Verzahnung berücksichtigen und in ein Konzept umwandeln.

Diese Patienten sollten konstant, behutsam und umfassend aufgeklärt werden;

lediglich bei den Herzpatienten ist von besonderer Vorsicht auszugehen, da hier mit einer Rückwirkung von der Aufklärung auf den Gesamtzustand gerechnet werden muß. Der Beistand sollte immer die Mitwirkung der Patienten am diagnostischen Fortschritt und an allen Maßnahmen einplanen. Besonders schwer zu realisieren ist die Tatsache, daß sich der Patient niemals als »geheilt« wird betrachten können, es sei denn, es gelingt, dem Tod einen Heilungsaspekt abzugewinnen.

Von der **AIDS-Erkrankung** gehen neue Anforderungen an die Pflege und die Gesellschaft aus; denn von ihr werden zumeist jüngere Menschen erfaßt, die nicht gewillt sein werden, in der Anonymität eines Krankenhauses zu verschwinden. Gerade hier wird Beistand zur Selbsthilfe, also zur Freisetzung des Menschen für den eigenständigen Weg des Sterbens. Da die AIDS-Erkrankung zugleich mit einer Ablehnung des verursachenden Verhaltens, vor allem der entsprechenden Formen des Sexualverkehrs einhergeht, ist mit einer moralischen Entwertung des Erkrankten zu rechnen; viele Angehörige scheuen sich davor, den Sterbenden zuhause zu versorgen. Dieser Fremdisolierung versuchen viele Patienten entweder durch eine Selbstisolierung zuvorzukommen, oder durch (manchmal aggressiven) Drang nach Außen zu begegnen, Zuwendung von der Umwelt zu erzwingen. Dabei leistet die Auflösung der stationären Grenzen zugunsten der Einbeziehung von anderen Betroffenen, also durch Beteiligung der *Selbsthilfegruppen* einen guten Beitrag. Das Hospiz-Konzept hat sich darauf eingestellt.

Das Bewußtwerden einer begrenzten Lebensdauer kann dazu führen, daß sich der Patient auf den Augenblick konzentriert; und man sollte ihm helfen, die gerade verfügbare Zeit zu nutzen (nach Ausbruch des AIDS-Vollbildes beträgt die Lebensspanne durchschnittlich etwa 18 Monate). Die kleinen Dinge des Lebens erhalten eine (über)große Bedeutung; dazu die Beziehung zu vertrauten Personen. Deshalb halten wir den *Freundschaftsvertrag* gerade bei AIDS-Patienten für ein brauchbares Instrument der Unterstützung des Pflegerischen (vgl. Kap. D.1.2). In den USA bilden Infizierte eine eigene Familie, die gerade auch die Pflegeaufgaben für Terminalpatienten beinhaltet. Sofern aus diesem Zusammenhang Aufgaben an die Sozialstationen entstehen, müßte eine eigene, supervisorisch begleitete Weiterbildung entwickelt werden. Z. B. muß der Umgang mit Fragen wie den folgenden an konkreten Beispielen geübt werden: Ist der Schutz vor Unruhe für den Patienten wichtiger als sein Verlangen nach möglichst vielen Besuchern? Kann das Krankenhaus doch mehr helfen als das Zuhause? Wie habe ich mit »Nähe und Distanz« umzugehen, da in der Freundschaft doch »Beistand« und »Beischlaf« nur geringfügig abgegrenzt sind?

Bei vielen Krankheiten, z. B. bei malignen Formen des **Muskelschwunds** gibt es eine wesentlich krisenhafte Situation, die wie ein Blitz in das Leben fährt und brutal die Sinnfrage aufwirft, nämlich dann, wenn der Kranke hinfällt, ohne wieder aufstehen zu können, wenn er ohne fremde Hilfe nicht mehr trinken oder den Kopf halten kann. Dieser Augenblick ist gewaltig in seinen Ausmaßen auf alle Beteiligten einschließlich des Patienten; die Auswegslosigkeit leuchtet auf, die Unausweichlichkeit eines Verfalls zum Tode. Die Zugehörigkeit zu einer Körperbehindertengruppe wird »lebenswichtig«, denn dort können die nötigen Anregungen zu einer Lebensintegration gegeben werden; dort gibt es das nötige Verständnis, die Wertschätzung, die Zärtlichkeit und Zuwendung. Für schwer depressiv-aggressive Kinder kann *Spieltherapie* hilfreich sein, bei denen das Kind die Impulse setzt, Wut und Haß herauslassen, schweigen und hilflos sein darf. Nur wer seine Katastrophe hat ausleben können, kann von sich selbst Entlastung und Sinnfindung erhoffen. Dazu aber muß auch das Milieu entsprechend vorbereitet sein, was also auch die Eltern lehrt, sich auf die eigenen und die Gefühle des Kindes einzulassen.

6.2 Zum Sterben auf der Intensivstation

Intensivstationen sind jene *Spezialeinheiten* innerhalb eines Krankenhauses, in welchen vital bedrohte Schwerkranke mit speziellen Maßnahmen überwacht, behandelt und gepflegt werden; die Überwachung bezieht sich auf Frischoperierte und Schwerkranke bis zur Überwindung der »kritischen Phase«; die Behandlung bezieht sich auf die Wiederherstellung oder Aufrechterhaltung der *vitalen Funktionen* der Atmung, des Herz-Kreislauf-Systems, von Temperatur und Stoffwechsel, sowie der Bewußtseinslage. In vielen Definitionsbeschreibungen der Intensivstation tauchen die Sterbenden nicht auf, da sie in dem positiven Zielzusammenhang offensichtlich stören, oder weil der Blickwinkel der Betrachter vor allem der Vielzahl von Geräten gilt. Für Fremde (z. B. Besucher, Angehörige) wirken die vielfältigen Schutzmaßnahmen unter den Bedingungen verschärfter Isolierung außerordentlich befremdend und beängstigend.

Jüngere Untersuchungen haben sich trotzdem dem Sterben auf der Intensivstation gewidmet. Sie stellen fest, daß dem Zusammenbruch der Abwehrkräfte und dem Erlöschen des beobachtbaren Bewußtseins eine Phase vorausgeht, in welcher der Patient die Verschlechterung seines Allgemeinzustandes spürt und darauf mit ängstlich-depressiver Verstimmung reagiert. HANS-JOACHIM HANNICH u. a. haben z. B. die schriftlichen Äußerungen in den einzelnen Sterbephasen verglichen und in Relation zur psychischen Verfassung des Patienten gesetzt: der eigene Antrieb des Patienten erlahmt; neben erhöhtes Schlaf- und Ruhebedürfnis tritt eine Überempfindlichkeit gegen Helligkeit und Lärm; die Aufmerksamkeit und Merkfähigkeit nehmen ab, das Denken verlangsamt und die zeitlich-räumliche Orientierung wird gestört.

Nun spürt die Station ihre eigene Fixiertheit auf Lebenserhaltung und Wiederbelebung; sie sucht nach neuen Formen der Kommunikation auch und gerade mit den zunehmend Kommunikationsgestörten; denn kommuniziert wird ja ohne Ende. Die spontanen Funktionen werden nun von den *Apparaturen* ersetzt und von den Überwachern in das Lebenskonzept des Sterbenden eingebracht, also dort repräsentiert. Wenn die Station sich dazu durchringt, daß der Tod keine Niederlage, sondern ein Ziel darstellt, besinnt sie sich auf die Möglichkeiten intensivpflegerischen Sterbebeistands. Einige Merkmale sollen die Richtung andeuten:

Reden. Die Sprache in der Intensivstation ist eine andere als in anderen Stationen; sie ist leiser, bezieht sich auf jegliche Handlung, verwendet aber weniger Worte als Zeichen (die Schrift oder auch Kommunikationskarten zum Ausdruck von Grundbedürfnissen oder Wünschen: Würgen im Hals, Erbrechen, zu viel Lärm, Kälte, Hitze, Juckreiz, Angst, Kontaktbegehren usw.), wiederholt auch das schon oft Gesagte.

Zuhören. Auch das Nicht-Gesagte ist ein Hör-Ereignis. Deshalb muß die Beobachtung gefördert werden; denn das tatsächlich »Gesagte« ist oft eher sichtbar als hörbar. Allein die Hörbereitschaft des Beistandes ist eine Ermutigung für ein Ausdruckgeben der Gefühle, Ängste, Wünsche etc.

Halten und Berühren. Die Intensivstation ist ein Ort des dauernden Kontaktes durch Anwesenheit, Blick und Sprache bis zum Körperkontakt. Der Patient braucht solche Bezugspersonen; also sind die Routinekontakte zugleich Anlässe für die Berührung der Menschen, deren Leben uns »anrührt«; Massagen, Lagerungen, Anlegen von Kanülen u. a. sind nicht in sich allein sinnvoll, sondern als Bindemittel zwischen Menschen. Halten ist aber auch ein Antworten auf das Begehren des Menschen festzuhalten: das Leben, die Menschen u. a. Deshalb sollten Angehörige (Fremde) soweit möglich einbezogen werden; allerdings benötigen diese dann auch wieder eine Beratung, wie die Pflegekräfte.

Achten. Der Patient bleibt bis über seinen Tod hinaus ein Mensch, und der Bewußtlose ein »Bewußter«; deshalb sollten wir immer bemüht sein, von dem Menschen mehr zu wissen als von seiner Schädigung; es lohnt sich, dies von Zeit zu Zeit zu prüfen. Zum Menschen gehört der Intimbereich, der z. B. nötigenfalls mit Trennwänden (wieder-)hergestellt werden kann.

Zwischen. Dies Stichwort soll sensibilisieren für die Mittel und Probleme notwendiger Distanz. Wir können ja nicht an die Stelle des Patienten treten; es bleibt immer etwas zwischen uns. Und das ist gut so, wenn es kontrolliert ist; deshalb müssen die chemisch-technischen Zwischenschichten behutsam eingesetzt werden (Gummihandschuhe, Folien, Augenverbände u. a.), damit sich kein »Mittel« gegenüber dem »Ziel« verselbständigt. Das gilt auch für Trennwände.

Zeit und Raum. Die Räume müssen dem Menschen (und nicht umgekehrt) angemessen sein; deshalb darf an Farbgestaltung, Zimmergröße, Rückzugsräume für Personal und Verwandte sicher mehr gedacht werden. Mit bewußten Patienten müssen klare Absprachen (z. B. bezüglich der Besuche) getroffen werden; erinnert sei auch an die sichtbaren Uhren. Bei besonders die Pflegekräfte psychisch belastenden Patienten (Verbrennungen, Verstümmelungen u. a.) müssen die Arbeitsschichten gesondert geplant werden.

Trauern. Auch das Personal muß trauern dürfen; also sind Trauerpausen einzulegen, vor allem, wenn ein Sterben einen ungewöhnlichen Verlauf genommen hat. Daran sollten die Angehörigen beteiligt werden evtl. unter Anleitung eines geeigneten Therapeuten.

6.3 Der sterbende Suizidpatient

Die Auseinandersetzungen um den Selbstmord drehen sich zumeist um die Selbstmordverhütung und die Einschätzung der Suizidalität durch Gesellschaft und Fachwissenschaften. Die pflegerische Betreuung des Suizidanden und der Beistand während seines Sterbens spielen kaum eine Rolle. In einigen Veröffentlichungen wird der Beistand mißverstanden oder vermischt mit der Problematik, die sich besser »Freitod-Hilfe« umschreiben ließe, also mit der Frage, ob und wie pflegerisch die Selbsttötung vor Komplikationen jeglicher Art geschützt werden kann. Der Übergang von einem nachgehenden Betreuen und nicht verurteilenden Begleiten zu einem direkten Unterstützen des Selbsttötenden ist keineswegs fließend, sondern klar abgegrenzt; Sterbebeistand hat auch beim Selbstmörder nichts mit einer Förderung und Beschleunigung des Todes zu tun.

Der *sterbende Suizidpatient* ist jener, der eine Selbsttötungshandlung nicht unmittelbar zu dem von ihm angestrebten Ziel hat bringen können, nun aber durch sein Handeln derart bleibend geschädigt ist, daß dieses Ziel trotzdem in absehbarer Zeit erreicht wird. Es ist nicht unsere Aufgabe, darüber zu rätseln, warum das Ziel direkt verfehlt wurde (absichtlich oder unabsichtlich, war der Tod ersehnt oder nur billigend für die Suche nach einem anderen Leben in Kauf genommen); vielmehr haben wir den Menschen in seiner verzweifelten Lage anzunehmen, wie er uns gerade begegnet mit seiner Verstim-mung und Aggressivität, seinen Enttäuschungen und Hoffnungen, seinem Leid und seinen Leiden. Dann erlangen wir einen Zugang zu jener *suizidalen Einengung,* die durch tiefe Depression und Melancholie jegliche Tür zur inneren Persönlichkeit des Menschen zu versperren scheint, so daß er sich uns sprachlich verschließt, aber in vielen Zeichen zu verstehen gibt, daß er unsere Anwesenheit nicht nur akzeptiert, sondern auch sucht. Hier müssen wir uns auf die nonverbalen Möglichkeiten besinnen, nicht weil sie die einzigen wären, sondern weil sie die ausdrücklich gewählten sind.

Die den Suizid auslösende *Krise* kann aber nun nicht mehr den Ansatz bieten, wie ihn die therapeutische Behandlung sehen würde; denn durch die bleibende, zu einem tödlichen Ende führende Schädigung ist die Wiederherstellung eines Zustandes der Krisenbewältigung unmöglich geworden. Der Tod ist aber nicht die Heilung von der Krise, wie sie der Selbstmörder erstrebte, sondern nur noch Heilung von den Folgen der Selbsttötungshandlung. Für eine erfolgreiche Behandlung der Suizidalität müßte es uns gelingen, das Abhängigkeitsstreben des Menschen schrittweise zurückzudrängen zugunsten größerer Selbständigkeit in der Auseinandersetzung mit sich selbst und der Umwelt. Im Sterbebeistand aber müßte ich gerade diesem Abhängigkeitswunsch nachgeben, dem Patienten erlauben, *sich in meinen Schutz und Trost hinein fallenzulassen.* Das einzige Erfolgserlebnis, das ihm ein Selbstwertgefühl für das eigene Sterben vermitteln könnte, ist die Mitteilung, daß uns sein Sterben wichtig geworden ist; das ist die Realität, die wahrgenommen und angenommen werden soll, damit über diese Realitätskontrolle eine andere Form von »Heilung« des Selbstmords im Tode möglich wird.

Wir müssen beim Sterbebeistand für Suizidpatienten mit einigen besonderen Schwierigkeiten rechnen: mit der Aggressivität als Reaktion des Patienten auf eine virulente Distanzierung unsererseits von ihm und seiner Handlung; mit ausgeprägten Haßgefühlen gegen uns als den Sinnbildern für die zerstörte Hoffnung, die Krise durch Selbsttötung bewältigen zu können; mit der letzthinnigen Tendenz zur Unwahrhaftigkeit, wenn wir dem Wunsch nach Nähe nachkommen aber mit der Angst, »suizidal infiziert« zu werden. Andererseits haben all diese Schwierigkeiten nur eine geringe Bedeutung angesichts der Chancen die sich für einen angemessenen Lebensabschluß aus kraftvoller Nähe zum Patienten ergeben können.

Die »*Freitod-Hilfe*« oder besser ausgedrückt die Beihilfe zur freiverantwortlichen Selbsttötung ist ein Handeln, das die Phantasie der Öffentlichkeit mehr beschäftigt, als daß es sich tatsächlich als Beistandsverlangen stellt. Wer den Entschluß gefaßt hat (aus welchen Motiven und Gründen auch immer), freiwillig aus dem Leben zu scheiden (»Qualität eines Sterbens« gegen »Quantität eines qualvollen Lebens«), verlangt in gewissen sehr eingegrenzten Fällen nach Hilfe, vor allem, wenn er körperlich nicht in der Lage ist, seinen Wunsch zu realisieren. Solange wir nicht selbst direkt Hand an dieses Leben legen, tragen wir vielleicht Beistandsaufgaben: Schutz vor Störungen und Komplikationen, Nähe und Anwesenheit beim Sterbenden, Zärtlichkeit, Überantwortung an die Sorge eines anderen.

7. Zur Praxis der Trauerarbeit

Nach Eintritt des Todes stellt sich vielen Verantwortlichen wie Ärzten, Pflegekräften, Sozialarbeitern und Seelsorgern die Aufgabe einer angemessenen Trauerarbeit. Aber schon diese Sichtweise trifft nicht das ganze Problem. Wie wir vielmehr bereits feststellen konnten (Kap. D.6.) gibt es einen Unterschied unserer Aufgabe je nachdem ob der Tod einen Menschen plötzlich und ohne Vorbereitung von uns gerissen hat (»Verlust«), oder ob wir eine Zeit mit ihm haben verleben können, die eine allmähliche Loslösung vorbereitete (»Trennung«); ob der Sterbende selbst Trauerhilfe benötigt wegen seines schwindenden Lebens oder ob Angehörige, Freunde, Verwandte von ihm Abschied nehmen müssen bzw. wollen; wie lange der Tod bereits zurückliegt und welche »Vorarbeit« wir im Sinne einer Auseinandersetzung mit eigener Sterblichkeit geleistet haben.

Insofern können alle Überlegungen zur *Trauerarbeit* und *Trauerhilfe* nur sehr vorläufig sein und müssen im Einzelfall neu besonnen werden. Außerdem berücksichtigen unsere Aussagen kaum genügend, daß Trauern etwas sehr Persönliches ist, und sehr individuelle Prägungen erfahren kann, z. B. wenn eine Mutter den Verlust ihres Kindes durch Selbstmord damit beantworten will, daß sie sich ein neues Kind »machen läßt«, um dieses dann unter der Herrschaft des eigenen Willens zu töten. Allein dieses Beispiel zeigt, welch schillernde Formen die Trauer annehmen kann und wie wenig doch unsere Typisierungen zutreffen.

Man hat auch hier (wie in der Betrachtung des Sterbens) von **Phasen** gesprochen, so als gäbe es einen klaren Verlauf hin zur Wiedergutmachung oder Konsolidierung. Aber solche Phasenlehren sind allenfalls nur hilfreich, niemals aber ganz zutreffend.

An anderer Stelle (F. Rest, Den Sterbenden beistehen. Heidelberg–Wiesbaden 1986, 2. Aufl., S. 133–148) haben wir ausführlicher darüber und von der Rolle der Familie dabei gesprochen. Die Pflegekräfte sollten wissen, daß es durchaus »normal« ist, wenn ein Trauernder zunächst schockartig, dann mit einem deutlichen Hilferuf, dann mit erklärender Interpretation des Erlebten und schließlich mit dem Wiederaufbau der zerstörten Lebenskonzepte reagiert. Alles ist gewissermaßen erlaubt, damit der Betroffene sich durch den Schmerz und die neue Situation zeitlich hindurcharbeitet. Die Hilfe, die wir diesem Menschen anbieten können, unterscheidet sich eigentlich nicht wesentlich von den Hilfen, die wir dem Verstorbenen gegeben haben; allerdings war beim Sterbenden das Ziel relativ bekannt und der Weg gewissermaßen ein sehr weiter, der sich auf dieses Ziel hin verengt; beim Trauernden ist es umgekehrt: ein in sich geschlossener Ausgangspunkt öffnet und weitet sich allmählich in ein neues Lebenskonzept und in eine »ganz andere« Sinngebung.

Nachdenklich sollten wir allerdings werden, wenn der Trauernde den »normalen Trauerprozeß« verläßt; dann wären wir aufgerufen, Hilfe durch Therapeuten in Anspruch zu nehmen. Derartige **Alarmsignale** sind: ausbleibende Trauerreaktion, die vielfältige Ursachen haben kann (seelische Verkrampfungen, erlebte Häufung von Verlusten, Klammern an Irreales, das Selbstbild des »starken Menschen«, soziale Zwänge zur Verdrängung der Realität u. a.); fehlgeleitetes Trauern (Verleugnung, chronisch anhaltendes Trauern, verspätete Reaktionen, Übertreibungen). All das sind psychiatrisch relevante Erscheinungsbilder, mit denen wir allein nie fertig werden könnten.

Sehr hilfreich wäre es, wenn wir uns die vier zentralen **Traueraufgaben** (nach William Worden, Beratung und Therapie in Trauerfällen. Bern 1987) ein-

prägen, nicht um sie als Maßstab an die Menschen, mit denen wir es zu tun haben, anzulegen, sondern um uns ein wenig den Fortschritt zu vergegenwärtigen, den der Betreffende bereits geleistet hat, und welch bedeutsamer Weg noch vor ihm liegt. Als Pflegekräfte erleben wir ja meistens nur einen sehr kleinen Ausschnitt aus diesem Prozeß, dessen Stellenwert im Ganzen uns undeutlich bleiben muß. Die vier Aufgaben sind:

– *Den Verlust als Realität akzeptieren* (Gegensatz: Leugnen der Realität, phantasierte Fortdauer in Hinterlassenschaften des Verstorbenen, Verkleinerung der tatsächlichen Bedeutung des Todes, spiritistische Vergeistigung des Todes in für die Zukunft erwarteter Wiedervereinigung u. a.).

– *Den Trauerschmerz erfahren und durchleiden* (Gegensatz: die Umgebung erlaubt dem Trauernden den Schmerz nicht, versucht ihn aufzumuntern; der Trauernde wirkt empfindungslos »stark«, erschlägt den Schmerz durch Arbeitswut oder resignatives Nichtstun).

– *Sich anpassen an eine Umwelt, in der der Verstorbene fehlt.*

– *Emotionale Energie von dem Verstorbenen abziehen und in eine andere Beziehung investieren.*

Gerade diese letzten zwei Aufgaben (Anpassung an eine veränderte Umwelt und Neuinvestition der Liebesfähigkeit) können erleichtert werden, wenn sie bereits zu Lebzeiten des geliebten Menschen begonnen werden; wir nennen dies die **vorauseilende Trauer**. In ihr wird jene Lücke ausgelotet, die durch den bevorstehenden Tod eines Partners entstehen könnte, werden die Fähigkeiten des Sterbenden unter dessen Anleitung gelernt, damit man sie später einsetzen kann, werden Freundschaften und Beziehungen geknüpft und gepflegt, die auch dem geliebten Menschen wichtig werden können,

weil sie dem Angehörigen wichtig geworden sind. Antizipierende (vorwegnehmende) Trauer geht mit einer *lebensbilanzierenden Trauer* einher, indem die Menschen sich im eigenen Nachruf üben: Wer war ich? Wer war und bin ich für dich? Wie müßte der/die sein, ... usw.
Wer zu derart vorauseilender Trauer unfähig ist, kann eigentlich auch keinen **Trost** spenden; denn Trauer und Trost hängen eng zusammen mit der Fähigkeit, sich selbst zurückzunehmen und Toleranz zu üben. Übertreibende Trauer ist ja geradezu festklammernd und also ein Widerstreben dagegen, dem anderen zu erlauben, jetzt seinen Weg von mir weg zu nehmen. Trauer, Trost und Toleranz hängen mit jener Sinnlichkeit und Zärtlichkeit zusammen, die in den Worten »Treue« und »Vertrauen« verborgen liegen. Trauer ist also nur möglich in der Zuversicht der Geborgenheit, die wir einem Trauernden bieten könnten. Ärzte und Pflegekräfte haben größere Todesangst als gesunde und kranke Vergleichspersonen; daran wird ihre eigentlich geringe Eignung zu jener Trauerarbeit verständlich, welche auch Vorbedingung für eine »gesunde Kommunikation« mit Sterbenden und Hinterbliebenen wäre. Wir benötigen also viel tröstliche Phantasie, damit die Trauer – auch die in den pflegerisch-klinischen Einrichtungen – nicht länger nur auf die »rituellen Bahnen« angewiesen ist.
Die große Hoffnung, die der Kummervolle braucht, damit er sein Leben nach und mit dem Verlust einrichten kann, entsteht nur auf der Grundlage des *durchlebten Protestes*, wenn der Trauernde versucht, im Zorn und voll verzweifelter Wut das Endgültige rückgängig zu machen, und der *durchlebten Verzweiflung* bzw. der Depression und Disorganisation, wenn es galt, Fakten zu akzeptieren, vor allem die Tatsache, daß Geliebtes und Geliebte unwiederbringlich gegangen sind.

Also müssen wir den Hinterbliebenen erlauben, ihren *Gefühlen von* **Kummer** *und Gram* Luft zu machen, ja wir müssen sie sogar dazu ermutigen. Solche Gefühle sind etwas sehr Nützliches, Natürliches und sind wünschenswert. Kummer ist eine normale Reaktion; sie ist für seelische Gesundheit unbedingt erforderlich. Es muß ein Weg gefunden werden, damit sie sich Ausdruck verschaffen kann. Nur psychologisch Uninformierte können also über einen Menschen, der einem tragischen Ereignis oder einer infausten Diagnose schweigend und passiv begegnet, sagen: »Er trägt es mit Fassung; er weint nie«. *Tränen* müssen zwar nicht in der Öffentlichkeit fließen, aber wir können zu Tränen förderlich beitragen, indem wir sagen: »Auch ich könnte jetzt weinen«. Mindestens ist diese Aussage besser als: »Nicht doch, Sie müssen nicht weinen«. Der Ausdruck von Gram, Kummer und Trauer darf nicht abgeschreckt werden. Und wenn den Helfern nach Weinen zumute ist, sollten sie es ausgiebig tun; man kann sogar gemeinsam weinen oder stellvertretend; Weinen für einen, der (noch) nicht weinen kann, ist eine Einladung es zu tun.
Alle Menschen, denen ein Verlust oder ein Schmerz bevorsteht, müssen als gefährdet angesehen werden. Die Gefahr sinkt mit der Fähigkeit der sozialen Umwelt, das Ereignis und den betroffenen Menschen zu integrieren. Deshalb sollten wir versuchen, das Umfeld eines Trauernden zu unterstützen, Nachbarn und Verwandte zu beraten und die Regelung praktischer Dinge für den Trauernden sicherzustellen; denn er braucht in dieser Krise einen besonderen Schutz. Die Mitwirkung von *Laien*, die in ihrem eigenen Leben vergleichbares erlebt haben, kann sehr hilfreich sein, da sie die nötige Einfühlung aufbringen; dies gilt zumal bei pathologisch Trauernden, die einer Langzeitbetreuung bedürfen. Verwiesen sei deshalb z. B. auf die Selbsthilfegruppe

»MUT« (Mensch und Tod e. V.) in Essen oder auf die Gruppen »Verwaister Eltern« (Kontakt: Evangelische Akademie, Hamburg 36). Jede Krise muß von uns aufgefaßt werden als eine Zeit besonderer Offenheit des Menschen für Hilfen und Schädigungen; geschützt ist er nur in der Gemeinschaft.

Ein wichtiger Faktor bei der Trauerarbeit ist die Gelegenheit, ausführlich von dem Objekt meiner Trauer **sinnlich Abschied** nehmen zu können; das gilt für verstorbene Angehörige, aber auch für Totgeburten, amputierte Organe usw. Selbst wenn das Trauerobjekt sehr entstellt ist, sollte dieses Angebot bestehen; allerdings darf dann der Trauernde nicht ohne Begleitung sein und der Prozeß sinnlichen Abschieds darf nicht unter Zeitdruck ablaufen. In milderer Form vollzieht der Trauernde seinen Abschied bei jedem sinnlich Wahrnehmbaren, das eine Verbindung zu dem Verlorenen hält (Kleider, Zimmer, Kollegen, Freunde, der Garten, die Lieblingsspeise, der Hund u. a.). Ggf. müßten wir im Gespräch mit den Trauernden auf diese Zusammenhänge hinweisen: Die Schocksituation ist nicht einmalig, sondern kehrt in Wellen wieder; die Gedanken kreisen suchend um das Verlorene, der Protest kommt immer wieder hoch.

Außerdem müßten wir den künftig Trauernden möglichst bereits am Sterbebeistand beteiligen; das aber hieße, daß sich unsere Hilfeleistung nicht nur auf einen, sondern auf mehrere Menschen richten müßte. Damit wären sicher viele Stationen völlig überfordert. Es kann also nur nochmals an das therapeutische Team unter Einbeziehung des Sterbenden und des ganzen sozialen Umfeldes erinnert werden. Zudem wäre es sinnvoll, Selbsthilfegruppen beizeiten mit den Menschen zusammenzubringen, wie es z. B. an einigen Kliniken mit den Eltern leukämiekranker Kinder geschieht, die in einer Gruppe mit bereits verwaisten Eltern zusammenarbeiten; die Lebenden schöpfen aus den Erfahrungen mit bereits Verstorbenen, und die Trauernden haben eine Aufgabe, die unmittelbar aus ihrer Trauer für das Leben resultiert.

8. Hilfe für die Helfer

Viele Menschen fühlen sich zwar verpflichtet und sind auch grundsätzlich bereit, als Beistände in einer Sterbe- und Trauersituation zur Verfügung zu stehen; wird aber der Anruf eines Hilfsbedürftigen real, dann suchen sie nach Unterstützung, weil sie meinen, der Beistandsaufgabe doch nicht gewachsen zu sein. Das gilt für den Laien wie für den beruflich Handelnden; nur hat der Laie mehr Rückzugsmöglichkeiten, da er ja nur »moralisch« gezwungen wäre, in der Situation zu bestehen, und er fühlt sich berechtigt, die Verantwortung auf die Fachkräfte abzuwälzen. Andererseits fehlt für Pflegekräfte, Ärzte u. a. die moralische Verpflichtung aufgrund persönlicher Bindungen wie Verwandtschaft und Freundschaft weitgehend. Also brauchen beide Helfergruppen qualifizierte Hilfe, die sie am Ort ihrer jeweiligen Verantwortung abholen würde.

Dieses Buch sollte selbst als eine solche Hilfe verstanden werden. Es unterscheidet sich deshalb erheblich von einem ähnlichen Buch für den »Menschen von Nebenan«, den Nachbarn, Bekannten, Laien-Freund (vgl. F. REST, Den Sterbenden beistehen. Heidelberg–Wiesbaden 1986). Die Fachkompetenz verlangt ein erhebliches Maß an Abstraktion und Detailinformationen, die für den Laien nur ablenkend sind. Außerdem ist der professionelle Helfer eingebunden in ein *System der Hilfe*, während der Laie auf sich gestellt ist. Die Einbindungen erleichtern aber nicht nur die Arbeit, zumal eine Arbeit auf derart sensiblem Gebiet wie dem des Sterbebeistands. Allein der große Wechsel von Patienten erschwert die Konzentration auf eine Aufgabe; Hilflosigkeit der Helfer ist deshalb zu allererst ein Strukturproblem und erst in zweiter Linie ein Problem der Helferpersönlichkeit. Kleine Patientengruppen, ein hoher Pflegerschlüssel (bis zu 1:1), Ergänzung der professionellen Hilfe durch Laienhilfe, damit eine Konzentration der Fachlichkeit geschehen kann, Teamarbeit und psychische Entlastungsmöglichkeiten sind wesentliche Voraussetzungen für Strukturhilfen.

Die beruflichen Helfer sind aber auch persönlich gefährdet, weil ihnen gerade ihre *Professionalität* manchmal im Wege steht: Sie erleichtert die *Meidung* des sterbenden Patienten und der Beistandsaufgabe, weil andere Aufgaben ebenfalls wichtig sind und davor geschoben werden können. Die oftmals fehlende Zeit zu ausdauerndem Beistand hilft, der *Verleugnung* der tödlichen Gefahr zusammen mit dem Patienten nachzugeben; es gelingt sogar, die Hilfeverweigerung damit zu begründen, daß der Patient sie ja überhaupt nicht eingefordert habe; der Patient leugnet die tödliche Gefahr, weil er spürt, daß wir sie leugnen möchten, damit wir berechtigt sind, sein Leugnen als Schutz für unsere störungsfreie Arbeit zu nutzen. Oftmals verstecken Pflegekräfte ihre Hilflosigkeit hinter *Überaktivität;* wir sollten im Team sehr aufmerksam sein für allzu hektische Betätigungen von Kollegen; manch einer flieht vor der Schwere einer Aufgabe in den eigenen Zusammenbruch. Ein Alarmzeichen ist die Tendenz, immer mehr *für* als *mit* dem Patienten zu tun.

Obwohl der professionelle Helfer sich wegen seiner Ausbildung und seines Wissens überlegen fühlt, und deshalb den Patienten in der nötigen Abhängigkeit hält, wo seine eigene Helferrolle keiner Gefahr ausgesetzt ist, spürt er doch, daß angesichts des Sterbens diese Dominanz schwindet, daß viele Sterbende ihr Sterben besser »beherrschen« als er seine Hilfsangebote, und daß seine Hilfe notwendigerweise angesichts des Todes vollständig versagt. Nun nützt es ihm nichts mehr, den Patienten zu entmündigen, ihn in kindliche Abhängigkeit zu stoßen oder mit der Miene der Fachlichkeit zum Hilfeempfänger zu degradieren. Diese berufliche *Selbstbefriedigung* stellt die Hilfe schließlich ganz in Frage. Gelingt es uns nicht, an ihre Stelle eine Selbstkontrolle zu setzen, müssen wir auf die schmerzliche Hilfe von Außen setzen. Gegen die Hinweise der eigenen Mitarbeiter im Team aber haben wir viele Abwehrmittel, die Hinweise des Kranken selbst überhören wir leicht und eine supervisorische Kontrolle ist für viele Stationen zu teuer. Es müßte also sichergestellt werden, daß das ganze therapeutische Team in entsprechende Weiterbildungsmaßnahmen eingebunden wird.

Das vorliegende Buch fördert sicher die Identifikation und Einfühlung in den Lebensprozeß Sterbender; und das ist auch die Absicht. Aber gerade dadurch könnte auch ein bedenklicher Nebeneffekt eintreten, nämlich der der *Überidentifikation.* Je mehr ich mich auf der gleichen Stufe mit dem mir Anvertrauten sehe (gleiches Alter, gleicher Beruf u. a.), desto eher neige ich zur Identifikation, d. h. zum Versuch, die Probleme und Gefahren von der Seite des Kranken her zu empfinden; wenn ich mich nun selbst als Sterbenden erleben kann, steigt diese Fähigkeit und erzeugt zugleich die Gefahr, daß ich daran zerbreche. Diese Form von Über-Nähe hindert mich schließlich an der für sachliche Hilfe nötigen Distanz.

175

Es kommt schließlich so weit, daß ich meine Hilfe abbrechen muß, um nicht für und mit dem Patienten sterben zu müssen und sterben zu wollen.

Die Helfer benötigen also für ihre Hilfe vorbeugende Hilfe, die sich vor allem in angemessener *Ausbildung* niederschlägt. Es ist daher sicher sträflich, wenn gerade Praktikanten und Pflegeschüler unvorbereitet in Sterbebeistands-Aufgaben gebracht werden. Das Problem sollte zunächst theoretisch durchdrungen und in Simulationen (Rollenspiel, Meditation, Fallbesprechungen, Übungen, vgl. Kap. C.4.) erlebt sein, ehe die Konfrontation mit der Realität erfolgt. Schon in der Ausbildung müssen Rückzugs- und Aussprachemöglichkeiten angeboten werden, wobei es sicher nicht angebracht ist, daß diese Gesprächspartner zugleich die Bewertung von Lernleistungen durchführen. Die Trennung von »Lehrer« und »Vertrauter« hat sich durchaus bewährt, sofern sichergestellt ist, daß der Vertraute Verschwiegenheit wahrt und nicht durch sein Wissen Berufschancen untergräbt.

Begleitende Hilfe wird vor allem durch *Veränderungen der stationären Gegebenheiten* sichergestellt: durch besseren Austausch von psychosozialen Informationen bei der Übergabe, in Stationskonferenzen, Fallbesprechungen etc.; durch einen besseren Austausch zwischen Pflege und Patient (Schwestern-Erstgespräche, Pflegevisite, konstante Kommunikationszeiten u. a.); durch besseren Austausch unter den Betroffenen, indem Selbsthilfe, Angehörigengruppen, Laienhelfer in die Station integriert werden; durch ständige Modifikation des Gewohnten und Routinemäßigen bei der Visite, in der Pflegeplanung (Gruppen- und Individualpflege), bei Besuchszeiten u. a.; verbesserte Reflexion des eigenen Handelns in Supervisionen, Balint-Gruppen, mit persönlichen Austauschpartnern; durch geplante und geförderte Rückzugsmöglichkeiten des Personals (z. B. Einrichtung eines »Raums der Stille« innerhalb des Hauses).

Neben der Hilfe durch die Stationsstruktur, die Gemeinschaft der Mitarbeiter und durch Aus- und Weiterbildung darf die Hilfe seitens der Hilfeempfänger, der Angehörigen und vor allem der Sterbenden selbst nicht vergessen werden. Immer sollte man bereit sein, dem Sterbenden eine Hilfefähigkeit für den Helfer zuzugestehen; dann teilen wir ihm unsere Ratlosigkeit offen mit, ohne damit seine Kräfte auf uns zu lenken.

9. Ausdehnung und Grenzen des Beistands

Jeder Helfer kann in eine Beistandsaufgabe nur so viel Kraft investieren, wie es die *Balance seines eigenen seelischen Erlebens* aushält; irgendwo tritt der Selbstschutz vor die Beistandsziele. Niemand ist grenzenlos belastungsfähig; aber die Toleranzgrenze für Entmutigungen ist sehr individuell. Für viele ist die Entpersönlichung des sterbenden Menschen eine Grenzmauer; wenn die Menschen ihre bewußten Äußerungsfähigkeiten verlieren, nur noch vital nicht aber persönlich mehr zu leben scheinen, werden sie zu »Gegenständen« unseres Handelns. Wir haben nun Angst, den Sterbenden und sein Verhalten falsch zu deuten und falsch darauf zu reagieren, also reagieren und deuten wir besser überhaupt nicht; wir haben Angst, den Menschen mit unserer eigenen Angst zu verängstigen; wir haben Angst vor dem Verlust der Selbstkontrolle und vor dem Wechsel von »Ebbe und Flut« in unseren Gefühlen; und wir haben Angst vor der eigenen Angst.

Eine wesentliche Grenze unseres Beistandes ist die *persönliche Todesprägung* durch den Patienten; denn sie entzieht sich ja unserer Einsicht und unseren Gestaltungskräften. Todesprägung ist ein Ausdruck der Persönlichkeit, ein gestalterischer Prozeß, in dem sich die Aneignung des Sterbens und Todes vollzieht. Davon gibt es ebenso viele Formen wie Individuen; nichts gleicht einem anderen, auch wenn wir diese Differenzierungen nicht immer durchschauen. Unsere Aufgabe ist nicht die Deutung des Geschehens, sondern seine Zulassung und Akzeptanz; das ist besonders schwer, wenn es unsere eigene Belastungsfähigkeit auf eine Zerreißprobe stellt (z. B. häufiges Klingeln, ungewöhnliche Nahrungswünsche). – Ein Patient bat um eine Karnevalsmaske, die man seinem Gesicht auftragen möge, und er hatte dafür bereits in früheren Zeiten einen genauen Entwurf gemacht; nicht allein die Schminke war schwer zu bekommen, sondern vor allem rechneten alle Pflegekräfte mit erheblichen Vorwürfen seitens der Menschen, die den Prozeß nicht hatten verfolgen können. – Eine Patientin wollte unbedingt einen Hund oder eine Katze bei sich haben, wenn sie stirbt; es war eine große Mühe, das Tier an der Pforte vorbei und nach dem Ableben wieder aus der Station hinaus zu bekommen.

Wir mußten feststellen, daß uns einige Aufgaben nicht gelingen, deren Ausdehnung wir jedoch genau beschreiben können. Dazu gehört vor allem die Umwandlung destruktiver in personale Kräfte: Schmerzen in Leid zu verwandeln, Sprachlosigkeit in Stille, Vereinsamung in Einsamkeit, Verluste in Trennung, Angst in Furcht usw. Diesen Prozeß der *Transformation* kann niemand dem Sterbenden abnehmen; gerade hier behält er die Tatherrschaft bis über den Exitus hinaus. Schließlich müssen wir zulassen und eingestehen, daß außer uns und dem Sterbenden an diesem Vorgang noch andere mitwirken, vor allem Gott. Sein gestaltendes, heilendes und erlösendes Handeln wird Ereignis unabhängig von uns; er erlaubt sich, Beistand dem Beistand, sterbend mit dem Sterbenden, Schöpfer gerade im Chaos zu sein.

Das aber bedeutet auch, daß wir bei aller »Kunst« (ars moriendi) dem Sterbenden eigentlich doch nichts ersparen können; der »Fluch der Unausweichlichkeit« kann nicht wegdiskutiert oder wegtherapiert werden: »Wir sind allesamt zum Tod gefordert und wird keiner für den anderen sterben, sondern ein jeglicher in eigener Person wird mit dem Tod *kämpfen.*« (MARTIN LUTHER) Es wäre eine Illusion für den Sterbebeistand, wenn er dem Sterbenden glauben machen möchte, es könnte ihm gelingen, das Unangenehme angenehm, den Fluch in Segen, alle Erschütterungen umzugestalten. Hier entsteht hektische und sinnlose Betätigungswut oder Betriebsamkeit für hochqualifizierte Arbeitslose, die einer Illusion nachrennen wegen einer Idee, die letztlich doch nur jenseits menschlicher Verfügung erfüllt werden kann.

Es seien abschließend einige beachtenswerte Ratschläge unterbreitet, die uns die Ernstnahme unserer *Grenzen* ein wenig erleichtern:

– notwendige Abgrenzung des Beistands vom Patienten und seinen Angehörigen; Distanz ist die Grundlage für Nähe;
– sich nicht hineinziehen lassen in die Gefühle anderer;
– sich dahingehend kontrollieren, daß der Beistand nicht beginnt, mit-sterben zu wollen;
– die Fähigkeit »nein« zu sagen auch kontrolliert und bewußt einzusetzen und nicht immer als Vorwurf gegen sich selbst zu wenden;
– Bereitschaft, »Fehler« und Anders-

artigkeit von Menschen als zum Menschen gehörend anzuerkennen;

– Bereitschaft, selbst um Hilfe zu bitten bei Patienten, Kollegen, Freunden, und die angebotene Hilfe auch in Anspruch zu nehmen;

– den eigenen Streß genau beobachten (Alkohol- und Nikotingebrauch, Nervosität, Überaktivität), die aufkommenden Gefühle von Unzulänglichkeit, Depressionen, Migräne, Schlafstörungen, Verspannungen, Gedanken an Arbeitsplatzwechsel;

– Mut, die Beobachtungen mit anderen zu besprechen und ihnen nicht vorschnell nachzugeben;

– die innere Wut bei Gleichstarken herauslassen; symmetrische Kräfte können sich zusammentun und sich gegen Gewalten und Mächte stämmen.

Anhang

I. Entwurf eines Regelkatalogs »Kommunikation im Krankenhaus«

Aktion »Mehr Menschlichkeit in Krankenhaus und Praxis« Düsseldorf (Bearb.: Prof. Dr. Franco Rest, Dortmund)

Einleitung

Der folgende Regelkatalog für die Interaktion im Krankenhaus wurde von der Arbeitsgruppe »Kommunikation« der bundesweiten »Aktion Mehr Menschlichkeit in Krankenhaus und Praxis e. V.« (AMM) in langwierigen Besprechungen erarbeitet. Die Arbeitsgruppe verbindet damit den Versuch, auf die Interaktionssysteme der Krankenhäuser dergestalt einzuwirken, daß sich das Wohlbefinden der Patienten durch bessere Kommunikation hebt und damit der Heilungsprozeß nachhaltiger wirkt. Denn Krankheit ist nicht allein durch medizinisch-technische Maßnahmen am Patienten zu beheben, sondern auch durch die Zusammenarbeit des Kranken mit seinen »Helfern« und umgekehrt; vielleicht ist sogar die Krankheit eingebettet in Geflechte, denen wir selbst durch diesen Regelkatalog nicht werden beikommen können.

Die Arbeitsgruppe hatte sich von Beginn ihrer Arbeit an mit vielfältigen Vorwürfen gegen die entfremdenden Beziehungssysteme im Krankenhaus zu befassen. Sie versuchte deshalb, zunächst einen Überblick über die kommunikative Negation zu gewinnen; deshalb erarbeitete sie eine gegliederte Sammlung von Negativposten zum Verhältnis Patient-Krankenhaus. Diese »Negativliste« diente ihr gewissermaßen als ständiges kritisches Gewissen, welchem sich alle Mitarbeiter an der Arbeitsgruppe verpflichtet fühlten.

Mehrere Anläufe zur Entwicklung eines Regelkatalogs auf dieser Grundlage führten zunächst zu keinem Ergebnis, weil die Probleme zu komplex erschienen, weil allzu sehr gesellschaftliche Erwartungen und Vorurteile gegenüber dem Krankenhaus mitspielten, weil den Mitarbeitern der »Mut« fehlte, diesem differenzierten Gebilde Krankenhaus Ratschläge zu erteilen, und wegen der Angst, zu komplizierte Probleme mit einfachen und praktikablen Vorschlägen behandeln zu wollen. So stehen also im Regelkatalog nun vielleicht »zu einfache« und »zu komplexe« Empfehlungen nebeneinander; wir haben uns jedoch nicht zugetraut, diese Spannung aufzuheben.

Die Arbeitsgruppe war auch der Ansicht, die Negativaussagen nicht durch Positives allein gänzlich ausgleichen zu wollen bzw. zu sollen; vielmehr haben wir uns entschlossen, das überzeichnete Negativbild dem vorsichtig zurückhaltenden »Regelkatalog« einzugliedern. Vielleicht werden die oftmals versteckten Probleme dadurch besser durchschaubar und damit Bereitschaft oder Mut erhöht, es mit einem unserer Vorschläge zu versuchen. Wir haben nie die Absicht gehabt, das Deutsche Krankenhaus und die in ihm Arbeitenden pauschal oder auch einzeln zu diskriminieren; im Gegenteil: wir fühlen uns selbst als Teil dieses Gebildes unserer Gesellschaft und deshalb mitverantwortlich.

An der Arbeitsgruppe haben mitgewirkt: Prof. Dr. *F. Rest*, Dortmund (Federführung); PD Dr. *P. Swertz*, Meerbusch (stellv.); Frau Prof. *M. Kassel*, Münster/ W.; Dipl. Volkswirt *W. vom Hoff*, Düsseldorf; Dr. med. *E. Meerscheim*, Essen; Dipl.psych. *J. Nieswandt*, Brühl; Dr. med. *P. Becker*, Limburg; Frau *A. Hansen*, Düsseldorf. Sie alle bedanken sich ausführlich bei den vielen Gesprächspartnern, ohne deren Tips und Hinweise der Regelkatalog wohl kaum je zum vorliegenden Ergebnis gelangt wäre.

Mit der Vorlage des Regelkatalogs ist keineswegs die Arbeit beendet, sondern sie beginnt in gewisser Weise erst; denn einerseits sind die Anregungen sicher noch keineswegs als abgeschlossen zu betrachten, sondern offen für Ergänzungen; andererseits gilt es an der Umsetzung mitzuwirken. Dazu bieten sich die Mitarbeiter ausdrücklich an. Zusammen mit der von derselben Arbeitsgruppe bereits vorgelegten »Synopse exemplarischer Modelle und Projekte« zum Thema der Menschlichkeit im Krankenhaus hofft sie, den interessierten Krankenhäusern und Einzelpersonen konkrete Hilfen geben zu können.

Überblick
1. Patient – Einweisender Arzt
2. Patient – Aufnahmepersonal
3. Patient – Pflegepersonal
4. Patient – Arzt
5. Patient – Nichtmedizinischer Mitarbeiter
6. Das therapeutische Team
7. Verhältnis: Patient – Angehörige – Krankenhauspersonal
8. Krankenhaus – Nachbehandelnder Arzt

1. Patient – Einweisender Arzt

1.1 Fehlende ausreichende Information über die Art der Erkrankungen und Notwendigkeit der Krankenhausbehandlung.
1.2 Fehlende Information über die diagnostischen und therapeutischen Eingriffe, die ggf. zu erwarten sind.
1.3 Fehlende Information über die Notwendigkeit der Anpassung an die Gegebenheiten des Krankenhauses. Fehlende Hinweise auf erforderliche Vorbereitungen für den Krankenhausaufenthalt.

Daher sollte der den Patienten einweisende Arzt trotz der allgemeinen Arbeitsbelastung bereit sein, mit dem Patienten ein eingehendes Gespräch über die zu erwartende Behandlung im Krankenhaus zu führen. Dringend erforderlich ist es, daß der Arzt entweder von sich aus umfassende Informationen über die voraussichtliche Behandlung des Patienten erteilt oder konkrete Fragen vom Patienten ausführlich beantwortet. Wünschenswert wäre es, wenn der Arzt seinen Patienten so über das Krankenhaus informiert, daß der Patient sich bewußt ist, daß er sich auf eine andere Situation einstellen muß als es die ambulante ärztliche Behandlung erforderte.

Ergänzung: Weiterhin muß der Patient wissen, daß die stationäre Behandlung im Krankenhaus in alleiniger Verantwortung der Krankenhausärzte (in Zusammenarbeit mit dem Patienten) erfolgt und sich wesentlich von der ambulanten ärztlichen Behandlung unterscheiden kann. Damit die Anonymität der Institution »Krankenhaus« beseitigt bzw. gemildert wird, wäre es wünschenswert, daß der einweisende Arzt den Patienten persönlich an das Krankenhaus vermittelt und ihm Bezugspersonen benennt, mit denen der Patient im Krankenhaus Kontakt aufnehmen kann. Wenn möglich, sollte in Gegenwart des Patienten ein entsprechendes Telefongespräch zwischen dem einweisenden und dem aufnehmenden Arzt erfolgen.

Es sollte ferner der einweisende Arzt seinem Patienten eine Informationsschrift (»Ratgeber«) überreichen, damit der Patient weiß, welche Formalitäten im Krankenhaus zu erfüllen sind (z. B. Mitnahme des Personalausweises bzw. ggf. des Stammbuches, Hinweise bzgl. der zweckdienlichen Kleidung im Krankenhaus sowie der Mitnahme von Wertsachen und persönlichen Krankenunterlagen). Die »Aktion Mehr Menschlichkeit in Krankenhaus und Praxis« hat einen derartigen Ratgeber entwickelt.

Erweiterung: Dem niedergelassenen Arzt (Hausarzt) obliegt somit, mitzuhelfen, daß der Übergang von der ambulanten ärztlichen Versorgung zur stationären ärztlichen Versorgung im Krankenhaus für seine Patienten so leicht wie möglich gemacht werden kann. Dabei stellt sich natürlich im Einzelfall das Problem, ob der Patient in der Lage bzw. bereit ist, entsprechende Informationen anzunehmen und zu verarbeiten. Es ist somit auch im Einzelfall zu berücksichtigen, ob für einen Patienten aufgrund seiner persönlichen Situation eine psychotherapeutische Betreuung bedeutungsvoller ist als die medizinische Behandlung.

2. Patient – Aufnahmepersonal

2.1 »Information«

Die »Information« (Pforte) ist für die meisten Patienten der Ort der ersten Begegnung mit der Institution »Krankenhaus«. Hier können sich Eindrücke prägen, die für das Wohlbefinden des Patienten von großem Gewicht sein können.

Daher sollte auf die personelle Besetzung der »Information« im Hinblick auf menschliche und fachliche Fähigkeiten besonders geachtet werden; spezielle Qualifikationen für diese Aufgaben mögen auch im Stellenplan ihren Niederschlag finden. Der Patient erhofft eine persönliche Ansprache und eine sachkundige Weisung. Das bedeutet u. a., daß der Patient hier durch Fragen und Geleit den ersten Eindruck auch einer sozialen Betreuung im Krankenhaus erhält. Die Einbeziehung der Telefonzentrale in die »Information« (Pforte) erschwert häufig diese Aufgabenstellung. Die Beratung an der Pforte sollte möglichst ohne eine trennende Glasscheibe zwischen den Gesprächspartnern erfolgen können. Das Personal (höflich, adrettes Erscheinungsbild, mit gutem Überblick über das ganze Krankenhaus) sollte in der Lage sein, sich auf die Situation des ankommenden Patienten einzustellen, z. B.: den Patienten oder Besucher direkt ansprechen; nicht warten, bis dieser um Rat und Hilfe fragt.

2.2 Aufnahme

Der Patient empfindet die Aufnahme ins Krankenhaus in der Regel als ein notwendiges und oftmals bürokratisches Übel. Auch hier werden Weichen gestellt: Sind die Formalitäten für ihn einsichtig? oder aber: Vermitteln sie den Eindruck des Ausgeliefertseins, der Abgabe der Persönlichkeit, der Abstempelung als Fall?
Daher sollte zur Wahrung der Intimsphäre des Patienten die Aufnahme so erfolgen, daß Dritte nicht unbefugt Kenntnis von den persönlichen Daten des Patienten erhalten und die Unterredung mithören können. Der »Papierkrieg« ist meistens zu vereinfachen; viele Formulare lassen sich überschaubarer gestalten.
Ergänzung: Der Patient muß ohne Schwierigkeiten die zuständige Aufnahmestelle finden (evtl. Begleitdienst). Bei der Aufnahme sollte dem Patienten eine (mehrsprachige) Broschüre über das Krankenhaus und seine Einrichtungen (medizinische und nicht-medizinische) überreicht werden. Die Broschüre sollte zusätzlich Informationen über Bücherei, Sozialdienst, Seelsorge, Besuchszeiten, Einkaufsmöglichkeiten, ggf. Krankenhausfunk, ehrenamtliche Helfer u. a. enthalten. Für die Aufnahme muß in jedem Fall ein abgeschlossener, ansprechend gestalteter Raum zur Verfügung stehen.

2.3 Orientierung/Abholdienst

Viele Häuser (besonders die großen) sind für viele Patienten wie ein Labyrinth, das Beklemmung und Angst erzeugt, wenn man es ohne Begleitung oder Wegweisung durchschreiten muß. Zufallsauskünfte auf den Gängen vergrößern mitunter die Unsicherheit der Patienten.
Daher sollte bereits an der »Information« (Pforte) ein Leitzettel – auch für fremdsprachige Patienten – übergeben werden, der das Zurechtfinden im Krankenhaus erleichtert. Denkbar ist zusätzlich ein Leitsystem mit Farben oder Symbolen, das alle Stationen und Funktionsbereiche eindeutig kennzeichnet. Solche Hilfen können jedoch nur in sehr begrenztem Sinne ein Ersatz für das persönliche Abholen des Patienten durch eine Schwester der Station oder durch freiwillige Helfer(innen) sein. Auf jeden Fall sollte eine telefonische Anmeldung auf der Station erfolgen.

2.4 Wartezeiten

Die oft unnötig langen Wartezeiten in den verschiedenen Krankenhausbereichen und speziell in den Ambulanzen und Polikliniken stellen häufig eine Belastung für den Patienten (und Besucher) dar.
Daher sollten die Wartezeiten so kurz wie möglich gestaltet werden. Auch hier braucht der Patient persönliche Zuwendung und direkte, freundliche Ansprache. Besondere Bedeutung können eigene Bestellsysteme, spezielle Verantwortlichkeiten, Abhol- und Begleitdienste etc. erlangen.

2.5 Zusatzbemerkungen

Das Tragen von gut lesbaren Namensschildern (evtl. mit Farbsymbolik für einzelne Stationen, falls ein Farb-Leitsystem eingeführt ist) auch seitens des Personals in Pforte und Aufnahme erleichtert dem Patienten die namentliche Ansprache und hilft ihm, Angst und Unsicherheit abzubauen. – Alle schriftlichen Informationen sollten in Kurzform auch als Blindentext vorhanden sein. – Ein sogn. »Höflichkeitstraining« für alle in den Bereichen Pforte, Aufnahme, Telefonzentrale Tätigen könnte sehr hilfreich sein. – Pforte, Telefonzentrale und Aufnahme sind grundsätzlich voneinander zu trennen.

3. Patient – Pflegepersonal

3.1 Begrüßung und Erstgespräch

Die ersten Eindrücke sind meist die wichtigsten. Das gilt auch für die Aufnahme in der Station. Kann man dem Patienten das Gefühl vermitteln, daß er erwartet worden ist (Ankündigung der Pforte), daß er hier gut aufgehoben ist, oder aber bekommt er den Eindruck, daß er ungelegen kommt und eigentlich den Stationsbetrieb stört? Letzterer Eindruck kann dann entstehen, wenn der Patient lange warten muß, wenn sich keiner um ihn kümmert oder man nur oberflächlich ihm begegnet. **Daher sollte** gleich nach dem Eintreffen des Patienten auf der Station die Begrüßung, die Vorstellung des Pflegepersonals und der Mitpatienten stattfinden; dazu gehören auch das Vertrautmachen mit den einfachen technischen Einrichtungen, die seinen Alltag im Krankenhaus mitbestimmen werden (z. B. die Rufanlage, die hygienischen Einrichtungen etc.) und die Übergabe von Broschüren und Informationsmaterial (z. B. zum Tagesablauf). Letzteres sollte auch stets kurz erläutert werden, um nicht neue Ängste zu entfachen. **Daher sollte ferner** überdies Zeit eingeplant werden für das notwendige Erstgespräch im Sinne einer Pflegeanamnese, während welcher auf die besonderen Bedürfnisse und Beschwerden des Patienten eingegangen werden kann. Unter Umständen ist es auch von Nutzen, mit den Angehörigen ein Erstgespräch zu führen, z. B. wenn der Patient selbst nicht in der Lage ist, über seine Lebensgewohnheiten und Beschwerden Auskunft zu geben. **Ergänzung:** Über Erkenntnisse aus der Pflegeanamnese sollte vom durchführenden Personal ein Bericht angefertigt werden (Übergabe). – Die Vorstellung der Station bezieht sich auch auf die Mitpatienten im Mehrbettzimmer.

3.2 Bezugspersonen

Der durch die Schichtarbeit (und Fluktuation) bedingte schnelle Wechsel der Mitarbeiter auf der Station fördert eine unpersönliche Atmosphäre, welche ungünstige Wirkungen auf die psychische Situation, das Wohlbefinden und den Heilungsprozeß des Patienten haben kann. **Daher sollten** Patienten auf der Station möglichst einen Ansprechpartner haben. Von der idealen Situation, daß das Pflegepersonal nur eine begrenzte Anzahl von Patienten zu versorgen hat, kann zwar ausgegangen werden, wenn man nach einer Verbesserung der »helfenden« Beziehung sucht; andererseits ist aber auch eine gewisse Anpassung des Patienten an die besonderen Gegebenheiten des Krankenhauses nötig. Dies wird ihm erleichtert, wenn das Personal die Zwänge erkennt und erklärt, welche zu manchen Unannehmlichkeiten führen können, oder ihm klarmacht, warum in manchen Situationen unangenehme Einschränkungen nicht zu umgehen sind. **Ergänzung:** Es wäre anzustreben, daß die verantwortliche Pflegeperson als »Bezugsperson« sich täglich mindestens 15–20 Minuten mit jedem Patienten über seine persönliche Situation unterhalten könnte (»Pflege- oder Schwesternvisite«). Diese zeitliche Forderung ist der individuellen Situation des Patienten anzupassen, so daß größere Unterschiede im Einzelfall auftreten. Auch bei den regelmäßigen, routinemäßigen Kontakten mit dem Patienten (z. B. bei Waschungen, Bettenmachen, Medikamentenverteilung, Essenausgabe) sollte nicht zwischen den Mitarbeitern »über den Patienten hinweg« geredet werden. Gelegentlich zu beobachtende taktlose Anredepraktiken (z. B. bei älteren Patienten) sollten selbstverständlich vermieden werden.

Für die persönliche Patientenbetreuung ist evtl. der Einsatz von freiwilligen, ehrenamtlichen Hilfskräften (»grüne« oder »blaue Damen«, Besuchshelfer u. a.) wünschens- und erstrebenswert.

3.3 Ganzheitspflege

Bei der in der jetzigen Situation meist praktizierten Funktions- und Behandlungspflege kann das Personal eine Beziehung zu den einzelnen Patienten nur schwer herstellen, da es jeweils nur für einzelne eng umgrenzte Aufgaben bei einer größeren Zahl von Patienten zuständig ist. Diese Situation ist für den Patienten wenig erfreulich.

Daher sollte möglichst die Organisation einer Ganzheitspflege erfolgen. Das bedeutet, daß eine Schwester oder ein Pfleger nahezu alle Aufgaben für eine begrenzte Anzahl von Patienten übernimmt, sowie für diese auch die Pflegeplanung und -dokumentation durchführt. Für den Patienten kann diese Bezugsperson zugleich Vertrauensperson werden und evtl. Vermittlerfunktionen (z. B. bei der Visite) übernehmen bzw. den Patienten unterstützen, wenn er dem Arzt Fragen stellen möchte. Die Mitwirkung des Patienten wäre hier also zu erweitern und durch die stationäre Pflegegruppe abzusichern.

3.4 Tägliche persönliche Gespräche

Für das persönliche Gespräch ist in den Anhaltszahlen für die Stellenplanberech-

nung nach anerkannten Grundsätzen bereits eine angemessene Zeit eingeplant (Minuten pro Patient). Diese Gespräche sind unverzichtbar für den Patienten.

Daher sollte das Pflegepersonal versuchen, wirklich auf die Individualität des Patienten einzugehen. Dabei gilt es, die persönlichen Sorgen und die spezielle Situation des einzelnen Patienten zu berücksichtigen; der Patient sollte umfassend, aber trotzdem in kleinen Schritten informiert werden. Das Pflegepersonal muß sich überzeugen, ob die Informationen verstanden wurden; ggf. sind Einzelinformationen zu wiederholen.

Ergänzung: Das Erstgespräch der Pflegeperson wird zunehmend unerläßlich und hat sich in der Praxis bewährt. Dabei ist der Patient über die Stationsgegebenheiten zu informieren. Den Schwestern sollte die richtige Führung solcher Gespräche durch ein Kommunikationstraining, durch Übungen in der Gesprächsführung (»offene Kommunikation«) und durch die Aufarbeitung im Team erleichtert werden. In manchen Fällen ist es sicher angebracht, Mitarbeiter des Sozialdienstes und/oder der Krankenhausseelsorge hinzuzuziehen.

3.5 Information des Patienten

Fehlende und mangelhafte Informationen machen den Patienten oft unsicher.

Daher sollte bei der Information des Patienten auf dessen Individualität möglichst eingegangen werden, gleichgültig um welche Information es sich im Einzelnen handelt. Das Pflegepersonal sollte Verständnishilfen geben, z. B. bei der ärztlichen Information auf die Notwendigkeit einer deutlicheren Erklärung (Fremdwort-Übersetzung, Veranschaulichung) hinweisen.

3.6 Gesprächsführung

In der Krankenpflegeausbildung sowie insbesondere in regelmäßigen Fortbildungsveranstaltungen für Krankenschwestern, Krankenpfleger (aber auch für Ärzte und andere Krankenhausberufe), müssen die Fähigkeiten zum offenen Gespräch weiterentwickelt werden, damit der Kontakt zum Patienten stetig verbessert wird.

Daher sollte Gesprächsführung in Bezug auf folgende Einzelheiten trainiert werden:

– Gesprächseröffnung
– Interviewtechnik
– Gesprächsführung und -verlauf
– konzentriertes und »aktives« Zuhören
– Vermeidung des Fachjargons
– Gesprächsbeendigung
– nonverbale Gesprächshilfen.

Die Weiterbildung sollte Informationen über möglichen Zeitgewinn durch intensive Kommunikation enthalten (z. B. Verringerung unnötiger Patientenrufe, weniger zeitliche und örtliche Desorientiertheit bei Langzeitkranken).

3.7 Umgang mit der Kritik

Es gibt im Krankenhausalltag Situationen, in denen berechtigte Kritik am Pflegepersonal wie an allen beruflich Handelnden geübt wird. Häufig kritisieren Patienten aber auch, wenn dies sachlich nicht gerechtfertigt erscheint, dadurch aber seelische Leiden zum Ausdruck kommen. Für das Pflegepersonal ist der Umgang mit dieser Kritik seitens der Patienten oft besonders schwer – vor allem dann, wenn die Kritik Situationen betrifft, unter denen das Personal selbst leidet (z. B. zu wenig Zeit für Zuwendung bei großem Arbeitsanfall).

Daher muß der Umgang mit der Kritik vom Pflegepersonal gelernt werden und wie die Gesprächsführung Bestandteil von regelmäßiger Fortbildung werden. Denn Kritik ist grundsätzlich erlaubt und wünschenswert; zum Wohlbefinden des Patienten zählt auch seine Kritikfähigkeit und, daß wir diese Kritik ausdrücklich zulassen.

Der Patient darf erwarten, daß alle Mitarbeiter auf der Station ihm bei der Beantwortung seiner Fragen behilflich sind. Im Zweifel muß an den richtigen Ansprechpartner verwiesen werden.

Ergänzung: Es wäre empfehlenswert, eine regelmäßige Beratung zur Rückmeldung, Selbstkontrolle und Selbstkritik des Stationsteams zu organisieren (»Supervision«). Diese könnte durch Mitarbeiter aus dem eigenen Hause durchgeführt werden, jedoch nicht von der eigenen Station, wenn sich diese Personen für eine derartige Beratungsarbeit qualifiziert haben (Sozialarbeiter, Krankenhausseelsorger, Psychologe).

Weitere Ergänzung: Pflegekräfte sind keine Übermenschen – dies darf dem Patienten durchaus deutlich gemacht werden, wenn er allzu hohe Ansprüche stellt. Von fast allen Patienten ist eine gewisse Anpassung an die besonderen Gegebenheiten in einem Krankenhaus zu erwarten. Dies wird ihnen erleichtert, wenn das Personal die Zwänge erklärt, die zu manchen Unannehmlichkeiten führen, oder ihnen klar macht, warum in einigen Stationen Einschränkungen unumgänglich sind.

3.8 Pflegerische Ethik

Das Pflegepersonal wird immer wieder mit Fragen der Ethik konfrontiert: Was muß, was darf ich tun? Was muß, was darf ich unterlassen? Nach welchen Maßstäben darf/muß ich mein Handeln richten? Welche Prioritäten sind zu beachten?

Daher sollte ausbildungs- und berufsbegleitend ein gezielter Lehr- und Erfahrungsstoff als Ethikunterricht bzw. als laufende Ethikdiskussion ausgearbeitet werden. Ethische Weiterbildung kann auch multidisziplinär, also unter Teilnahme von Ärzten, Schwestern, Pfleger u. a. erfolgen (z. B. in Kooperation mit der beruflichen und allgemeinen Weiterbildung, den Volkshochschulen oder anderen Einrichtungen der Erwachsenenbildung). Ethische Fragen sollten aber auch bei berufsspezifischer Weiterbildung innerhalb der Berufsverbände besprochen werden, z. B. ist es sinnvoll, bei der Behandlung des Themas »Reanimation« die ethischen Probleme mitzudiskutieren. – Das »Job-Denken« vieler beruflicher Neuanfänger

ließe sich durch eine entsprechend fundierte ethische Ausbildung und Weiterbildung umformen in berufliche Konstellation.
Ergänzung: Pflegerische »Gebote« könnten in den Stationszimmern visualisiert werden etwa durch ein Poster mit den »Menschenrechten des Patienten«. Ideenwettbewerbe zur Thematik »Mehr Menschlichkeit« könnten in jedem Krankenhaus ausgeschrieben werden.

4. Patient–Arzt

4.1 Anamnese

Ergänzend zu der somatischen Anamnese führt der Arzt – falls er dazu ausgebildet ist –, oder anderes geeignetes Personal (Psychologen / Sozialarbeiter) eine psychosoziale Anamnese durch. Inhalte der Sozialanamnese: Beeinträchtigung der Lebenslage des Patienten durch Krankheit und durch Schwierigkeiten in beruflicher, sozialer, familiärer, rechtlicher und institutioneller Hinsicht. Solche Erhebungen sind nicht immer primär möglich, sondern oft erst nachdem eine Vertrauensbasis geschaffen wurde.
Daher sollte allerdings schon zu Beginn dem Patienten ein entsprechendes Angebot gemacht werden und ein erster Ansatz gewagt werden. Der Austausch der nach und nach gewonnenen Informationen könnte bei den Stationskonferenzen erfolgen. Auch die Sozialanamnese dient der Herstellung eines persönlichen Klimas.
Ergänzung: Der Patient darf niemals mit seiner Krankheit gleichgesetzt werden (negatives Beispiel: »der Blinddarm von

Zimmer 12«), sondern muß unter Berücksichtigung seines sozialen Hintergrundes individuell angesprochen werden.

4.2 Information

Es ist für den Arzt unerläßlich, den Patienten genau über die beabsichtigte Diagnostik, die damit verbundenen Zielvorstellungen, die erhobenen Befunde und die geplante Therapie zu informieren.
Daher sollte der Patient zum Fragen und zur Äußerung seiner Probleme ermutigt werden, u. U. unterstützt durch entsprechende Gesprächshilfen, (z. B. mit Funktionserklärungen der elektro-medizinischen Geräte für Patienten).
Ergänzung: Dem Patienten sollte die Möglichkeit geboten werden, in bezug auf Alternativen mitzuentscheiden. Solche Mitentscheidung führt in vielen Fällen zu höherer Motivation, sich aktiv am Gesundheitsprozeß zu beteiligen und alle Vorgaben exakt zu befolgen (patient compliance; informed consent).

4.3 Stationsvisite einschl. Chefvisite

Bei Visiten bekommt der Patient gelegentlich das Gefühl, daß er unter Zeitdruck »begutachtet« wird. Er fühlt sich verunsichert und zu wenig ernst genommen bei diesem »Durchrasen zum Kurvenablesen«. Auch hier erfolgt bei diagnostischen und therapeutischen Manipulationen oft kein erklärendes Wort.

Daher sollten alle Visiten grundsätzlich patientenzentriert, individuell und mit persönlichem Charakter geführt werden. Medizinische Fragen sollten nach Möglichkeit bereits vorher erörtert worden sein (in einer Vorbesprechung vor dem Zimmer oder noch besser – besonders als Vorbereitung für Chefvisiten – in der Stationskonferenz). Bei der Visite selbst muß der Patient der Mittelpunkt sein, wobei Sprechen, Hören, Fragen und Klären der Inhalt der Begegnung sein sollte. Nicht über, sondern mit dem Patienten muß geredet werden.

Ergänzung: Das Tragen von Namensschildern (bei allen Teilnehmern an der Visite, besonders bei den Gesprächsführenden) erleichtert dem Patienten die persönliche Ansprache und hilft ihm, Angst und Unsicherheit abzubauen. Die Namensschilder müssen allerdings auf ihre Lesbarkeit für Patienten geprüft worden sein.

Beim Betreten des Patienten-Zimmers müßte angeklopft werden. Die oftmals noch üblichen »Krankenblatt-Visiten«, an denen der Patient eigentlich gar nicht teilnehmen müßte, sollten künftig unterbleiben.

4.4 Schwestern-Visite

Oft haben die Patienten zum Pflegepersonal einen häufigeren und deshalb direkteren Kontakt als zum Arzt. Dies sollte im Interesse des Patienten genutzt werden.

Daher sollte zusätzlich zu der Arzt-Visite eine sogn. »Schwestern-Visite« (oder »Pflege-Visite«) eingeplant werden. Diese findet in nicht zu großem zeitlichem Abstand zur Arztvisite statt. Ziel sollte sein, dem Patienten die Möglichkeit zu eröffnen, das vom Arzt Gesagte nochmals erklärt und vertieft zu bekommen, damit es tatsächlich und in seinem ganzen Umfang verstanden wird. Eine solche Visite ist besonders in Ausbildungskrankenhäusern sehr von Nutzen.

Ergänzung: Sinnvoll ist es, für alle Visiten einen genauen Zeitplan auszuarbeiten. Dies erleichtert allen Beteiligten einschließlich der Patienten das Einstellen auf die Visite.

4.5 Konsiliartätigkeit

Verständlicherweise wird kaum ein Patient davon unbeeindruckt bleiben, wenn plötzlich ein fremder Arzt oder eine ganze Studiengruppe in sein Zimmer kommt, sondern er wird vielmehr bestürzt reagieren (wenn nicht offen, so doch innerlich und versteckt).

Daher sollte in jedem Fall der Patient auf eine derartige Situation (Konsiliartätigkeit u. a.) rechtzeitig vorbereitet werden. Dabei müßte auch gesagt werden, warum dies geschieht; auch hierbei ist die Kooperation mit dem Patienten von großer Wichtigkeit.

Ergänzender Hinweis: Bei ärztlichen und pflegerischen Kräften aus dem Ausland, die in Gespräche mit den Patienten kommen, sollten sprachliche und kulturspezifische Einfühlung vorausgesetzt werden, damit Informationen den Patienten problemlos erreichen. Das Gleiche gilt umgekehrt für das Verhältnis von deutschen Ärzten/Pflegern zu ausländischen Patienten. Entsprechende Weiterbildung wäre anzuraten.

Zusatzbemerkung: In all diesen Fragen kann die Heranziehung einer Vertrauensperson des Patienten nach dessen Wahl sehr hilfreich sein (Angehörige, sogn. Paten u. a.). Dafür kommen auch freiwillige Helfer und »Professionelle« infrage, falls in der Station ein System individualisierender Einzelpflege eingeführt ist.

4.6 Katamnese

Ähnlich wie die Aufnahme ins Krankenhaus ist auch die Entlassung für den Patienten keine belastungsfreie Situation; er benötigt unter Umständen durchaus Hilfe, vor allem wenn die Entlassung nicht nach vollständiger Genesung nötig geworden ist.

Daher sollte der Arzt vor der Entlassung im Einzelfall eine psychosoziale Katamnese (zusammen mit den verantwortlichen Pflegekräften) durchführen, ähnlich wie bei der Sozialanamnese, aber mit einem prospektiven und prognostisch abzielenden Gespräch verbunden. Der Arzt kann sich dafür weiterer Hilfen (z. B. vom Krankenhaussozialdienst oder von der Krankenhausseelsorge) vergewissern. Ziel soll die Erfassung wichtiger Daten sein, die den nachkrankheitlichen Lebensweg des Patienten bestimmen können, sowie deren Wahrnehmung seitens des Patienten, außerdem die intensive Vorbereitung auf richtiges Verhalten nach dem Krankenhausaufenthalt.

Evtl. Nachsorge-Konzepte müssen hier unterstützt werden. Falls erforderlich, sollten weitere Kontaktmöglichkeiten zwischen dem Patienten und dem Krankenhaus (vor allem dem Arzt) eröffnet werden, z. B. in der Krebsnachsorge. Bei Bedarf sind Rehabilitationsmaßnahmen und Anschlußheilverfahren zu vermitteln bzw. bekanntzumachen.

5. Patient – Nichtmedizinische Mitarbeiter

5.1 Krankenhaus-Seelsorge

5.1.1 Vorbemerkung

Auch bei der seelsorgerischen Betreuung möchte der Patient in seiner Gesamtheit berücksichtigt werden: in seinem körperlichen und seelischen Befinden, in seiner sozialen Situation (familiär und beruflich), in seiner religiösen Einstellung. Das erfordert differenzierte Fähigkeiten des Seelsorgers.

Daher sollten für die Patientenseelsorge nur voll arbeitsfähige und besonders ausgebildete Seelsorger / Seelsorgerinnen eingesetzt werden, also nicht pensionierte oder kranke. Laien-Seelsorger (oder andere Mitarbeiter mit seelsorgerischen Fähigkeiten für die Krankenhausseelsorge), auch im Nebenamt tätige Seelsorger sind denkbar.

5.1.2 Seelsorgerisches Gespräch

Der Kranke bedarf vom Seelsorger besonders des einfühlenden Gesprächs, des persönlichen Eingehens auf die Fragen nach dem Sinn des Schicksals, nach der Transzendenz des Menschen. Dies trifft speziell in der Situation unheilbarer Krankheit und nahenden Sterbens zu.

Daher sollte der Seelsorger die Fähigkeit zur Selbstwahrnehmung besitzen, um die psychische Situation von Kranken besser wahrnehmen zu können. Er sollte aktiv zuhören können, d. h. alle Äußerungen des Patienten zulassen und akzeptieren, auf Ratschläge und eigene Deutungen der Situation des Kranken verzichten, dem Patienten seine Gefühle »spiegeln«, damit er sich besser über sie klar werden kann, die krisenhafte Lebenslage als Chance zu menschlichem Reifen verstehen helfen u. a. m.

Ergänzung: Verkündigung theologischer Aussagen sowie kirchliche Handlungen sollte der Seelsorger (nicht unvermittelt) anbieten und auf keinen Fall aufdrängen; sie sollten aus dem auf den Patienten orientierten Gespräch erwachsen.

5.1.3 Religiöse und menschliche Hilfe

Der Patient, besonders der schwerkranke und sterbende, braucht einen Begleiter, der die Krise des Krankseins mit ihm aushält und sie mit ihm zu verstehen sucht. Speziell kirchlich-religiöses Handeln (Gottesdienst, Gebet, Abendmahl/Eucharistie, Beichte, Krankensalbung, religiöses Gespräch) wird er nur, eingebettet in diesen Begleitdienst, als sinnvoll erleben.

Daher sollte bei der seelsorgerischen Kontaktaufnahme nur auf Wunsch der Patienten nach Konfessionen getrennt werden. Gleich wichtig wie religiöse Vollzüge, u. U. sogar vordringlich, ist das Eingehen des Seelsorgers auf die konkrete Lebenssituation des Kranken: seine Ängste, Sorgen um Familie und Beruf, die Zukunft, seine Hilflosigkeit und Abhängigkeit usw.

5.1.4 Seelsorger – Krankenhaus

Der Patient wird seine physisch-psychisch-soziale Gesamtsituation als am besten berücksichtigt erfahren durch ein Zusammenwirken von medizinisch-therapeutischer und seelsorgerisch-sozialer Hilfe.

Daher sollte das Krankenhauspersonal die Seelsorge nicht nur als Zusatz oder Ersatz für Therapie in der krisenhaften Zuspitzung einer Krankheit oder beim Sterben verstehen, sondern als begleitender Dienst während der ganzen Krankenhausbehandlung. Der Seelsorger sollte die für seine Tätigkeit nötigen Informationen über den Krankheitsverlauf erhalten sowie für die Kooperation mit dem Krankenhauspersonal Kenntnis gewinnen über die wichtigen Arbeitsabläufe auf einer Station und die Probleme besonderer Behandlung, z. B. auf Intensivstationen.

5.1.5 Grenzen der Seelsorge

Für den Patienten kann das Zusammenwirken von Seelsorger und Krankenhauspersonal unzumutbar sein, wenn er eine seelsorgerische Betreuung und Beziehung ablehnt. Die Seelsorge soll dem Patienten nicht aufgezwungen werden. Wenn die Angehörigen den Seelsorger wünschen, muß das Krankenhauspersonal die Wünsche des Kranken berücksichtigen.

Daher sollte der Seelsorger das Stationspersonal, unabhängig von Kenntnissen über einzelne Patienten, darin unterstützen, den Kranken bei der menschlichen Verarbeitung des Krankseins und dem Annehmen des Sterbens zu helfen.

5.2 Krankenhaus-Sozialdienst

5.2.1 Vorbemerkung

Neben den medizinischen und nicht-medizinischen Diensten benötigt der Patient häufig eine kompetente und spezielle soziale Betreuung, durch die seine persönlichen, familiären, beruflichen und ähnlichen Probleme einer angemessenen Lösung zugeführt werden. Diese Aufgabe vermag ein Sozialdienst zu übernehmen, der deshalb als unverzichtbarer Bestandteil des Krankenhauses anzusehen ist.

Daher sollte der Sozialdienst im Krankenhaus mit befähigten und kenntnisreichen Sozialarbeitern/-innen ausgestattet sein, welche den Patienten und gegebenenfalls seinen Angehörigen in allen psychosozialen und administrativen (einschl. sozialrechtlichen) Fragen beraten, Kontakte und Kommunikationspartner innerhalb und außerhalb des Hauses vermitteln und an den sozialtherapeutischen und sozialpädagogischen Maßnahmen im Therapieplan mitwirken können.

5.2.2 Soziale Nachsorge

Der Patient wird besonders auch durch seine unklaren und oft bedrohlichen Zukunftsaussichten geängstigt. Er vermutet nicht selten zurecht erhebliche Beeinträchtigungen und Veränderungen seiner bisherigen Lebenswelt.

Daher sollte der Sozialdienst in der Lage sein, die nachgehende Betreuung und Nachsorge durch Kontakte zu Sozialstationen, freien Trägern, Selbsthilfeorganisationen und dergleichen zu fördern, in erwarteten Krisensituationen zu beraten und die Weiterbetreuung krisengefährdeter Patienten durch Kontaktzentren, Familienbehandlung und sonstigen Formen der Familienhilfe sicherzustellen. Zusätzlich hat der Sozialdienst bedeutsame Beiträge zur Rehabilitation anzubieten, indem er zu sozialen, medizinischen und beruflichen Rehabilitationsmaßnahmen vermittelt, wirtschaftliche Hilfen zur Bewältigung besonderer Not- und Lebenslagen einleitet, sowie die soziale Integration, Eingliederung und Neuorientierung Kranker und Behinderter unterstützt.

5.2.3 Hilfe durch Kooperation

Patienten und Angehörige stehen den vielen Berufsgruppen im Krankenhaus oftmals verwirrt gegenüber und verlieren mit der Länge ihres Aufenthaltes auch zunehmend ihre Außenkontakte.

Daher sollte der Sozialdienst zwischen den Berufsträgern vermitteln und mit allen im Einzelfall wichtigen Personen engstens zusammenarbeiten: mit den Berufsgruppen im Krankenhaus ebenso wie mit anderen bedeutsamen Personen (z. B. Eltern kranker Kinder, Ehepartnern, Arbeitgebern, freiwilligen Helfern, Besuchsdiensten) und mit Einrichtungen außerhalb des Krankenhauses (z. B. Sozial- und Jugendämter, Pflegeheime, Beratungsstellen, Sozialstationen, Krankenkassen, Versicherungen). Eine besonders intensive Zusammenarbeit wäre mit den Seelsorgern wünschenswert wegen der gemeinsamen Verantwortung für die psychosoziale Stabilität des Patienten und der gemeinsamen Außenkontakte.

5.2.4 Hilfe zur Selbsthilfe

Im Krankenhaus erlebt der Mensch den Widerspruch, letztlich seine Probleme zwar in die eigenen Hände nehmen zu müssen, hier jedoch nahezu total versorgt zu sein. Das Leben ohne die Krankheit und ohne das Krankenhaus muß sichergestellt werden, darf also nicht im Krankenhaus gefährdet werden.

Daher sollte der Sozialdienst seine Bemühungen darauf richten, den Hilfeempfänger zur selbständigen Lösung seiner Probleme anzuleiten, soweit ihm dies möglich ist, seine Entscheidungsfähigkeit zu erhöhen, und ihn zu ermutigen, die angebotenen und angemessenen Hilfsmittel auch in Gebrauch zu nehmen. Bei dieser Aufgabe hilft dem Sozialarbeiter das methodische Handeln in den Formen der sozialen Einzelhilfe, spezieller Arbeitsformen psychosozialer Behandlung, der Sozialberatung und der sozialen Integration. Zugleich sollte der Sozialdienst sich den anderen Berufstätigen als Partner anbieten, welcher auf die sozialen Belange der

Patienten aufmerksam macht und Kommunikationsprobleme bewältigen hilft.

5.2.5 Organisation des Sozialdienstes

Häufig ist den Patienten die Möglichkeit der Betreuung durch den Sozialdienst überhaupt nicht bekannt, oder der Sozialdienst ist hoffnungslos überlastet. Trotzdem soll der Sozialdienst den Patienten sozial unterstützen und vor fremden Einflüssen schützen.

Daher sollte der Sozialdienst nicht mehr als 150 Betten zu betreuen haben (Spezialeinrichtungen entsprechend weniger!) und vor allem so eingerichtet werden, daß nicht allein auf personelle Angebote von außerhalb des Krankenhauses zurückgegriffen werden muß (Sozialämter, Familienfürsorge, freie Verbände, andere soziale Dienste). Der Sozialdienst sollte möglichst oft an Visiten und Teambesprechungen teilnehmen, jedoch neben seiner Präsenz auf den Stationen auch Kontakte mit den Institutionen, Trägern und Maßnahmen sozialer und rehabilitierender Hilfen halten. Seine Krankenhauspräsenz wird also immer wieder von Außenkontakten unterbrochen werden müssen (Gemeinde, Angehörige, Familien, Heime, Selbsthilfe u. vieles mehr).

Ergänzung: Der Sozialdienst sollte nicht warten, bis er vom Patienten oder von der Station gerufen wird, sondern selbst den Kontakt mit Patienten suchen, da er nie davon ausgehen kann und darf, daß die anderen Berufsgruppen seine Bedeutung richtig einschätzen und in ihr Betreuungskonzept einplanen.

5.3 Freiwillige Helfer(innen)

Ärzte und Pflegekräfte sind häufig überlastet und haben wenig Zeit für das Gespräch mit den Patienten.

Daher sollten in allen Krankenhäusern möglichst viele freiwillige Helfer(innen) (»Grüne« od. »Blaue Damen«) eingesetzt werden. Sie unterstützen das Krankenhauspersonal bei humanitären Aufgaben, wie z. B. Gespräche führen, vorlesen, kleine Handreichungen leisten, den Kontakt zur Außenwelt für den Kranken aufrechterhalten. Diese Dienste greifen nicht in die unmittelbare Krankenpflege ein.

5.4 Patientenfürsprecher

Häufig fehlt dem Patienten ein Ansprechpartner, um Anregungen oder Beschwerden loszuwerden.

Daher sollten, ähnlich wie in Rheinland-Pfalz, Patientenfürsprecher gewählt werden, die Anregungen und Beschwerden der Patienten prüfen und deren Anliegen gegenüber dem Krankenhaus vertreten. Der Patientenfürsprecher kann vom örtlich zuständigen Kreistag oder vom Stadtrat gewählt werden. Er sollte jährlich den zuständigen Stellen über seine Erfahrungen Bericht erstatten.

5.5 Zivildienstleistende

Erneut ist wieder auf die starke Belastung von Ärzten und Pflegekräften hinzuweisen, die nur durch weitere Kräfte aufgehoben werden kann.

Daher sollte man alle Möglichkeiten nutzen, mit deren Hilfe für Entlastung gesorgt werden kann. In diesem Zusammenhang ist auch der Einsatz von geeigneten Zivildienstleistenden zu empfehlen, wobei auf eine Integration dieser Arbeitskräfte in den Tagesplan und Arbeitsablauf eines Krankenhauses zu achten ist. Der Einsatz sollte nur nach einsatzfeld-bezogener Schulung erfolgen (Zivildienstschulen) und in sinnvollen Abständen durch feldbezogene Auswertungsmaßnahmen begleitet und qualifiziert werden.

191

5.6 Weitere nichtärztliche Fachkräfte

Physiotherapeuten, Logopäden, Othoptisten, Laborkräfte (MTA), Röntgenassistenten, Beschäftigungstherapeuten (Ergotherapie), Diätassistenten u. a. unterstützen die ärztliche und pflegerische Arbeit.

Daher sollte ihre Tätigkeit mit dem Pflegeplan koordiniert werden. Die Zusammenarbeit und der Austausch von Informationen mit diesen u. U. für den Patienten wichtigen Kräften sollte nach Möglichkeit intensiviert und mit den Aktivitäten der Ärzte und des Pflegepersonals abgestimmt werden.

6. Das therapeutische Team

(Verhältnis Arzt – Pflegepersonal/untereinander und miteinander)

6.1 Stationskonferenzen

Im Informationsfluß zwischen Arzt und Pflegepersonal entstehen immer wieder Stockungen und damit Probleme.
Daher sollten zur Verbesserung der Kommunikation Stationskonferenzen durchgeführt werden, ein- bis zweimal pro Woche, evtl. unter der Leitung einer in Gesprächsführung geschulten Person (Schwester). Teilnehmer an den Stationskonferenzen sollten sein: alle am Therapie- und Pflegeplan beteiligten Ärzte, Schwestern und Pfleger, nach Bedarf auch nichtmedizinische Fachkräfte (Seelsorger, Sozialarbeiter u. a.). Zur Sprache kommen sollten neben den medizinischen und pflegerischen Problemen der einzelnen Patienten auch die menschlichen Aspekte und Hintergründe, soweit sie bekannt sind und für die Pflege bzw. Therapie Bedeutung haben.
Ergänzung: Selbstverständlich sollten Ärzten und Pflegekräften alle Unterlagen über die Patienten zur Verfügung stehen. Diese der Schweigepflicht unterliegenden Dokumente sind Grundlage sowohl für die Pflege als auch für die ärztliche Behandlung und unterstützen die Koopera-

tion der beiden Berufsgruppen. Die Zurückhaltung einer ärztlichen Information vor den Pflegekräften müßte diesen gegenüber mitgeteilt und begründet werden.
Vielleicht ist es nicht nötig, besonders darauf zu verweisen, daß Teamkonflikte nicht innerhalb der Situationsbeschreibung des Patienten während der Stationskonferenz ausgetragen werden sollten; derartige Übertragungen sind zu vermeiden. (vgl. 6.2)
Zur Unterstützung der Stationskonferenzen wird von den Pflegekräften in den ersten Tagen für jeden Patienten eine Pflegedokumentation erstellt, in der u. a. persönliche Daten (soziale, familiäre, berufliche u. a. Probleme) gesammelt werden. Diese Informationen unterliegen wie die ärztlichen der Schweigepflicht. Die so gewonnenen Informationen sind an die anderen Fachkräfte in geeigneter Weise, z. B. in der Stationskonferenz weiterzuleiten. Während der Konferenz muß Gelegenheit zu wechselweisen Nachfragen bestehen, also sowohl seitens der Pflege über Befund, Behandlung etc. als auch seitens der Ärzte bezüglich der Pflegedokumentation.

6.2 Beratung zur Bewältigung von Konflikten

Kompetenzstreitigkeiten und Konflikte innerhalb des Teams werden häufig auf den Patienten übertragen. Umgekehrt kann auch die Situation eines Patienten (z. B. Sterben) zu Belastungen besonderer Art beim Krankenhauspersonal führen, für die es im normalen Krankenhausalltag keine Lösung gibt. Von solchen Belastungen kann sich niemand wirklich freisprechen, gleich welcher Ausbildung oder welcher Stellung im Team er zugehört.

Daher sollte versucht werden, diese speziellen Probleme durch zusätzliche Hilfen von Außen zu bewältigen. – Demnach wäre eine regelmäßige Beratung des Stationsteams zur Bewältigung von Konflikten (des Personals untereinander wie auch vom Personal zum Patienten) zu organisieren. Diese Berater können Mitarbeiter aus dem Haus, jedoch nicht von der eigenen Station sein, wenn sie sich zu ihrer Ausbildung als Sozialarbeiter, Krankenhausseelsorger, Krankenschwester/-pfleger oder Arzt/Ärztin zusätzliche Kenntnisse der Supervision angeeignet haben. Geeignete Fachleute (u. a. Psychologen) können auch von außerhalb des Hauses hinzugezogen werden.

6.3 Wert des Gesprächs

Was bereits unter 3.4 über den Wert des Gespräches ausgeführt wurde, gilt in abgewandelter Form auch für das Verhältnis des Personals untereinander. Für derartige Gespräche sollten sich ggf. die verschiedenen Mitarbeiter nicht nur Zeit aus der Dienstzeit, sondern auch aus der eigenen Zeit nehmen.

7. Verhältnis: Patient – Angehörige – Krankenhauspersonal

7.1 Stations-Sprechstunde

Unsicherheiten und Unzufriedenheiten der Angehörigen übertragen sich auf die Patienten. Solche Wahrnehmungen können den Genesungsprozeß behindern. Meist reicht die Zeit während der Besuchszeiten nicht aus, Fragen ausführlich zu beantworten.

Daher sollte ein- bis zweimal wöchentlich – immer zu einem festen Zeitpunkt, der allgemein bekannt ist, und auch die öffentlichen Arbeitszeiten berücksichtigt (»Feierabend-Sprechstunde«) – eine Stations-Sprechstunde angeboten werden, in der auf die Fragen der Angehörigen eingegangen werden kann. Dadurch lassen sich auch zeitraubende Wiederholungen vermeiden. Selbstverständlich kann die Stations-Sprechstunde die üblicherweise und akut notwendigen Informationen auch an Angehörige nicht erübrigen.

7.2 Besucher integrieren

Ein guter Kontakt zu Ärzten und Pflegekräften auf der Station aktiviert die Hilfsbereitschaft der Angehörigen – zum Wohle des bzw. der Patienten.

Daher sollten die Besucher möglichst in das Leben auf der Station integriert werden. Angehörige können sich an stationären Aufgaben durchaus beteiligen und

Sonderleistungen erbringen wie z. B. denen helfen, die sich selbst nicht mehr waschen können. Für Angehörige von Schwerst- und Langzeitkranken lassen sich in vielen Fällen ohne großen Aufwand Übernachtungsmöglichkeiten einrichten. Ein bequemer Besucherstuhl ist oft mehr als eine Geste. Es muß allerdings versucht werden, mit den Patienten zu klären, ob er die Anwesenheit eines Angehörigen wünscht und in welchem Umfang.

Ergänzung: Gerade auf dem Gebiet der Integration der Angehörigen und Besucher in Station und Krankenhaus sind bislang zu wenig Überlegungen angestellt worden. Der Phantasie sollte hier noch erheblich Raum gegeben werden, zumal durch eine derartige Integration erwartet werden darf, daß dem Krankenhaus der »Geruch der Inhumanität« durch diese interne Öffentlichkeit genommen werden kann. Wer die umfangreichen Aufgaben und die erheblichen Belastungen dieser »Institution« selbst erleben durfte, wird auch in der Lage sein, darüber angemessen zu berichten und ggf. hilfreiche Kritik zu üben.

7.3 Die poststationäre Betreuung

Der Gesundungsprozeß kann durch mangelnde bzw. unzureichende poststationäre Betreuung verzögert oder gar in Frage gestellt werden.

Daher sollte die poststationäre Betreuung sowohl mit den Angehörigen und bedarfsweise mit dem Hausarzt bzw./und den Kräften einer Sozialstation genau besprochen werden – wenn schriftliches Informationsmaterial nicht ausreicht (inhaltlich wie persönlich).

Daher sollten ferner ggf. zur Durchführung pflegerischer Leistungen – auch im häuslichen Bereich – die Angehörigen angeleitet werden. Hier könnten z. B. durchaus die »Erste-Hilfe-Ausbilder« des Deutschen Roten Kreuzes u. a. herangezogen werden. Die Schwestern sollten (nach Absprache mit dem Patienten) die Angehörigen durchaus bei der Pflege der Patienten zugegen sein lassen und auf Fragen erklärend reagieren. Ähnliches gilt für die diagnostisch-therapeutischen Handlungen der Ärzte. Auf diese Weise können die Angehörigen sowohl einfache Handgriffe ohne großen Aufwand lernen, als auch besser verstehen, was an poststationärer Betreuung nötig ist (und warum).

Ergänzung: Patienten und Angehörige sollten vom Stationspersonal oder vom Krankenhaussozialdienst über die Möglichkeiten ambulanter Dienste und Sozialstationen eingehend aufgeklärt werden (vor allem bei Pflegebedürftigkeit, aber nicht nur dann).

8. Krankenhaus – nachbehandelnder Arzt (Hausarzt)

8.1 Informationsfluß

Oftmals mangelt es am Informationsfluß zwischen den behandelnden Ärzten im Krankenhaus und dem Hausarzt, der die weitere Behandlung des Patienten sicherstellen muß. In der prästationären, stationären und poststationären Phase arbeiten die behandelnden Ärzte leider zu wenig zusammen.

8.2 Vertrauensverhältnis

Das Vertrauensverhältnis zu den jeweils behandelnden Ärzten wird oftmals dadurch entwertet, daß herabsetzende Äußerungen über den jeweils anderen Kollegen in Gegenwart des Kranken erfolgen. Dabei spielen fachliche Überheblichkeiten oft eine nicht geringe Rolle. Dadurch wird der Patient verunsichert, seine Ängste werden gesteigert und die Kommunikation gerät in Gefahr, weil er dem jeweils anderen Arzt mißtraut.

8.3 Entlassung

Der Patient sollte so rechtzeitig wie möglich über seine bevorstehende Entlassung unterrichtet werden (möglichst bei der Visite), damit er die eerforderlichen Vorbereitungen treffen kann (Information der Angehörigen, der Firma, des Hausarztes etc.). Der einweisende Arzt ist über die Entlassung umgehend durch Kurzbericht zu unterrichten, damit die nachstationäre Behandlung gewährleistet ist. Im Einzelfall bietet sich auch eine fernmündliche Unterredung zwischen Krankenhausarzt und niedergelassenem Arzt an. (Vgl. Krankenhaus-Einweisung)

Schlußbemerkung

Die Arbeitsgruppe »Kommunikation im Krankenhaus« hofft durch die Vorlage dieses »Entwurfes zu einem Regelkatalog« allen an einer Humanisierung des Krankenhauses Interessierten ein geeignetes Material zur Verfügung gestellt zu haben. Alle Anregungen zur Fortentwicklung bzw. Fortschreibung dieses Versuches werden erbeten an die Aktion selbst. Ziel der Arbeit sollte es sein, in naher Zukunft zu Standards der Kommunikationsstrukturen im Krankenhaus zu gelangen. Wir freuen uns über jede Kritik und Ergänzung, sowie über Literaturangaben oder Hinweise auf nachahmenswerte Ansätze zu dem hier aufgewiesenen Ziel.

II. Einige Organisationen zur Sterbebegleitung

OMEGA – Mit dem Sterben leben e. V., Kasseler Schlagd 19, 3510 Hann.-Münden 1. Diese Vereinigung sucht die alltägliche Sterbebegleitung sicherzustellen durch Beistand, Weiterbildung der Helfer, alternative Wohnformen u. a. Sie ist ein Selbsthilfeverband für Helfer (weniger für Patienten). Sie arbeitet zugleich als Fördergemeinschaft verschiedener Gruppen des Sterbebeistands.

Deutsche Hospizhilfe, Reit 25, 2110 Buchholz. Diese Organisation sucht die verschiedenen Initiativen zu Hospizgründungen zu koordinieren und politisch-finanzielle Förderungen zu initiieren.

Zu Hause Sterben, eine Arbeitsgruppe an der Evang. Fachhochschule Hannover, Blumenhardtstraße 2, 3000 Hannover 61. Hier werden Anregungen zur Förderung der Hauspflege und zur Unterstützung von Angehörigen erarbeitet.

Deutsche Ilco e. V., Kammergasse 9, 8050 Freising. Es handelt sich um eine Selbsthilfevereinigung für Menschen mit künstlichem Ausgang des Dick- und Dünndarms mit Beratungsstellen in allen Bundesländern.

Auxilium – Zuhause Sterben e. V., August-Bebel-Str. 53, 6800 Mannheim 24. Der Verein leistet selbst häusliche Betreuung von Schwerkranken und Sterbenden, sowie die nötige Anleitung von Angehörigen und freiwilligen Helfern.

Regenbogen, Kontaktkreis für verwaiste Eltern. Rosenstraße 9, 7076 Waldstetten

Sekis – Selbsthilfe »Verwaiste Eltern«, Albrecht-Achilles-Str. 65, 1000 Berlin 65

Verwaiste Eltern. Weitere Kontaktstellen im ganzen Bundesgebiet. Erfahrbar bei Dr. Mechthild Voss-Eiser, Evang. Akademie, Esplanade 15, 2000 Hamburg 36

IPS – Initiative Plötzlicher Säuglingstod. Bruchhauser Str. 132, 5090 Leverkusen 3

Christopherus Hospiz Verein e. V., Hirtenstraße 4, 8000 München 2. Der Verein steht auch zu Informationen über Schwierigkeiten bei der Hospizgründung bereit.

Mensch und Tod. Corlißstraße 7, 4300 Essen 1. Der Verein beschäftigt sich schwerpunktmäßig mit der nachgehenden Trauerhilfe und der Schulung entsprechender freiwilliger Helfer für Beratungsarbeit.

Arbeitsgemeinschaft Sitzwachen, Bismarckstraße 36, 7000 Stuttgart 1

Begleitung – Genossenschaft in Gründung. Oxfordstr. 8, 5300 Bonn 1 (Lebenshilfe – Bestattung – Trauerkultur)

Beratungsstelle Charon (für Frauen, die ihren Partner durch Tod verloren haben), Hofweg 77 b, 2000 Hamburg 76

Schädel-Hirnpatienten in Not e. V. (für Patienten, Apalliker und Angehörige), Bayreuther Str. 33, 8450 Amberg

Weitere Selbsthilfegruppen sind bei diesen Organisationen oder bei der Deutschen Krebshilfe oder bei den großen Wohlfahrtsverbänden zu erfahren. Informationen geben auch:

Deutscher Verein für öffentliche und private Fürsorge. Beethovenstr. 61, 6000 Frankfurt/M.,

die Telefonseelsorgen, die Frauenselbsthilfe nach Krebs und das Deutsche Krankenhausinstitut, Tersteegenstr. 9, 4000 Düsseldorf 30.

III. Literaturhinweise

Die folgenden Literaturangaben sind nur eine Anregung; teilweise wurden sie bereits im Text genannt, teilweise aber sind sie eine Möglichkeit, sich in die Materie weiter zu vertiefen:

ALBRECHT, Anneliese, Denn alles Leben ist wie Gras. Wie eine Mutter Leiden und Sterben ihrer Tochter erlebte. Freiburg 1990. Leiden und Glaube einer 18jährigen Leukämie-Patientin.

ARIÈS, Philippe, Studien zur Geschichte des Todes im Abendland. Wien/München 1976. Einstellungen der Menschen zum Tod in Geschichte und Gegenwart.

BUKINGHAM, Robert W., Mit Liebe begleiten. Die Pflege sterbender Kinder. München 1987. Für Pflegende, Eltern u. a.

FEIFEL, Herman, The Meaning of Death. New York 1959. Klassiker der Philosophie des Sterbens und des Todes.

GLASER, Barney, G./Strauss, Anselm, Interaktion mit Sterbenden. Betrachtung für Ärzte, Schwestern, Seelsorger und Angehörige. Göttingen 1974. Sozialpsychologische Studie zur Wechselbeziehung der Beteiligten; immer noch aktuell, obwohl von 1965.

GOLDMANN-POSCH, Ursula, Wenn Mütter trauern. Erinnerungen an das verlorene Kind. München 1988. Eltern in der Trauerarbeit und Therapie.

HERRMANN, Georg/von Lüpke (Hg.), Lebensrecht und Menschenwürde. Behinderung, Eugenische Indikation und Gentechnologie. Essen 1991. Beiträge zum Zusammenhang von neuer Euthanasie und moderner Technologie.

KASTENBAUM, Robert/Aisenberg, Ruth, The Psychology of Death (Psychologie des Todes). New York 1972. Klassiker der psychologischen Gesamtschau von Sterben und Tod.

KELEMAN, Stanley, Lebe dein Sterben. Hamburg 1977. Sterbenlernen als lebenslanger Prozeß auf der Grundlage bioenergetischer Studien.

LAMERTON, Richard, Den Sterbenden Freund sein. Freiburg/Br. 1991. Leider erst jetzt übersetzter Hospiz-Klassiker von 1973.

LINKE, Detlef Bernhard, In Würde altern und sterben. Zur Ethik der Medizin. Gütersloh 1990. Eine Auseinandersetzung mit der Ethik der Behandlung von Menschen z. B. in Koma und Bewußtlosigkeit.

MATOUSCHEK, Leonore, Trauer, die nicht enden will. Verkehrstot – schweigend weiterleben. Gütersloh 1990. Persönliche Texte einer Mutter nach dem Verkehrstod ihres sechsjährigen Sohnes.

ORBACH, Israel, Kinder, die nicht leben wollen. Göttingen 1990. Ein israelischer Psychologe zur kindlichen Selbsttötung mit Blick auf die Familiendynamik.

PFLEGEN BIS ZULETZT. (Hg. Christophorus-Hospiz-Verein, München) München 1988. Beiträge zu allen Fragen der Begleitung und Trauerarbeit.

QUINETT, Paul G., Warum mit dem Leben Schluß machen? Ein Ratgeber für Gefährdete. Freiburg 1990. Versuch eines unmittelbaren Austausches mit den Betroffenen.

REST, Franco, Das kontrollierte Töten. Lebensethik gegen neue Euthanasie und Eugenik. Gütersloh 1991. Beiträge zur Rechtfertigung der Tötung von Behinderten, Alten und Kranken nach dem Nützlichkeitsprinzip.

REST, Franco, Den Sterbenden beistehen. Ein Wegweiser für die Lebenden. Heidelberg/Wiesbaden 1991 (3. A.) Allgemeinverständlicher Zugang zu allen Fragen der Sterbebegleitung und der Selbsterziehung.

REST, Franco, Kehrtwendung im Menschenleben. Damaskuserlebnisse in Geschichte und Gegenwart. Freiburg 1990. Erlebnisse biographischer Lebenswenden und neuer Sinnfindung.

REST, Franco, Praktische Orthothanasie (Sterbebeistand) im Arbeitsfeld sozialer Praxis. 2 Bde. Opladen 1977/78. Detaillierte Beschreibung von Verhaltensmerkmalen Pflegender bei Sterbenden und umfangreicher Literaturbericht.

SCHIBILSKY, Michael, Trauerwege. Beratung für helfende Berufe. Düsseldorf 1989. Wege in der Begleitung Jesu durch eigene Lebensgeschichte.

SCHMIED, Gerhard, Sterben und Trauern in der modernen Gesellschaft. München/Zürich 1985. Überblick zur Forschungslage in den Sozialwissenschaften.

SHNEIDMAN, Edwin, In grenzenloser Unempfindlichkeit. Briefe und Zeugnisse von Menschen, die ihren Tod erwarten. München 1987. Belege für die Individualität des Sterbens aus Selbstzeugnissen.

SPORKEN, Paul, Hast du denn bejaht, daß ich sterben muß? Eine Handreichung für den Umgang mit Sterbenden. Düsseldorf 1981. Hilfreiche Darlegung vor allem wegen der zahlreichen Gesprächsbeispiele.

STODDARD, Sandol, Die Hospiz-Bewegung. Ein anderer Umgang mit Sterbenden, Freiburg 1987. Geschichte und Selbstverständnis der sogn. Hospize (oft auch »Sterbekliniken« genannt).

STUMPFE, Klaus-Dietrich, Der psychogene Tod. Stuttgart 1973. Gründliche Untersuchung zum Phänomen der Selbsttötung aufgrund psychischer Selbstaufgabe.

TRÄNEN IM REGENBOGEN. Phantastisches und Wirkliches, aufgeschrieben von Mädchen und Jungen der Kinderklinik Tübingen. Tübingen 1990

WELLER, Anne, Mir blieb ein halbes Jahr Zeit. Wie Maren und ich uns mit den Worten »Krankheit, Sterben und Tod« auseinandersetzten. Bilder, die mir den Weg meiner sterbenden Tochter zeigten. Frankfurt/M. 1989. Das Kind ahnt und akzeptiert seinen nahenden Tod in Zeichnungen.

Stichwortregister